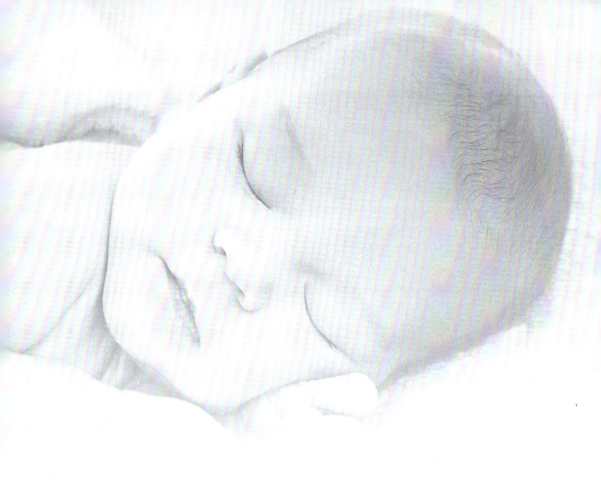

MANUAL DE
FARMÁCIA CLÍNICA

**Assistência Farmacêutica
ao Neonato e Lactente**

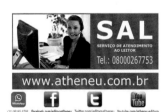

MANUAL DE FARMÁCIA CLÍNICA

Assistência Farmacêutica ao Neonato e Lactente

Sandra Cristina Brassica

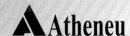

EDITORA ATHENEU

São Paulo	*— Rua Avanhandava, 126 - 8° andar* *Tel.: (11) 2858-8750* *E-mail: atheneu@atheneu.com.br*
Rio de Janeiro	*— Rua Bambina, 74* *Tel.: (21)3094-1295* *E-mail: atheneu@atheneu.com.br*

PRODUÇÃO EDITORIAL/CAPA: Equipe Atheneu
PROJETO GRÁFICO/DIAGRAMAÇÃO: Triall Composição Editorial Ltda.

CIP-Brasil. Catalogação na Publicação
Sindicato Nacional dos Editores de Livros, RJ

B832m

Brassica, Sandra Cristina
    Manual de farmácia clínica: assistência farmacêutica ao neonato e lactente/Sandra
Cristina Brassica; colaboração Alfredo Elias Giglio ... [et al.]. - 1. ed. - Rio de Janeiro :
Atheneu, 2019.
    264 p. ; 25 cm.

    Inclui bibliografia e índice
    ISBN 978-85-388-1030-8

    1. Farmacologia clínica. 2. Farmacologia clínica – Lactentes. I. Giglio, Alfredo Elias.
II. Título.

19-57993

CDD: 615.1083
CDU: 615.1-053.3

Leandra Felix da Cruz - Bibliotecária - CRB-7/6135

27/06/2019   01/07/2019

BRASSICA, S. C.

Manual de Farmácia Clínica – Assistência Farmacêutica ao Neonato e Lactente

© *Direitos reservados à EDITORA ATHENEU – São Paulo, Rio de Janeiro, 2019*

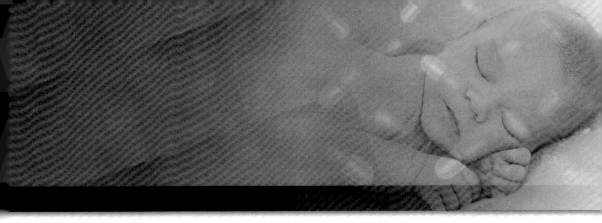

Sobre a autora

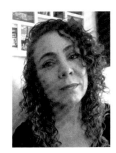

Sandra Cristina Brassica

Farmacêutica Bioquímica Graduada pela Universidade Paulista (UNIP). Especialista em Farmacologia Clínica pelo Instituto de Pesquisas Hospitalares (IPH). Mestre em Ciências pela Faculdade de Ciências Farmacêuticas da Universidade de São Paulo (FCF/USP). Preceptora do Programa de Residência em Farmácia Clínica e Atenção Farmacêutica da USP. Responsável pela Assistência Farmacêutica na Unidade de Terapia Intensiva Neonatal do Hospital Universitário da Universidade de São Paulo (HU/USP). Professora Convidada do Curso de Graduação da Faculdade de Ciências Farmacêuticas da Universidade de São Paulo (FCF/USP) e de Pós-Graduação no Instituto Racine e AC Camargo Center. Advogada Especialista em Direito Sanitário pelas Faculdades Oswaldo Cruz.

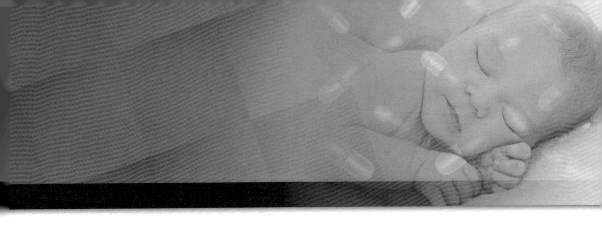

Sobre os colaboradores

Alfredo Elias Giglio
Professor Doutor do Departamento de Pediatria da Faculdade de Medicina da Universidade de São Paulo (FMUSP). Diretor da Divisão de Clínica Pediátrica do Hospital Universitário da Universidade de São Paulo (HU/USP). Coordenador da Clínica de Imunizações do Hospital Israelita Albert Einstein (HIAE).

Alice Misae Yamaguchi
Farmacêutica Clínica do Hospital Universitário da Universidade de São Paulo (HU/USP). Especialista em Administração de Serviços de Saúde e Administração Hospitalar pela Faculdade de Saúde Pública da Universidade de São Paulo (FSP/USP).

Altamir Benedito de Sousa
Farmacêutico-Bioquímico pela Faculdade de Ciências Farmacêuticas da Universidade de São Paulo (FCF/USP). Mestre e Doutor em Ciências, Área de Concentração Farmacologia e Toxicologia pela USP. Pós-Doutorado em Farmacocinética pela USP. Especialista em Nutrição Clínica Humana pelo Grupo de Apoio de Nutrição Enteral e Parenteral (GANEP). Especialista em Farmácia Clínica pela Faculdade de Ciências Químicas y Farméuticas da Universidad de Chile e em Bioética Aplicada às Pesquisas Envolvendo Seres Humanos pela Escola Nacional de Saúde Pública Sergio Arouca (Fiocruz). Farmacêutico do Hospital Universitário da Universidade de São Paulo (HU/USP). Professor Convidado do Curso de Graduação da FCF/USP e de Pós-Graduação do Instituto Racine e GANEP.

Ana Maria A. Gonçalves Pereira Melo
Pediatra. Neonatologista. Mestre em Pediatria pela Faculdade de Medicina da Universidade de São Paulo (FMUSP). Médica Neonatologista do Hospital Universitário da Universidade de São Paulo (HU/USP). Médica Neonatologista do Hospital Samaritano de São Paulo. Médica Neonatologista do Hospital Cruz Azul. Docente do Curso de Medicina da Universidade Cidade de São Paulo (UNICID).

Caroline de Godoi Rezende Costa Molino

Farmacêutica pela Universidade Estadual de Campinas (Unicamp). Doutoranda do Programa de Pós-Graduação em Fármacos e Medicamentos da Faculdade de Ciências Farmacêuticas da Universidade de São Paulo (FCF/USP). Mestre em Ciências Médicas pela Unicamp. Especialista pelo Programa de Residência em Farmácia Clínica e Atenção Farmacêutica pela FCF/USP.

Denise Gomes Miyazato

Médica Graduada pela Universidade Estadual Paulista (Unesp). Especialista em Neonatologia e Pediatria. Médica Assistente da Unidade Neonatal da Divisão de Clínica Pediátrica do Hospital Universitário da Universidade de São Paulo (HU/USP) e do Hospital Infantil Darcy Vargas.

Edna Maria Albuqueque Diniz

Professora-Associada da Faculdade de Medicina da Universidade de São Paulo (FMUSP). Coordenadora de Ensino e Pesquisa no Hospital Universitário da Universidade de São Paulo (HU/USP). Presidente da Comissão de Cultura e Extensão do Departamento de Pediatria da FMUSP. Membro Titular do Conselho do Departamento de Pediatria (CONDEP) da FMUSP. Membro Titular da Comissão de Pós-Graduação do Departamento de Pediatria da FMUSP.

Eliane Ribeiro

Farmacêutica pela Universidade Estadual Paulista "Júlio de Mesquita Filho", Araraquara (Unesp). Docente da Faculdade de Ciências Farmacêuticas da Universidade de São Paulo (FCF/USP). Chefe Técnico do Departamento de Farmácia e Laboratório Clínico do Hospital Universitário da Universidade de São Paulo (HU/USP).

Euler J. Kernbichler

Médico Neonatologista da Divisão de Clínica Pediátrica do Hospital Universitário da Universidade de São Paulo (HU/USP).

Fabiana Pereira das Chagas Vieira

Enfermeira, Chefe de Seção da UTI Pediátrica e Neonatal do Hospital Universitário da Universidade de São Paulo (HU/USP). Mestre em Gerenciamento em Enfermagem e em Saúde pela Escola de Enfermagem da Universidade de São Paulo (EEUSP). Especialista em Insuficiência Respiratória e Cardiopulmonar em Unidade de Terapia Intensiva (UTI).

Géssica Caroline Henrique Fontes Mota

Farmacêutica, Graduada pela Universidade Federal do Ceará (UFC), com experiência na Área de Farmácia Hospitalar, principalmente, em Farmácia Clínica e Segurança do Paciente. Mestre em Ciências pelo Programa de Fármaco e Medicamentos da Faculdade de Ciências Farmacêuticas da Universidade de São Paulo (FCF/USP).

Giselle Garcia Origo Okada

Médica Pediatra Neonatologista, Assistente da Unidade de Neonatologia da Divisão de Clínica de Pediatria do Hospital Universitário da Universidade de São Paulo (HU/USP). Coordenadora do Comitê de Transmissão Vertical da Supervisão de Vigilância em Saúde da Vila Mariana, Jabaquara-SMS. Membro do Departamento de Aleitamento Materno da Sociedade Paulista de Pediatria (SPP).

Juliana Bottino Navarro

Graduação em Medicina pela Faculdade de Medicina de Botucatu (Unesp). Residência em Pediatria e Neonatologia pela Unesp. Médica Assistente da Unidade Neonatal do Hospital Universitário da Universidade de São Paulo (HU/USP). Membro do Departamento Científico da Sociedade de Pediatria de São Paulo (SPSP).

Karen Mayumi Koga Sakano

Graduada pela Faculdade de Medicina da Universidade de São Paulo (FMUSP). Pós-Graduação em Pediatria Geral pelo Hospital das Clínicas da Faculdade de Medicina da Universidade de São Paulo (HCFMUSP). Especialização em Neonatologia pelo Departamento de Pediatria da FMUSP. Médica Assistente da Neonatologia no Hospital Universitário da Universidade de São Paulo (HU/USP).

Marco Antônio Cianciarullo

Mestre em Pediatria pela Faculdade de Medicina da Universidade de São Paulo (FMUSP). Doutor em Pediatria pela FMUSP. Médico Assistente de Neonatologia da Unidade Neonatal da Divisão de Clínica Pediátrica do Hospital Universitário da Universidade de São Paulo (HU/USP). Médico Coordenador da Unidade Neonatal do Hospital Municipal de Barueri Dr. Francisco Moran.

Maria Cristina Sakai

Farmacêutica-Bioquímica pela Faculdade de Ciências Farmacêuticas da Universidade de São Paulo (FCF/USP). Mestre em Biotecnologia pela USP. Especialista em Tradução Técnica de Inglês pela Universidade Gama Filho (UGF). Farmacêutica do Hospital Universitário da Universidade de São Paulo (HU/USP).

Michele da Silva Jordan Faleiros

Formada em Medicina pela Faculdade de Medicina da Universidade de São Paulo (FMUSP). Residência Médica em Pediatria e Neonatologia no Hospital das Clínicas da Faculdade de Medicina da Universidade de São Paulo (HCFMUSP). Especialista em Pediatria e Área de Atuação em Neonatologia pela Sociedade Brasileira de Pediatria (SBP). Médica Assistente da Unidade de Neonatologia da Divisão de Clínica Pediátrica do Hospital Universitário da Universidade de São Paulo (HU/USP). Médica da Unidade Neonatal do Hospital Samaritano.

Mônica Cristina Santos Ricci

Farmacêutica Clínica da Enfermaria de Pediatria do Hospital Universitário da Universidade de São Paulo (HU/USP). Chefe Técnica do Serviço de Farmácia Clínica da Divisão de Farmácia do HU/USP. Especialista em Farmácia Clínica e Hospitalar pela Faculdade de Ciências Farmacêuticas da Universidade de São Paulo (FCF/USP). Mestre em Fármaco e Medicamentos pela FCF/USP.

Nicolina Silvana Romano-Lieber

Farmacêutica-Bioquímica pela Universidade de São Paulo (USP). Especialista, Mestre e Doutora em Saúde Pública pela USP. Livre-Docente em Vigilância Sanitária pela USP. Professora-Associada da Faculdade de Saúde Pública da Universidade de São Paulo (FSP/USP).

Regina Helena Andrade Quinzani

Especialista em Insuficiência Respiratória e Cardiovascular em UTI. Fisioterapeuta responsável pelas UTIs Pediátrica e Neonatal do Hospital Universitário da Universidade de São Paulo (HU/USP).

Sandra de Carvalho Fabretti

Mestre em Ciências pela Faculdade de Saúde Pública da Universidade de São Paulo (FSP/USP). Especialista em Farmacologia Clínica pela Universidade São Judas Tadeu (USJT). Especialista em Docência em Saúde para Cursos Técnicos pela Escola Nacional de Saúde Pública da Fundação Oswaldo Cruz (ENSP/Fiocruz). Bacharel em Farmácia pelas Faculdades Oswaldo Cruz. Atuação em Farmácia Hospitalar e Docência de Cursos Técnicos da Área da Saúde.

Silvia Maria Ibidi

Formação em Pediatria e Neonatologia pela Faculdade de Medicina da Universidade de São Paulo (FMUSP). Mestre em Pediatria pela FMUSP. Membro da Comissão de Graduação da FMUSP. Médica Chefe da Seção de Neonatologia do Hospital Universitário da Universidade de São Paulo (HU/USP).

Tatiane Felix Teixeira

Enfermeira Assistencial da Unidade de Terapia Intensiva Pediátrica e Neonatal do Hospital Universitário da Universidade de São Paulo (HU/USP). Especialista em Gestão da Humanização em Serviços de Saúde pela Escola de Educação Permanente do Hospital das Clínicas da Faculdade de Medicina da Universidade de São Paulo (HCFMUSP). Especialista em Terapia Floral pela Escola de Enfermagem da Universidade de São Paulo (EEUSP).

Virginia Spinola Quintal

Mestre e Doutora em Pediatria pela Faculdade de Medicina da Universidade de São Paulo (FMUSP). Professora Colaboradora Médica do Departamento de Pediatria da FMUSP (Disciplina de Neonatologia). Médica Pediatra e Neonatologista da Divisão de Clínica Pediátrica do Hospital Universitário da Universidade de São Paulo (HU/USP). Coordenadora do Banco de Leite Humano do HU/USP. Membro do Departamento de Aleitamento Materno da Sociedade de Pediatria de São Paulo (SPSP).

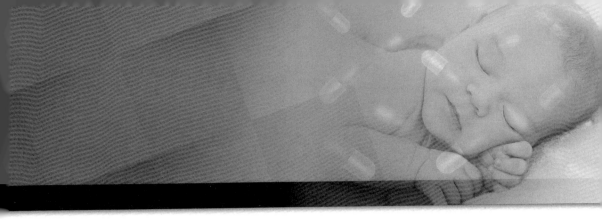

Dedicatória

Aos meus queridos pais, com amor.
Para Ayrton e Mariana.

"Construção de sentido nada mais é do que o processo de fazer escolhas e colocar-se diante dos fatos de forma inteligente – atuante e não passiva, informada e não arrastada pelo senso comum e pela fala sem substância."

Cláudia Laitano

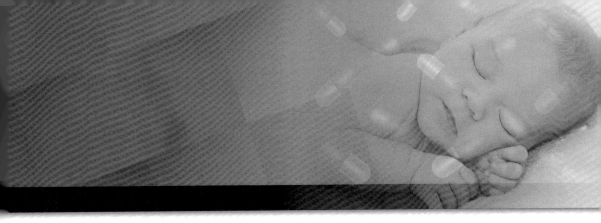

Agradecimentos

Creio que seria difícil agradecer a todos, sem incorrer no risco de esquecer alguém.

Assim, agradeço a todos que direta ou indiretamente colaboraram com a publicação deste manual.

À Profa. Dra. Eliane Ribeiro, pelo exemplo profissional e por incentivar a publicação desta obra.

À Profa. Dra. Valentina Porta e aos colegas farmacêuticos Gustavo Galvão de França, Altamir Benedito de Sousa, Emília Sugawara, Ana Paula Callejo de Souza, Cristina Takagi, Maria Luiza Bianco Yanagita, Maria Cristina Sakai, Mônica Cristina Santos Ricci, Karine dal Paz, Carlos Pais Rodrigues, Patricia Takahashi e Alice Misae Yamaguchi. Profissionais brilhantes com quem tenho o privilégio de trabalhar e que dedicam suas vidas à garantia de uma assistência farmacêutica digna e a formação de novos farmacêuticos.

Ao Dr. Alfredo Elias Giglio e à Dra. Silvia Maria Ibidi, pela oportunidade de aprendizado na área da Neonatologia.

Aos colegas médicos, especialmente ao Dr. Marco Antonio Cianciarullo e à Dra. Giselle Garcia Origo Okada, que contribuíram ativamente com vários capítulos.

A todos os enfermeiros da equipe de Neonatologia. Excelentes profissionais com quem desenvolvemos um trabalho de parceria, e especialmente à Fabiana Pereira das Chagas Vieira e à Tatiane Felix Teixeira, que participaram do capítulo sobre dispositivos para administração de medicamentos.

Aos fisioterapeutas, especialmente à Regina Helena Andrade Quinzani, por nos auxiliar no entendimento da mecânica ventilatória e seus termos e muitas siglas.

Agradeço a todos pelo conhecimento compartilhado ao longo desses anos, pelo apoio e incentivo.

Aos residentes e estagiários, que motivaram a criação desta obra.

Aos técnicos da Divisão de Farmácia do HU-USP, pois sem eles, definitivamente, não seria possível desenvolver as atividades da Farmácia Clínica.

Um agradecimento especial ao Claudomiro da Silva Oliveira, o "Miro", que trabalhou arduamente na criação de uma ilustração leve e significativa para a capa deste manual.

Ao meu querido irmão, Evandro Brassica.

Aos amigos Karla Kazuko Yamada e Wagner Geraldo de Souza, pela amizade.

À amiga Marcia Maeji Ialongo, que considero uma irmã, pelas muitas dicas quanto à edição e, sobretudo, pelos anos de amizade.

Ao Paulo César Berti, pela companhia nesses anos.

À Editora Atheneu, pelo total apoio na realização desta obra.

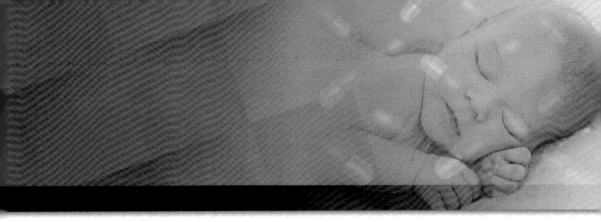

Apresentação

A atuação do farmacêutico clínico em unidades de internação neonatais, principalmente em Unidades de Terapia Intensiva, visa garantir a eficácia e a segurança da terapia prescrita. No entanto, nesse universo da assistência ao neonato, farmacêuticos se deparam a todo momento com informações incompletas, insuficientes, de difícil obtenção, o que muitas vezes pode tornar a farmacoterapia iatrogênica.

A ideia de elaborar um manual nasceu há muitos anos, e é fruto do reconhecimento de que é necessário fornecer aos residentes em Farmácia Clínica um conteúdo específico atualizado e disponibilizado de maneira sucinta, a fim de possibilitar sua integração na equipe multiprofissional de cuidado logo no início da residência.

A preparação desta obra começou de forma tímida, com textos que se destinavam ao ensino de estagiários e residentes e ao treinamento de colaboradores. Eram procedimentos na Divisão de Farmácia do Hospital Universitário da Universidade de São Paulo que depois, suavemente, assumiram a forma de um manual para uso interno e que agora foram aprofundados por uma equipe de especialistas.

Reconhecemos, ao longo desses anos de prática clínica e ensino, que para tornar possível essa inclusão profissional é necessário, antes de tudo, identificar as características da população neonatal e entender quais habilidades desenvolver para colaborar com a equipe de cuidado, algo que não é frequentemente abordado em cursos de graduação em Farmácia.

Constatamos também que essa não constitui uma tarefa simples, pois demanda o domínio da literatura específica e, embora indispensável, consome tempo substancial, tanto pelo crescente número de trabalhos publicados diariamente, quanto pelo tempo despendido para sua análise criteriosa.

Por isso, buscamos a sistematização de informação relevante, atualizada e objetiva de acordo com as metas do Programa de Residência Multiprofissional em Farmácia Clínica da Faculdade de Ciências Farmacêuticas da Universidade de São Paulo, a fim de fornecer informações relevantes ao Residente em Farmácia Clínica de modo a contribuir para o seu aperfeiçoamento, facilitar a avaliação farmacêutica da terapêutica medicamentosa e estruturar a resolução de problemas relativos aos medicamentos e que podem ocorrer nessa população.

Neste manual, procuramos abordar os tópicos com base nas evidências científicas disponíveis, na legislação sanitária vigente e em nossas próprias experiências.

Após sua leitura, o farmacêutico deve ser capaz de:

a) Reconhecer as abreviaturas e os termos médicos utilizados com mais frequência nessa área;

b) Conhecer as causas mais comuns de internação na Unidade de Terapia Intensiva e Cuidados Intermediários;

c) Realizar entrevista materna;

d) Identificar as características que influenciam a terapia medicamentosa nessa faixa etária, bem como as principais enfermidades que acometem essa população;

e) Dominar os principais medicamentos utilizados para o tratamento das principais enfermidades nessa faixa etária;

f) Analisar os principais fatores que podem predispor à ocorrência de erros de medicação e os principais problemas relacionados a medicamentos nessa população;

g) Distinguir os dispositivos utilizados para a administração de medicamentos para essa faixa etária;

h) Utilizar as principais fontes de informação empregadas na área;

i) Realizar os principais cálculos para conferência das doses e dispensação;

j) Efetivar intervenções farmacêuticas com segurança.

Esperamos que este manual torne-se um guia prático para a consulta e o aprendizado não só de nossos residentes, como de outros profissionais que iniciam por essa seara.

Sandra Cristina Brassica

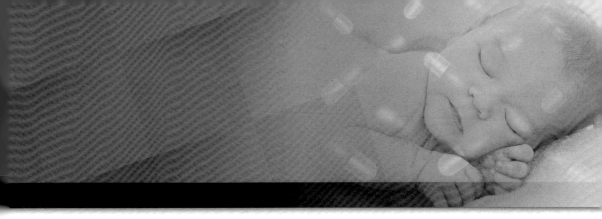

Abreviaturas e símbolos

[ ]	Concentração
AAP	Academia Americana de Pediatria
ABCD	Amphotericin B Colloidal Dispersion
ABL	Amphotericin B Lipossomal
ABLC	Amphotericin B Lipidic Complex
AD	Água destilada
AINES	Anti-inflamatórios não esteroidais
AMP	Monofosfato de adenosina
AMPc	Monofosfato cíclico de adenosina
ANVISA	Agência Nacional de Vigilância Sanitária
ARV	Antirretrovirais
ASHP	American Society of Health-System Pharmacists
ASPEN	American Society for Parenteral and Enteral Nutrition
AZT	Zidovudina
BCG	Vacina contra Tuberculose (Bacilo de Calmette e Guérin)
BCP	Broncopneumonia
BGN	Bacilo Gram Negativo
BPM	Batimentos por minuto
BQL	Bronquiolite
BVS	Biblioteca Virtual de Saúde
CA	Canal arterial

CCC	Cardiopatia Congênita Crítica
CDC	Center for Disease Control
CINHAL	Cumulative Index to Nursing and Allied Health Literature
ClCr	*Clearance* de creatinina
CMO	Conteúdo mineral ósseo
CMV	Citomegalovírus
COX	Cicloxigenase
CPAP	Continous Positive Airway Pressure
CrSe	Creatinina sérica
CTGF	Fator de crescimento do tecido conjuntivo
DBP	Displasia broncopulmonar ou broncodisplasia
DeCS	Descritores em Ciências da Saúde
DEHP	Ftalato de 2-2-etilexila
DHEG	Doença hipertensiva específica da gestação
DHRN	Doença hemorrágica do recém-nascido
DNA	Deoxyribonucleic Acid
DPT	Vacina contra difteria, pertussis e tétano
DPTa	Vacina contra difteria, pertussis e tétano acelular
DRGE	Doença do refluxo gastresofágico
DRL	Dose relativa no lactente
DRP	Desconforto respiratório pulmonar
DV	Ducto venoso
DXA	Dual energy X-ray absorptiometry
EAM	Evento adverso a medicamento
EBD	Evidence-based Dentistry
ECR	Ensaio clínico randomizado
EEG	Eletroencefalograma
EL	Emulsão lipídica
EM	Erro de medicação
ESBL	Beta-lactamase de espectro expandido
ESPGAN	European Society of Paediatric Gastroenterology and Nutrition
EV	Endovenosa

EVA	Etinilvinilacetato
FDA	Food and Drug Administration
FEGF	Fator de crescimento vascular endotelial
FiO_2	Fração de oxigênio
FL	Fórmula láctea
FO	Forame oval
FR	Frequência respiratória
G6PD	Glicose – 6 fosfato desidrogenase
GIG	Grande para idade gestacional
GMPc	Monofosfato cíclico de guanosina
GTP	Trifosfato de guanosina
HB	Vacina contra hepatite B
Hib	Vacina contra *Haemophilus influenzae* tipo B
HIV	Human Immunodeficiency Virus
HP	Hipertensão pulmonar
HPPN	Hipertensão pulmonar persistente do neonato
IC	Infusão contínua
IDSA	Infectious Disease Society of America
IG	Idade gestacional, ou seja, o número de semanas desde a última menstruação até o nascimento
IgG	imunoglobulina G
IL	Interleucina
IM	Intramuscular
IMF	Incompatibilidade materno-fetal (sistema ABO ou RH)
INNP	Icterícia neonatal precoce
INNT	Icterícia neonatal tardia
IOT	Intubação orotraqueal
IPC	Idade pós concepcional, ou seja, idade gestacional mais idade pós-natal
IPN	Idade pós-natal, ou idade cronológica após o nascimento
ISMP	Institute for Safe Medicine Practices
Lactente	A partir de 29 dias de vida até 23 meses
LCR	Líquido cefalorraquidiano ou líquor

LHO	Leite humano ordenhado
LHP	Leite humano pasteurizado
MS	Ministério da Saúde
NA	Não se aplica
NEC	Enterocolite necrosante
Neonato	Do nascimento até o 28° dia de vida
NIPPV	Nasal intermittent positive pressure ventilation
NMDA	N-methyl-D-aspartate
NO	Óxido nítrico
NP	Nutrição parenteral
NVP	Nevirapina
OH	Oferta hídrica
OMA	Otite média aguda
OMS	Organização Mundial da Saúde
$PaCO_2$	Pressão parcial de dióxido de carbono
PaO_2	Pressão parcial de oxigênio
PAD	Pressão arterial diastólica
PAM	Pressão arterial média
PAS	Pressão arterial sistêmica
PCR	Polymerase Chain Reaction
PE	Polietileno
PEAD	Polietileno de alta densidade
PEBD	Polietileno de baixa densidade
PEDro	Physiotherapy Evidence Database
PEEP	Pressão Positiva Inspiratória Final
PICC	Cateter venoso central de inserção periférica de longa permanência
PICO	Paciente, intervenção, comparação, outcome
PIG	Pequeno para a idade gestacional
PINSP	Pressão inspiratória
POP	Procedimento Operacional Padrão
POX	Peroxidase
PP	Polipropileno

PPM	Parte por milhão
PRM	Problema relacionado ao medicamento
PVC	Policloreto de vinila
RCIU	Restrição do crescimento intrauterino
Reconstiuição	dissolução do pó no frasco-ampola por meio da adição de um líquido
REM	Rapid eyes movement
RNBP	Recém-nascido de baixo peso: < 2,5 kg
RNM	Resultado negativo do medicamento
RNMBP	Recém-nascido de muito baixo peso: < 1,5 kg
RNMMBP	Recém-nascido de extremo baixo peso: < 1 kg
RNPT	Recém-nascido pré-termo; < 37 semanas de idade gestacional
RNPTE	Recém-nascido prematuro extremo: < 1 kg
RNT	Recém-nascido termo; > 37 semanas de idade gestacional
RVP	Resistência vascular periférica
SaO_2	Saturação de oxigênio
SARA	Síndrome da angustia respiratória aguda
SDR	Síndrome do desconforto respiratório
SF	Soro fisiológico ou cloreto de sódio (NaCl) 0,9%
SG 5%	Soro glicosado ou solução de glicose 5%
SGB	*Streptococcus* do grupo B
SI	Sem informação
SIMV	Ventilação mandatória intermitente sincronizada
SMLD	Seio materno livre demanda
SNC	Sistema nervoso central
SNNP	Sepse neonatal precoce
SNNT	Sepse neonatal tardia
SP	Solução parenteral
SPGV	Solução parenteral de grande volume
SPICE	*Setting, perspective, intervention, comparison, evaluation*
SUS	Sistema Único de Saúde
SVS	Secretaria de Vigilância em Saúde
TA	Temperatura ambiente

TARV	Terapia antirretroviral
TCL	Triglicérides de cadeia longa
TCM	Triglicérides de cadeia média
TGF-ß	Fator de transformação do crescimento beta
Ti	Tempo inspiratório
TORCHS	Grupo de doenças infecciosas que acometem o recém-nascido: TO (toxoplasmose congênita), R (rubéola congênita), C (citomegalovirose congênita) e H (herpes simples congênito), S (sífilis congênita)
TP	Tempo de protrombina
TTPa	Tempo de tromboplastina parcial ativada
UBS	Unidade Básica de Saúde
UCINCa	Unidade de cuidado intermediário neonatal canguru
UCINCo	Unidade de cuidado intermediário neonatal convencional
USG	Ultrassonografia
UTI	Unidade de Terapia Intensiva
UTIN	Unidade de Terapia Intensiva Neonatal
VDRL	Venereal Disease Research Laboratory
VEGF	Factor de crescimento endotelial vascular
VIG	Velocidade de infusão de glicose
VIP	Vacina contra pólio inativada
VM	Ventilação mecânica
VMI	Ventilação mecânica invasiva
VSR	Vírus sincicial respiratório
VT	Volume corrente

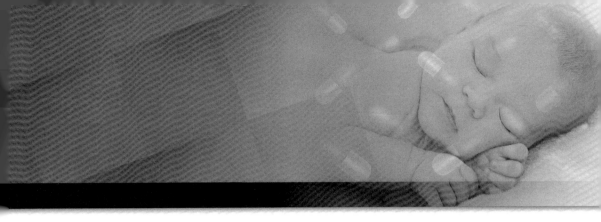

Prefácio

Farmácia Clínica é um processo ativo e contínuo de avaliação do paciente com o objetivo de promover alterações na farmacoterapia para otimizar os resultados terapêuticos e evitar problemas relacionados a medicamentos. Nesse sentido, o *Manual de Farmácia Clínica – Assistência Farmacêutica ao Neonato e Lactente* poderá ser um guia para farmacêuticos que realizam acompanhamento farmacoterapêutico destes pacientes.

O livro é dividido em 17 capítulos que abordam, de forma clara e objetiva, inúmeros temas relevantes que alinham a teoria e prática do cuidado farmacêutico à população de neonatos e lactentes.

Trata-se de uma valiosa fonte de informação sobre o tema, pois, além do referencial teórico, traz a experiência de trabalho de uma equipe multiprofissional de especialistas, mestres e doutores em Farmácia Clínica, Neonatologia, Pediatria, Enfermagem e Fisioterapia. A disseminação dessas informações poderá auxiliar os farmacêuticos a implantar e aprimorar a assistência farmacêutica prestada ao neonato e lactente em seus locais de trabalho, tornando-se, também, importante ferramenta de ensino na formação de especialistas e residentes farmacêuticos.

O conhecimento proporcionado pelos autores deste livro é de extrema importância no que tange à promoção da segurança do paciente, e vem suprir a escassez de literatura farmacêutica na área de Farmácia Clínica em Neonatologia. Assim, recomendo fortemente a leitura e utilização desta obra como consulta diária para meus colegas farmacêuticos clínicos e aqueles que estão se preparando para trabalhar nesse âmbito. O livro apresenta uma oportunidade ímpar a todos aqueles que pretendem seguir a área de Farmácia Clínica.

Karine Dal-Paz
Farmacêutica Clínica do Hospital Universitário da Universidade de São Paulo (HU/USP).
Representante dos preceptores do Programa de Residência em Farmácia Clínica e Atenção
Farmacêutica da Faculdade de Ciências Farmacêuticas da Universidade de São Paulo
(FCF/USP). Mestre em Ciências pela Faculdade de Medicina da Universidade de São Paulo
(FMUSP). Especialista em Farmácia Hospitalar e Clínica pelo Hospital das Clínicas da Faculdade
de Medicina da Universidade de São Paulo (HCFMUSP).

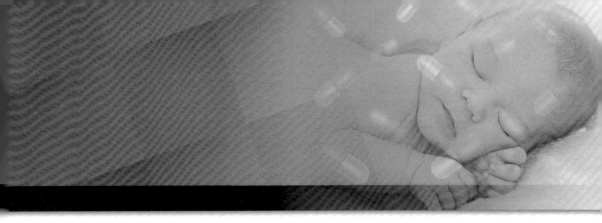

Sumário

Parte 1

Assuntos Gerais 1

Capítulo 1	A ética e o profissional farmacêutico 3	

Eliane Ribeiro ▪ Sandra Cristina Brassica

Capítulo 2 Unidade de Terapia Intensiva e Cuidados Intermediários e as principais causas de internação 7

Eliane Ribeiro ▪ Sandra Cristina Brassica

Capítulo 3 Saúde baseada em evidências e sua aplicação no tratamento de neonatos e lactentes 9

Caroline de Godoi Rezende Costa Molino ▪ Eliane Ribeiro

Capítulo 4 Entrevista materna 21

Alice Misae Yamaguchi ▪ Mônica Cristina Santos Ricci ▪ Sandra Cristina Brassica

Capítulo 5 Medicamentos na gravidez e lactação 25

Altamir Benedito de Sousa ▪ Sandra Cristina Brassica

Capítulo 6 Segurança do paciente em Neonatologia 31

Géssica Caroline Henrique Fontes Mota ▪ Eliane Ribeiro

Capítulo 7 Características que influenciam a terapia medicamentosa dos neonatos 39

Altamir Benedito de Sousa ▪ Sandra Cristina Brassica

XXVIII Manual de Farmácia Clínica – Assistência Farmacêutica ao Neonato e Lactente

Capítulo 8 **Principais problemas relacionados aos medicamentos nessa faixa etária** 49

Altamir Benedito de Sousa ▪ Sandra Cristina Brassica

Capítulo 9 **Principais fatores que podem predispor à ocorrência de erros de medicação** 55

Altamir Benedito de Sousa ▪ Sandra Cristina Brassica

Capítulo 10 **Uso de rastreadores para busca ativa de eventos adversos a medicamentos em recém-nascidos hospitalizados** 61

Sandra de Carvalho Fabretti ▪ Nicolina Silvana Romano-Lieber

Capítulo 11 **Dispositivos utilizados para a administração de medicamentos** 65

Fabiana Pereira das Chagas Vieira ▪ Maria Cristina Sakai ▪ Sandra Cristina Brassica ▪ Tatiane Felix Teixeira

Capítulo 12 **Nutrição parenteral** 73

Ana Maria A. Gonçalves Pereira Melo ▪ Altamir Benedito de Sousa ▪ Sandra Cristina Brassica

Capítulo 13 **Noções de ventilação mecânica, analgesia, sedação e abstinência** ... 85

Karen Mayumi Koga Sakano ▪ Regina Helena Andrade Quinzani ▪ Sandra Cristina Brassica

Capítulo 14 **Vacinação do neonato e do lactente** 93

Alfredo Elias Giglio ▪ Denise Gomes Miyazato ▪ Sandra Cristina Brassica

Capítulo 15 **Seguimento farmacoterapêutico** 99

Alice Misae Yamaguchi ▪ Mônica Cristina Santos Ricci ▪ Sandra Cristina Brassica

Capítulo 16 **Orientação aos pais e cuidadores na ocasião da alta hospitalar do lactente**.. 105

Alice Misae Yamaguchi ▪ Mônica Cristina Santos Ricci ▪ Sandra Cristina Brassica

Capítulo 17 **Cálculos para a conferência de doses e exercícios**.......................... 113

Altamir Benedito de Sousa ▪ Sandra Cristina Brassica

Parte 2

Principais Enfermidades no Período Neonatal e Tratamento 119

Capítulo 18 **Apneia da prematuridade** 121

Euler J. Kernbichler ▪ Sandra Cristina Brassica

Capítulo 19 **Choque** 125

Edna Maria Albuquerque Diniz ▪ Giselle Garcia Origo Okada ▪ Sandra Cristina Brassica

Sumário XXIX

Capítulo 20 **Convulsão neonatal** 131
Marco Antônio Cianciarullo ▪ Sandra Cristina Brassica

Capítulo 21 **Deficiência de G6PD**..135
Silvia Maria Ibidi ▪ Sandra Cristina Brassica

Capítulo 22 **Displasia broncopulmonar** 139
Marco Antônio Cianciarullo

Capítulo 23 **Doença hemorrágica do recém-nascido**..................................149
Silvia Maria Ibidi

Capítulo 24 **Doença metabólica óssea**...153
Virginia Spinola Quintal ▪ Sandra Cristina Brassica

Capítulo 25 **Enterocolite necrosante** 159
Denise Gomes Miyazato ▪ Sandra Cristina Brassica

Capítulo 26 **Hipertensão pulmonar** 163
Michele da Silva Jordan Faleiros ▪ Sandra Cristina Brassica

Capítulo 27 **Infecções fúngicas neonatais**...169
Marco Antônio Cianciarullo ▪ Sandra Cristina Brassica

Capítulo 28 **Infecções perinatais** 177
Giselle Garcia Origo Okada ▪ Sandra Cristina Brassica

Capítulo 29 **Persistência do canal arterial e cardiopatia dependente do canal**...187
Juliana Bottino Navarro ▪ Sandra Cristina Brassica

Capítulo 30 **Sepse neonatal precoce e tardia**..191
Marco Antônio Cianciarullo ▪ Sandra Cristina Brassica

Capítulo 31 **Síndrome do desconforto respiratório (SDR)** 201
Marco Antônio Cianciarullo

Apêndice A **Protocolo de preparo e administração de medicamentos injetáveis** 205
Altamir Benedito de Sousa ▪ Sandra Cristina Brassica

Apêndice B **Websites recomendados** 231
Eliane Ribeiro ▪ Sandra Cristina Brassica

Índice Remissivo...235

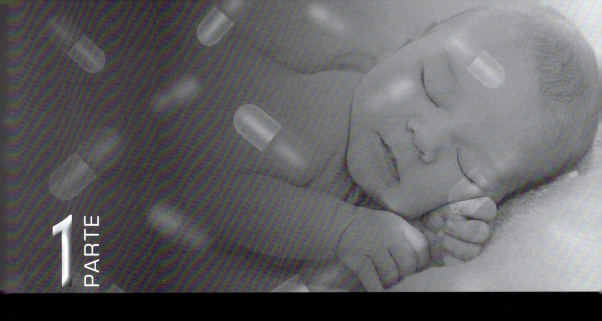

Assuntos Gerais

capítulo 1

Eliane Ribeiro ▪ Sandra Cristina Brassica

A ética e o profissional farmacêutico

O exercício da profissão farmacêutica ampliou-se mundialmente. Passou de uma prática voltada exclusivamente ao medicamento e suas características físico-químicas e farmacológicas para uma nova dimensão que considera em primeiro plano o indivíduo, suas necessidades, sua saúde, sua participação coletiva e, nesse contexto, sua interação com o medicamento.

O profissional farmacêutico, hoje, tem uma vasta gama de opções de atuação, sendo a prática clínica, indubitavelmente, aquela que o coloca mais próximo dessa nova dimensão. O que se espera desse profissional é uma atuação proativa, a capacidade de, por meio de seus conhecimentos, habilidades, comportamentos e compromissos, contribuir para o sucesso da terapêutica.

Ao mesmo tempo, na atualidade, sua atuação se dá em um cenário crescente de riscos e custos advindos da terapia medicamentosa. Um cenário no qual os recursos são limitados, mas não as necessidades individuais. Isto faz com que essa atuação se paute na busca pela justa distribuição dos recursos; nesse caso, no uso racional do medicamento, ou seja, o paciente receber o medicamento apropriado para sua condição clínica, na dose correta, pelo período de tempo adequado, a baixo custo, para ele e para a comunidade.

Assim, além da conduta estar baseada na melhor evidência disponível deve-se, também, avaliar a justa distribuição dos escassos recursos disponibilizados pela sociedade.

É preciso então que esse profissional, munido de conhecimento científico e valores éticos, possa participar em todas as etapas do processo terapêutico e do ciclo do medicamento, com foco no bem-estar do indivíduo, da sociedade, e ciente dos valores que pode agregar.

Participar da prática clínica exige postura condizente e respeitosa para com o indivíduo, sua história, sua cultura, seus valores, seja esse indivíduo o paciente ou membro da equipe multiprofissional. Exige o reconhecimento das necessidades individuais e sociais e comprometimento na resolução de problemas.

De acordo com a Resolução nº 596, de 21 de fevereiro de 2014, do Conselho Federal de Farmácia:

> "o farmacêutico é um profissional da saúde, cumprindo-lhe executar todas as atividades inerentes ao seu âmbito profissional, de modo a contribuir para a salvaguarda da saúde pública e, ainda, todas as ações de educação dirigidas à comunidade na promoção da saúde."

A referida Resolução postula que a dimensão ética da profissão farmacêutica é determinada, em todos os seus atos, pelo benefício ao ser humano, à coletividade e ao meio ambiente, sem qualquer discriminação, salientando ainda que o profissional deverá atuar sempre com o maior respeito à vida humana, ao meio ambiente e à liberdade de consciência nas situações de conflito entre a Ciência e os direitos fundamentais do ser humano.

Para que o farmacêutico possa exercer sua profissão conforme os ditames éticos, a norma também prevê seus direitos no Capítulo 2. É importante que o farmacêutico os tenha em mente, sobretudo os direitos preconizados nos incisos de II a VI e que estão destacados a seguir, pois esses incisos garantem ao farmacêutico o direito inalienável à independência nos atos que lhe são próprios e à dignidade profissional:

> "II. interagir com o profissional prescritor, quando necessário, para garantir a segurança e a eficácia da terapêutica farmacológica, com fundamento no uso racional de medicamentos;
> III. exigir dos demais profissionais de saúde o cumprimento da legislação sanitária vigente, em especial quanto à legibilidade da prescrição;
> IV. recusar-se a exercer a profissão em instituição pública ou privada, onde inexistam condições dignas de trabalho ou que possam prejudicar o usuário, com direito à representação junto às autoridades sanitárias e profissionais, contra a instituição;
> V. recusar-se a exercer a profissão, ou suspender a sua atividade, individual ou coletivamente, em instituição pública ou privada, onde inexistam remuneração ou condições dignas de trabalho ou que possam prejudicar o usuário, ressalvadas as situações de urgência ou de emergência, devendo comunicá-las imediatamente ao Conselho Regional de Farmácia e às autoridades sanitárias e profissionais;
> VI. recusar-se a realizar atos farmacêuticos que, embora autorizados por lei, sejam contrários aos ditames da ciência e da técnica, comunicando o fato, quando for o caso, ao usuário, a outros profissionais envolvidos ou ao respectivo Conselho Regional de Farmácia."

Neonatos e lactentes apresentam maior suscetibilidade a eventos adversos, portanto, toda e qualquer prescrição somente deve ser preparada e dispensada quando houver convicção absoluta de que não contém erro. Prescrições ilegíveis, ambíguas ou que apresentem doses diferentes das usuais devem sempre ser confirmadas com o prescritor, com o escopo de garantir a segurança dos pacientes.

Os deveres profissionais do farmacêutico estão dispostos no Capítulo 3 da referida norma, sendo de observância obrigatória. Destacam-se, em seguida, alguns incisos relevantes para a prática da assistência farmacêutica em unidades de internação neonatais:

> "VII. respeitar a vida humana, jamais cooperando com atos que intencionalmente atentem contra ela ou que coloquem em risco sua integridade física ou psíquica;
> IX. contribuir para a promoção da saúde individual e coletiva, principalmente no campo da prevenção, sobretudo quando, nessa área, desempenhar cargo ou função pública;
> X. o farmacêutico deverá adotar postura científica, perante as práticas terapêuticas alternativas, de modo que o usuário fique bem informado e possa melhor decidir sobre a sua saúde e bem-estar."

Na farmacoterapia de neonatos e lactentes é comum o uso *off-label* de medicamentos. Isso decorre da escassez de ensaios clínicos nessa população.

Vale ressaltar que esse uso não constitui um preceito ilegal. Muitas vezes trata-se apenas de uso ainda não aprovado para o medicamento; no entanto, na ausência de dados sobre sua segurança e eficácia, tal uso deve ser monitorado atentamente.

São expressamente proibidas aos farmacêuticos as condutas constantes do Capítulo 4, incisos I a XX. Em seguida, destacam-se aquelas de maior relevância para os farmacêuticos que atuam nessa área:

"I. participar de qualquer tipo de experiência em ser humano, com fins bélicos, raciais ou eugênicos, pesquisa clínica ou em que se constate desrespeito a algum direito inalienável do ser humano;

II. praticar procedimento que não seja reconhecido pelo Conselho Federal de Farmácia;

III. praticar ato profissional que cause dano físico, moral ou psicológico ao usuário do serviço, que possa ser caracterizado como imperícia, negligência ou imprudência;

IV. deixar de prestar assistência técnica efetiva ao estabelecimento com o qual mantém vínculo profissional, ou permitir a utilização do seu nome por qualquer estabelecimento ou instituição onde não exerça pessoal e efetivamente sua função;

V. realizar ou participar de atos fraudulentos relacionados à profissão farmacêutica, em todas as suas áreas de abrangência;

VI. fornecer meio, instrumento, substância ou conhecimento para induzir a prática (ou dela participar) de eutanásia, de tortura, de toxicomania ou de qualquer outra forma de procedimento degradante, desumano ou cruel em relação ao ser humano;

VI. produzir, fornecer, dispensar, ou permitir que seja dispensado meio, instrumento, substância e/ou conhecimento, medicamento ou fórmula magistral, ou especialidade farmacêutica, fracionada ou não, que não contenha sua identificação clara e precisa sobre a(s) substância(s) ativa(s) contida(s), bem como suas respectivas quantidades, contrariando as normas legais e técnicas, excetuando-se a dispensação hospitalar interna, em que poderá haver a codificação do medicamento que for fracionado, sem, contudo, omitir o seu nome ou fórmula;

VII. extrair, produzir, fabricar, transformar, beneficiar, preparar, distribuir, transportar, manipular, purificar, fracionar, importar, exportar, embalar, reembalar, manter em depósito, expor, comercializar, dispensar ou entregar ao consumo medicamento, produto sujeito ao controle sanitário, ou substância, em contrariedade à legislação vigente, ou permitir que tais práticas sejam realizadas [...]. "

Todas as pesquisas clínicas devem ser previamente aprovadas pelos comitês de ética em pesquisa e pais ou responsáveis devem sempre consentir, de modo livre e esclarecido, a participação do neonato ou lactente nesses estudos. O farmacêutico deve conhecer os protocolos em andamento nessas unidades de internação e participar ativamente, não apenas do preparo e da administração, mas, sobretudo, da Farmacovigilância.

As infrações éticas são apuradas por meio de processo sigiloso no respectivo conselho regional em que o profissional está inscrito. Esse processo segue o disposto na Resolução nº 596, de 21 de fevereiro de 2014, do Conselho Federal de Farmácia.

O profissional farmacêutico sujeito de processo ético disciplinar possui o direito constitucional ao contraditório e à ampla defesa, conforme determina a Lei nº 3.820 de 1960, em seu artigo 30, parágrafos 1 e 2:

"§ 1 – À deliberação do Conselho procederá, sempre, audiência do acusado, sendo-lhe dado defensor, se não for encontrado ou se deixar o processo à revelia.

§ 2 – Da imposição de qualquer penalidade caberá recurso, no prazo de 30 (trinta) dias, contados da ciência, para o Conselho Federal, sem efeito suspensivo, salvo nos casos dos números III e IV deste artigo, em que o efeito será suspensivo."

As sanções disciplinares normatizadas na Resolução nº 596, de 21 de fevereiro de 2014, do Conselho Federal de Farmácia, são descritas no artigo 20 e incisos, consistindo, na ordem crescente de sua gravidade, em:

- advertência ou censura;
- multa de (um) salário-mínimo a 3 (três) salários-mínimos regionais;
- suspensão de 3 (três) meses a um ano;
- eliminação.

Infrações éticas que ocasionem dano podem ainda dar ensejo a processos nas esferas civil ou até criminal.

■ REFERÊNCIAS CONSULTADAS

1. Brasil. Conselho Federal de Farmácia. Resolução n. 596, de 21 de fevereiro de 2014. Dispõe sobre o Código de Ética Farmacêutica, o Código de Processo Ético e estabelece as infrações e as regras de aplicação das sanções disciplinares.
2. Brasil. Presidência da República. Lei n. 3.820, de 11 de novembro de 1960. Cria o Conselho Federal e os Conselhos Regionais de Farmácia, e dá outras Providências. Publicada no DOU de 21/11/1960.
3. Grupo de Investigación en Atención Farmacéutica Universidad de Granada. II Consenso de Granada. Atención-farmacéutica en internet. Disponível < http://farmacia.ugr.es/ars/pdf/329.pdf>. Acesso em: 13 mar. 2015.
4. Hepler, C.D.; Strand, L.M. Opportunities and responsibilities in pharmaceutical care. Am. J. Hosp. Pharm. 47(3): 533-543, 1990.
5. Organização Mundial de Saúde (OMS). The role of the pharmacist in the health care system. Geneva: OMS, 1994. (Report of a WHO Meeting).

capítulo 2

Eliane Ribeiro ▪ Sandra Cristina Brassica

Unidade de Terapia Intensiva e Cuidados Intermediários e as principais causas de internação

A prática da Farmácia Clínica voltada ao neonato e lactente não pode prescindir do entendimento da normatização, organização e objetivos das unidades hospitalares em que esses pacientes são atendidos. Para tanto, reunimos em um texto breve as principais normas sanitárias que abordam a assistência em Unidades de Terapia Intensiva, bem como sua organização.

As Unidades de Terapia Intensiva (UTI) são consideradas como locais destinados à prestação de assistência especializada aos pacientes em estado crítico.[1]

Nessas unidades, observa-se ampla utilização de tecnologia, que compreende equipamentos, materiais e medicamentos, entre outros.

De acordo com a Resolução n° 7, de 24 de fevereiro de 2010,[2] que dispõe sobre os requisitos mínimos para o funcionamento de UTI, deve ser garantido o serviço de assistência farmacêutica à beira do leito, determinando em seu artigo 18 e, ainda, no artigo 21, que todo paciente internado em UTI deve receber assistência integral e interdisciplinar.

Segundo a Portaria n° 930, de 10 de maio de 2012,[3] que define as diretrizes e objetivos para a organização da atenção integral e humanizada ao recém-nascido grave ou potencialmente grave, e os critérios de classificação e habilitação de leitos de Unidade Neonatal no âmbito do Sistema Único de Saúde (SUS), as Unidades de Terapia Intensiva Neonatal (UTIN) são serviços hospitalares voltados para o atendimento do recém-nascido grave ou com risco de morte, sendo a UTI neonatal destinada à assistência de pacientes admitidos com idade de 0 a 28 dias, assim considerados:

I. Recém-nascidos menores de 30 semanas de idade gestacional ou com peso de nascimento menor de 1.000 gramas;

II. Recém-nascidos que necessitem de cirurgias de grande porte ou pós-operatório imediato de cirurgias de pequeno e médio porte;

III. Recém-nascidos que necessitem de nutrição parenteral; e

IV. Recém-nascidos que necessitem de cuidados especializados, tais como uso de cateter venoso central, fármacos vasoativos, prostaglandina, uso de antibióticos para tratamento de infecção grave, uso de ventilação mecânica e Fração de Oxigênio (FiO_2) maior que 30% (trinta por cento), exosanguineotransfusão ou transfusão de hemoderivados por quadros hemolíticos agudos ou distúrbios de coagulação.

A norma classifica as unidades neonatais de acordo com as necessidades do cuidado, nos seguintes termos:

I. Unidade de Terapia Intensiva Neonatal (UTIN);

II. Unidade de Cuidado Intermediário Neonatal (UCIN), com duas tipologias:

  a) Unidade de Cuidado Intermediário Neonatal Convencional (UCINCo), também conhecida como Unidades Semi-Intensivas: são serviços em unidades hospitalares destinados ao atendimento de recém-nascidos considerados de médio risco e que demandem assistência contínua, porém, de menor complexidade que na UTIN.

  b) Unidade de Cuidado Intermediário Neonatal Canguru (UCINCa): são serviços em unidades hospitalares cuja infraestrutura física e material permite acolher mãe e filho para prática do método canguru, para repouso e permanência no mesmo ambiente nas 24 (vinte e quatro) horas por dia, até a alta hospitalar.

Diversas são as causas que levam à internação em UTIN. Dentre elas, podemos citar prematuridade, sepse, asfixia neonatal, doença da membrana hialina, más-formações congênitas, desconforto respiratório. Já as UCIN, geralmente recebem pacientes após a alta da UTI, mas que ainda necessitam de cuidados complementares, recém-nascidos com desconforto respiratório leve que não necessitam de assistência ventilatória mecânica ou CPAP ou Capuz em Fração de Oxigênio (FiO_2) elevada (FiO_2 > 30%); recém-nascidos com peso superior a 1.000 gramas e inferior a 1.500 gramas, quando estáveis, para acompanhamento clínico e ganho de peso; recém-nascidos maiores que 1.500 gramas, que necessitem de venóclise para hidratação venosa, alimentação por sonda e/ou em uso de antibióticos com quadro infeccioso estável; recém-nascidos em fototerapia com níveis de bilirrubinas próximos aos níveis de exsanguineotransfusão, entre outros.

É importante salientar que as causas de admissão podem ser variáveis em diferentes serviços. Tais diferenças têm como base fatores maternos e o perfil da população atendida, assim como o nível de complexidade das instituições.

■ REFERÊNCIAS BIBLIOGRÁFICAS

1. Souza M, Possari JF, Mugaiar KHB. Humanização da abordagem nas unidades de terapia intensiva. Rev Paul Enferm.V. 5(2): 77-9, 1985.
2. Brasil. Ministério da Saúde. Resolução n. 7, de 24 de fevereiro de 2010. Dispõe sobre os requisitos mínimos para funcionamento de Unidades de Terapia Intensiva e dá outras providências.
3. Brasil. Ministério da Saúde. Portaria n. 930, de 10, de maio de 2012. Define as diretrizes e objetivos para a organização da atenção integral e humanizada ao recém-nascido grave ou potencialmente grave e os critérios de classificação e habilitação de leitos de Unidade Neonatal no âmbito do Sistema Único de Saúde (SUS).

capítulo 3

Caroline de Godoi Rezende Costa Molino ▪ Eliane Ribeiro

Saúde baseada em evidências e sua aplicação no tratamento de neonatos e lactentes

"O uso cuidadoso, explícito e sensato da melhor evidência existente na tomada de decisões sobre o cuidado de pacientes individuais. A prática da medicina baseada em evidências significa integrar o conhecimento clínico individual com a melhor evidência clínica externa disponível a partir da pesquisa sistemática [...] Por melhor evidência clínica externa disponível, entende-se pesquisa clinicamente relevante [...]."

(David Sackett, 1995.)

A Saúde Baseada em Evidência tem como objetivo auxiliar os profissionais de saúde a tomarem as melhores decisões para prevenção, diagnóstico ou tratamento do paciente frente ao mercado que apresenta, a cada dia, mais alternativas, nem sempre efetivas e, muitas vezes, mais caras. Nesse contexto, as decisões dos profissionais de saúde devem estar embasadas nas melhores evidências científicas disponíveis em literatura, na experiência clínica do profissional e nos valores e preferências do paciente (Figura 3.1).

As evidências são classificadas em níveis, que se referem ao grau de confiança das informações, com base no delineamento do estudo. Esses níveis podem ser representados por uma pirâmide (Figura 3.2), em cujo topo estão as revisões sistemáticas com ou sem metanálise, por serem consideradas as melhores evidências disponíveis, seguidas dos estudos clínicos randomizados e duplo-cegos. Na sequência, estão os estudos de coorte, casos-controle, relatos de casos, estudos laboratoriais (em animais) e opiniões de especialistas.

No entanto, é relevante destacar que o volume da produção científica anual é enorme, com cerca de 800 mil citações em 2015 e um total de mais de 23 milhões no Medline®. Então, a leitura de todos os artigos é uma tarefa impossível. Adicionalmente, há abundância de bases de informações, primárias e secundárias, com diferentes protocolos de busca, dificultando a recuperação das melhores evidên-

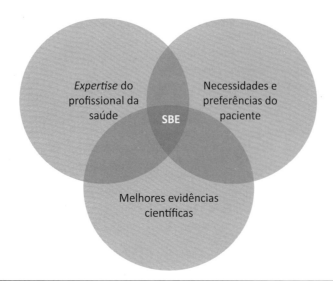

Figura 3.1 Saúde Baseada em Evidências (SBE).
Fonte: ADA. Center for Evidence-Based Dentistry. Disponível em: <http://ebd/en/evidence-by-topic>.

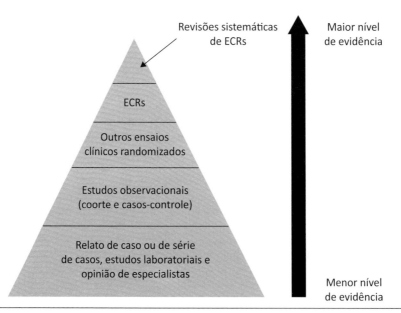

Figura 3.2 Hierarquia dos níveis de evidências dos estudos.
ECRs: Ensaios clínicos randomizados e controlados.
Fonte: adaptada de Greenhalgh, 2015.

cias disponíveis. Assim, a busca precisa ser realizada de forma sistemática, incluindo bases de dados consideradas chaves na área da Saúde e de acordo com as características da pergunta clínica.

É importante destacar que, na área da saúde, existem documentos denominados guias de prática clínica, também conhecidos como diretrizes terapêuticas ou *clinical guidelines*. Estes documentos são fundamentais para melhorar o gerenciamento e cuidado em saúde, pois são ferramentas que traduzem o conhecimento científico, fornecendo recomendações explícitas em saúde e auxiliando a tomada de decisões baseadas em evidências.[1,2] Vale ressaltar que apesar de milhares de guias estarem

Capítulo 3 | Saúde baseada em evidências e sua aplicação no tratamento de... **11**

Quadro 3.1 Grau de recomendação e níveis de evidência segundo a classificação de Oxford Centre for Evidence-based Medicine.

Grau de recomendação	Nível de evidência	Tratamento – prevenção – etiologia
A	1ª	Revisão sistemática (com homogeneidade) de ensaios clínicos controlados randomizados.
	1B	Ensaio clínico controlado randomizado individual com intervalo de confiança estreito.
	1C	Resultados terapêuticos do tipo "tudo ou nada".
B	2ª	Revisão sistemática (com homogeneidade) de estudos de coorte.
	2B	Estudo de coorte individual (incluindo ensaio clínico randomizado com baixa qualidade).
	2C	Observação de resultados terapêuticos (*outcomes research*); estudo ecológico.
	3ª	Revisão sistemática (com homogeneidade) de estudos de caso-controle.
	3B	Estudo de caso-controle individual.
C	4	Relato de casos (incluindo coorte ou caso-controle de baixa qualidade).
D	5	Opinião de especialista, desprovida de avaliação crítica ou baseada em estudos primários (estudo fisiológico ou estudo com animais).

Fonte: Modificado de http://www.cebm.net/oxford-centre-evidence-based-medicine-levels-evidence-march-2009/ e http://u.saude.gov.br/images/pdf/2014/janeiro/28/tabela-nivel-evidencia.pdf

disponíveis,[3] muitos apresentam qualidade moderada ou baixa.[4,5] Com isso, alguns instrumentos foram desenvolvidos para avaliação da qualidade e transparência de guias de prática clínica, como por exemplo o AGREE-II e o Delbi.[6,7] Portanto, instituições e profissionais de saúde devem estar atentos para selecionarem e implementarem, na prática clínica, guias com alta qualidade.

A seguir, são detalhadas as características dos estudos primários por nível de evidências, bem como o grau de recomendação de evidência (Quadros 3.1 e 3.2).

Para que a pesquisa recupere o máximo de publicações, como maneira de diminuir o viés, deve-se elaborar uma estratégia da busca das evidências a partir da construção correta e estruturada da pergunta clínica. Essa estratégia tem o objetivo de obter a melhor evidência científica disponível para resolver ou responder determinado problema de saúde, seja de um paciente ou de uma população.

Com base nessa estratégia, buscam-se os artigos disponíveis em bases de dados específicas, avaliam-se criticamente as evidências encontradas, implementam-se as informações obtidas no cuidado ao paciente ou à população em questão e, por fim, avaliam-se os desfechos após sua aplicação.

Uma das formas de obtenção da pergunta clínica estruturada é a busca utilizando a estratégia PICO, a mais aplicada na área da Saúde, por apresentar elementos que traduzem a pergunta clínica. Porém, outras formas de estruturação da pergunta clínica também podem ser feitas a partir da ferramenta SPICE (Quadro 3.3), como apresentadas a seguir.

Quadro 3.2 A formulação da pergunta utilizando a estrutura PICO.

Tópicos da pergunta	Descrição
P (paciente)	Paciente, população em estudo ou situação-problema
I (intervenção)	Intervenção (tratamento novo a ser introduzido, que se está considerando)
C (comparação)	Controle ou grupo de comparação (tratamento padrão atual, em uso ou placebo)
O (*outcome*)	Desfecho clínico, resultado desejado ou indesejado

Fonte: Bernardo, 2010.

Quadro 3.3 A formulação da pergunta utilizando a estrutura SPICE.

Tópicos da pergunta	Descrição
S (*setting*)	Contexto Clínico
P (*perspective*)	Perspectiva
I (*Intervention*)	Intervenção
C (*comparison*)	Comparação
E (*evaluation*)	Avaliação

Fonte: Sackett, 1997 e Bernardo, 2010.

A pergunta da pesquisa adequadamente elaborada, ou seja, mais precisa e exata em relação às informações que se deseja obter, maximiza o resultado da busca das evidências nas bases de dados. Esse passo é muito importante, porque, se houver erros, resultará em recuperação da literatura não relacionada ao assunto desejado. Como bem comentado por Greenhalgh (2015), "fazer a pergunta errada ou buscar respostas nas fontes erradas é semelhante a não ter lido artigo algum".

Elaborada a pergunta, o passo seguinte é determinar que tipo de estudo deve ser selecionado. Para cada tipo de pergunta, há um tipo de desenho de estudo considerado mais apropriado para respondê-la, ou seja, possui maior força de evidência para respondê-la (Quadro 3.4), a saber:

Quadro 3.4 Estudos de pesquisa apropriados por tipo de pergunta.

Questão	Estudo
Diagnóstica	Estudos transversais ou de coorte
Terapêutica	Ensaios clínicos randomizados e controlados
Prognóstico	Estudo de coorte
Etiológica	Estudos de coorte históricos ou caso-controle

Após a formulação da pergunta, o passo seguinte é a busca das evidências nas bases de informações científicas primárias e secundárias.

Deve-se iniciar a busca pelas bases secundárias baseadas em evidências, porque os artigos foram elaborados por especialistas treinados para o desenvolvimento desse método, como por exemplo, a Cochrane Collaboration, por ser a principal base de revisões sistemáticas.

As principais bases de dados primárias são:

- **MEDLINE (*Medical Literature Analysis and Retrieval System Online*) via PubMed:** base de informações da área da Saúde da US National Library of Medicine, indexa principalmente artigos americanos, podendo ser acessada gratuitamente pelo endereço eletrônico: http://www.ncbi.nlm.nih.gov/pubmed;

Capítulo 3 | Saúde baseada em evidências e sua aplicação no tratamento de...

- **EMBASE:** é produzido pela empresa Elsevier e trata-se de base paga que indexa, principalmente, artigos europeus e da área de terapia medicamentosa. Pode ser acessada pelo endereço: https://www.embase.com/login;
- **LILACS (Sistema de Literatura Latino-americana e do Caribe de Informações em Ciências da Saúde):** indexa a literatura científica produzida na América Latina e no Caribe. Portanto, é uma importante base para ser pesquisada para a obtenção de dados da região. Acessível pelo endereço: http://lilacs.bvsalud.org/.

É interessante lembrar que há bases de informações para áreas específicas da Saúde, como por exemplo: a Cumulative Index to Nursing and Allied Health Literature (CINHAL) para a Enfermagem, a Evidence-based Dentistry (EDB) para a Odontologia, a Physiotherapy Evidence Database (PEDro) para a Fisioterapia, a OTseeker para a Terapia Ocupacional etc.

Para a recuperação dos artigos nas bases de informação, é necessário identificar os descritores para cada tópico da pergunta. Os descritores são termos técnicos (vocabulários) que identificam o conteúdo do artigo, indexando-o na hierarquia de assuntos de cada base de dados. Por estarem organizados em estrutura hierárquica, permitem a execução da pesquisa de forma ampla ou mais específica.

Inicia-se essa identificação nos descritores em Ciências da Saúde (DeCS), na Biblioteca de Virtual de Saúde (BVS), disponível em: http://decs.bvs.br/. Consulta-se os descritores em "Consulta ao DeCS" (Figura 3.3).

Escolhe-se a busca em português e em "permutado", porque nem sempre o termo em inglês será uma tradução literal da versão em português e, em permutado, porque oferecerá mais descritores (Figura 3.4).

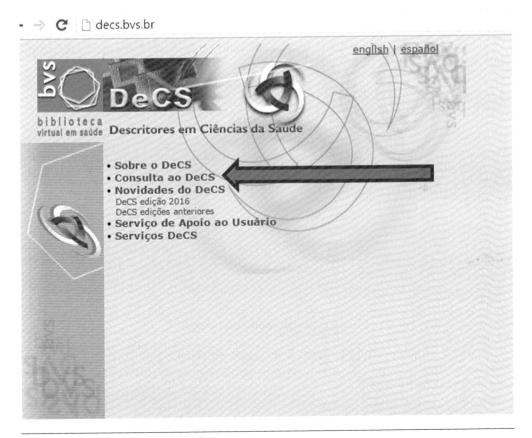

Figura 3.3 BVS – Consulta ao descritor.

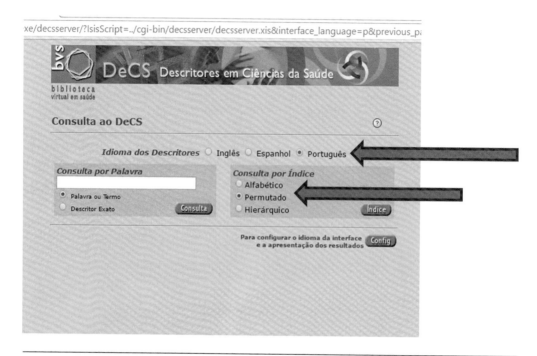

Figura 3.4 BVS – Consulta ao descritor pelo índice permutado.

Ao escolher permutado, realiza-se a busca digitando a palavra escolhida para cada componente da estratégia PICO (Figura 3.5).

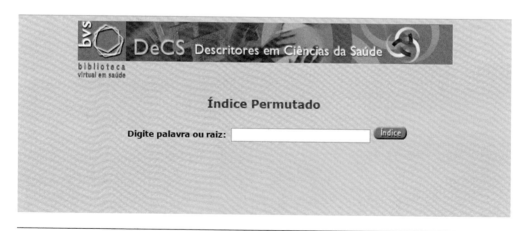

Figura 3.5 BVS – Consulta ao descritor pelo índice permutado.

No DeCS, serão fornecidos o descritor em inglês, espanhol e português; os sinônimos; a definição, a categoria, entre outras informações. O descritor de assunto em inglês deverá ser utilizado nas buscas em bases de língua inglesa, como, por exemplo, na Cochrane, Medline e Embase (Figura 3.6).

Capítulo 3 | Saúde baseada em evidências e sua aplicação no tratamento de...

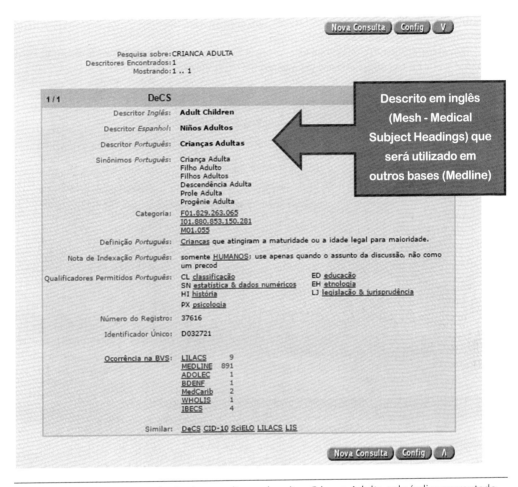

Figura 3.6 BVS – DeCs: resultado da consulta ao descritor Criança Adulta pelo índice permutado.

Busca do descritor na base Medline (Figura 3.7):

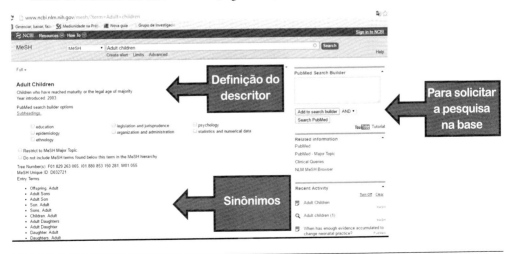

Figura 3.7 Consulta ao descritor "Adult Children" no Medline utilizando o protocolo Mesh.

Manual de Farmácia Clínica – Assistência Farmacêutica ao Neonato e Lactente

Também deve-se utilizar os operadores booleanos (*or, and, near* etc.), que são estratégias que permitem a combinação ou exclusão de descritores.

Com a estrutura do PICO, coloca-se sempre *AND* entre cada tópico da pergunta e *OR* entre os sinônimos dos descritores, dentro do mesmo tópico (Quadros 3.5 e 3.6).

Quadro 3.5 Estratégia de busca para o PICO.

Tópicos da pergunta	Descritor básico relacionado a	
P	População em estudo ou situação-problema (descritor) **or** (sinônimo) **or** (sinônimo) **or** (sinônimo)	*and*
I	Intervenção (tratamento a ser introduzido, que se está considerando) (descritor) **or** (sinônimo) **or** (sinônimo) **or** (sinônimo)	*and*
C	Controle/comparação (tratamento padrão atual ou placebo) (descritor) **or** (sinônimo) **or** (sinônimo) **or** (sinônimo)	*and*
O	*Outcome*/desfecho/resultados desejados ou indesejados (variáveis) (descritor) **or** (sinônimo) **or** (sinônimo) **or** (sinônimo)	*and*

Fonte: adaptado de NOBRE; BERNARDO; JATENE, 2003.

■ EXEMPLOS DE OPERADORES BOOLEANOS

Como exemplo de questões clínicas, pode-se citar a situação do caso apresentado por Mattiello e Sarria (2014), como descrito a seguir.

Quadro 3.6 Principais operadores booleanos.

Operador booleano	
And	Intersecção dos conjuntos
Or	União dos conjuntos
And not	Exclusão dos conjuntos
" " (aspas)	Pesquisa de termos compostos
*	Truncamento de palavras no MEDLINE
$	Truncamento de palavra na BVS

Fonte: adaptado de NOBRE; BERNARDO; JATENE, 2003.

■ CASO CLÍNICO

Lactente do sexo feminino, 5 meses de idade e previamente hígida é levada no final do outono à sala de Emergência de um hospital da Grande Porto Alegre por queixa de falta de ar e sibilância que se iniciou nos últimos dois dias. Nascida a termo, peso e desenvolvimento psicomotor adequados, aleitamento materno exclusivo até os 3 meses de idade, vacinas em dia e sem história familiar de doença crônica.

No exame clínico: temperatura de 37,7 ºC, bom retorno capilar, frequência respiratória de 82 movimentos ventilatórios por minuto e saturação periférica de oxigênio em ar ambiente de 89%. Apresenta tiragens intercostal e subcostal; na ausculta pulmonar, presença de sibilâncias de tom agudo e estertores de bolha fina, ambos difusos e bilaterais.

O diagnóstico inicial é bronquiolite viral aguda e o médico plantonista interna na sala de observação. Ele prescreve oxigênio continuado por cateter extranasal e uma sequência inicial de três nebulizações com salbutamol. Como no Congresso Gaúcho de Pediatria de 2014 a utilização dos broncodilatadores inalados para o tratamento da bronquiolite viral aguda foi questionada, surge uma dúvida clínica. **Incerteza clínica**: o uso de broncodilatadores reduz o tempo de internação em crianças com bronquiolite?

Capítulo 3 | Saúde baseada em evidências e sua aplicação no tratamento de... **17**

Seguindo os passos apresentados no texto, a pergunta PICO foi estruturada da seguinte forma:

- **P** (população): criança com diagnóstico de bronquiolite
- **I** (intervenção): broncodilatador
- **C** (controle): placebo
- **O** (desfecho): tempo de internação

Após, obtém-se os descritores no DeCS:

- "P":
  - Criança: *child* (inglês), *niño* (espanhol), criança (português).
  - Bronquiolite: *bronchiolitis* (inglês), *bronquiolitis* (espanhol), bronquiolite (português).
- "I":
  - Brocodilatador: *bronchodilator agents* (inglês), broncodilatadores (espanhol), broncodilatadores (português).
- "C":
  - Placebo: placebos (inglês), placebos (espanhol), placebos (português).
  - Pode-se deixar em branco na busca.
- "O":
  - Tempo de internação: *length of stay* (inglês), *tiempo de internación* (espanhol), tempo de internação (português).

Com a determinação dos descritores em inglês, faz-se a busca no Medline e no Embase. Para que não haja perda de nenhum artigo, adiciona-se seus sinônimos a cada descritor (Mesh). Como se deseja a união dos dados encontrados, utiliza-se o operador booleano (*or*), como apresentado no Quadro 3.7.

Quadro 3.7 Resultado da busca no Medline para a pergunta estruturada em PICO: *O uso de broncodilatadores reduz o tempo de internação em crianças com bronquiolite?*

Tópicos da pergunta	Descritor básico relacionado a	
P	Criança com diagnóstico de bronquiolite (child) *or* (children) **and** (Bronchiolitis) *or* (Bronchiolitides) Resultado do cruzamento do primeiro tópico da pergunta: (((children) *OR* **"Child"[Mesh])) AND (("Bronchiolitis"[Mesh]) OR Bronchiolitides)**	*and*
I	Broncodilatador (Bronchodilator Agents) **or** (Agents, Bronchodilator) **or** (Bronchial-Dilating Agents) **or** (Agents, Bronchial-Dilating) **or** (Agents, Bronchodilator) **or** (Bronchial Dilating Agents) **or** (Bronchodilators) **or** (Broncholytic Effect) **or** (Effect, Broncholytic) **or** (Broncholytic Effects) or (Effects, Broncholytic) **or** (Bronchodilator Effect) **or** (Effect, Bronchodilator) **or** (Bronchodilator Effects) or (Effects, Bronchodilator) or (Broncholytic Agents) **or** (Agents, Broncholytic) Resultado do cruzamento do segundo tópico da pergunta: **(((((((((((((("Bronchodilator Agents"[Mesh]) OR Agents, Bronchodilator) OR Bronchial-Dilating Agents) OR Agents, Bronchial-Dilating) OR Agents, Bronchodilator) OR Bronchial Dilating Agents) OR Bronchodilators) OR Broncholytic Effect) OR Effect, Broncholytic) OR Broncholytic Effects) OR Effects, Broncholytic) OR Bronchodilator Effect) OR Effect, Bronchodilator) OR Bronchodilator Effects) OR Effects, Bronchodilator) OR Broncholytic Agents) OR Agents, Broncholytic**	and

(continua)

Quadro 3.7 Resultado da busca no Medline para a pergunta estruturada em PICO: *O uso de broncodilatadores reduz o tempo de internação em crianças com bronquiolite?* (continuação)

Tópicos da pergunta	Descritor básico relacionado a	
C	Sem necessidade de preenchimento	and
O	Tempo de internação (Length of Stay) **or** (Stay Length) **or** (Stay Lengths) **or** (Hospital Stay) or (Hospital Stays) or (Stay, Hospital) or (Stays, Hospital) Resultado do cruzamento do quarto tópico da pergunta: **((((((("Length of Stay"[Mesh]) OR Stay Length) OR Stay Lengths) OR Hospital Stay) OR Hospital Stays) OR Stay, Hospital) OR Stays, Hospital**	and
	Resultado final dos cruzamentos: ((((((children) OR "Child"[Mesh])) **AND** (("Bronchiolitis"[Mesh]) OR Bronchiolitides))) **AND** (((((((((((((("Bronchodilator Agents"[Mesh]) OR Agents, Bronchodilator) OR Bronchial-Dilating Agents) OR Agents, Bronchial-Dilating) OR Agents, Bronchodilator) OR Bronchial Dilating Agents) OR Bronchodilators) OR Broncholytic Effect) OR Effect, Broncholytic) OR Broncholytic Effects) OR Effects, Broncholytic) OR Bronchodilator Effect) OR Effect, Bronchodilator) OR Bronchodilator Effects) OR Effects, Bronchodilator) OR Broncholytic Agents) OR Agents, Broncholytic)) **AND** ((((((("Length of Stay"[Mesh]) OR Stay Length) OR Stay Lengths) OR Hospital Stay) OR Hospital Stays) OR Stay, Hospital) OR Stays, Hospital)	

Fonte: Mattiello, Sarria; 2014.

Resultado final dos cruzamentos no Medline, em pesquisa avançada. Percebe-se que a busca apresentada na tela tem o mesmo desenho do esquema anterior (Figura 3.8).

Para esse caso foram recuperados 67 artigos, que deverão ser avaliados quanto à qualidade metodológica e ao desenho de estudos. Seguindo essa estrutura e raciocínio, faz-se a busca nas outras bases de informações: Embase, Lilacs e Cochrane.

Quanto à qualidade metodológica dos estudos encontrados, existem ferramentas mundialmente usadas para cada tipo de desenho de estudo que auxiliam na avaliação crítica de qualidade (Quadro 3.8).

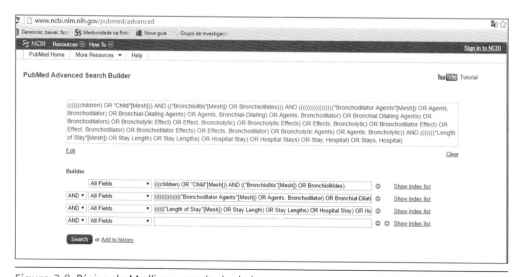

Figura 3.8 Página do Medline: o resultado da busca para a pergunta estruturada em PICO: *O uso de broncodilatadores reduz o tempo de internação em crianças com bronquiolite?*

Capítulo 3 | Saúde baseada em evidências e sua aplicação no tratamento de... 19

Quadro 3.8 Ferramentas usadas para avaliar a qualidade dos estudos conforme desenho.

Desenho do estudo	Ferramenta para avaliar qualidade	Onde encontrar
Revisão sistemática	AMSTAR (*a Measurement Tool to Assess Systematic Reviews*)	http://amstar.ca/Amstar_Checklist.php
	ROBIS	https://methods.cochrane.org/robins-i-tool
Ensaio clínico randomizado controlado	Escala de Jadad	http://www.ncbi.nlm.nih.gov/pubmed/8721797
	Cochrane Collaboration's tool for assessing risk of bias	http://handbook.cochrane.org/chapter_8/table_8_5_a_the_cochrane_collaborations_tool_for_assessing.htm
	PEDro	https://www.pedro.org.au/portuguese/downloads/pedro-scale/
Estudos observacionais	STROBE	http://www.strobe-statement.org/index.php?id=available-checklists
	NewCastle-Ottawa para estudos de coorte	http://www.ohri.ca/programs/clinical_epidemiology/oxford.asp
	NewCastle-Ottawa para estudos de caso-controle	
	ROBINS	https://methods.cochrane.org/bias/risk-bias-non-randomized-studies-interventions

Fonte: Tereza Setsuko Toma; 2017.

No caso clínico apresentado, por se tratar de uma pergunta clínica sobre a efetividade de um tratamento, o desenho de estudo preferencial é o ensaio clínico randomizado e controlado. E, se disponível, o melhor nível de evidência é a revisão sistemática de ensaios clínicos randomizados e controlados. No entanto, infelizmente, para a maioria dos assuntos, não serão encontrados estudos que produzam o melhor grau de evidências, por não existirem ou apresentarem resultados inconclusivos, principalmente como revisões sistemáticas, devido ao pequeno número de pacientes incluídos, dados insuficientes, qualidade metodológica deficiente e heterogeneidade dos estudos.

Sabendo-se que poucos estudos são realizados com neonatos e lactentes, raramente será encontrada uma revisão sistemática para responder uma pergunta clínica nesta população. Por exemplo, em busca realizada na Cochrane Library (29/08/2016) com MeSH "Infant, Newborn AND Intensive Care Units, Neonatal", foram encontradas somente cinco revisões sistemáticas. Nessa situação, utiliza-se a melhor evidência disponível, conforme a hierarquia apresentada no desenho da pirâmide e o grau da recomendação conforme a Figura 3.4.

Entretanto, deve-se levar em consideração que o melhor tratamento, além de se adaptar a um conjunto de circunstâncias, necessita responder às preferências e às prioridades do paciente.

■ REFERÊNCIAS BIBLIOGRÁFICAS

1. Woolf SH, Grol R, Hutchinson A, et al. Clinical guidelines: potential benefits, limitations, and harms of clinical guidelines. BMJ (Clinical research ed) 1999; 318: 527-530. 1999/02/19.
2. Haines A and Jones R. Implementing findings of research. BMJ (Clinical research ed) 1994; 308: 1488. DOI: 10.1136/bmj.308.6942.1488.
3. Greenhalgh T, Howick J and Maskrey N. Evidence based medicine: a movement in crisis? BMJ: British Medical Journal 2014; 348: g3725. DOI: 10.1136/bmj.g3725.
4. Molino CdGRC, Leite-Santos NC, Gabriel FC, et al. Factors Associated With High-Quality Guidelines for the Pharmacologic Management of Chronic Diseases in Primary Care: A Systematic Review Factors Associated With High-Quality Guidelines for the Pharmacologic Management of Chronic Diseases in Primary CareFactors Associated With High-Quality Guidelines for the Pharmacologic Management of Chronic Diseases in Primary Care. JAMA Internal Medicine 2019. DOI: 10.1001/jamainternmed.2018.7529.
5. Molino CdGRC, Romano-Lieber NS, Ribeiro E, et al. Non-Communicable Disease Clinical Practice Guidelines in Brazil: A Systematic Assessment of Methodological Quality and Transparency. PLOS ONE 2016; 11: e0166367. DOI: 10.1371/journal.pone.0166367.
6. Brouwers MC, Kho ME, Browman GP, et al. AGREE II: advancing guideline development, reporting and evaluation in health care. CMAJ: Canadian Medical Association journal = journal de l'Association medicale canadienne 2010; 182: E839-842. 2010/07/07. DOI: 10.1503/cmaj.090449.
7. Siering U, Eikermann M, Hausner E, et al. Appraisal Tools for Clinical Practice Guidelines: A Systematic Review. PLOS ONE 2013; 8: e82915. DOI: 10.1371/journal.pone.0082915.
8. Bernardo WM. Introdução à revisão sistemática. In: Nita ME, Campino ACC, Secoli SR, Sarti FM, Nobre MRC, Costa AMN, Ono-Nita SK, Carrilho FJ. Avaliação de tecnologias em saúde: evidência clínica, análise econômica e análise de decisão. Porto Alegre: Artmed: 131-146, 2010.
9. Biblioteca Virtual da Saúde. DeCS Descritores em ciências da saúde. Disponível em: <http://decs.bvs.br/P/decsweb2016.htm> Acesso em: 29 Aug. 2016.
10. Brasil. Ministério da Saúde. Secretaria de Ciência, Tecnologia e Insumos Estratégicos. Departamento de Ciência e Tecnologia. Diretrizes metodológicas: elaboração de revisão sistemática e metanálise de ensaios clínicos randomizados. Brasília: Editora do Ministério da Saúde, 92 p, 2012.
11. Greenhalgh T. Como ler artigos científicos: fundamentos da medicina baseada em evidências. Tradução e revisão técnica de Ananyr Porto Fajardo. 5a ed. Porto Alegre: Artmed, 262p. 2015.
12. Macedo CR, Riera R, Atallah AN. Aperfeiçoamento em saúde baseada em evidências por teleconferência. Diagn Tratamento. 14(1): 42-44, 2009.
13. Mattiello R, Sarria I EE. Saúde baseada em evidências na pediatria. Bol Cient Pediatr. 03(2): 65-68, 2014.
14. Nita ME, Nobre MRC, Costa AMN. Busca da evidência a partir do cenário clínico. In: Nita ME, Campino ACC, Secoli SR, Sarti FM, Nobre MRC, Costa AMN, Ono-Nita SK, Carrilho FJ. Avaliação de tecnologias em saúde: evidência clínica, análise econômica e análise de decisão. Porto Alegre: Artmed: 147-159, 2010.
15. Nobre MRC, Bernardo WM, Jatene FB. A prática clínica baseada em evidências. Parte I- questões clínicas bem estruturadas. Rev. Assoc Med Bras, v.49, n. 4, p. 445-449, 2003.
16. Sackett DL, Haynes RB. On the need for evidence-based medicine. Evidence Based Medicine 1995; 1(1):4-5. Apud Greenhalgh, T. Como ler artigos científicos: fundamentos da medicina baseada em evidências. Tradução e revisão técnica de Ananyr Porto Fajardo. 5 ed. Porto Alegre: Artmed, 2015, p2.
17. Santos CMC, Pimenta CAM, Nobre, MRC. The pico strategy for the research question construction and evidence search. Rev Latino-am Enfermagem, 15(3): 508-511, 2007.
18. Willhelm C, Girisch W, Gottschling S, Graber S, Wahl H, Meyer, S. Systematic Cochrane Reviews in Neonatology: A Critical Appraisal. Pediatrics and Neonatology, 54: 261-266, 2013.
19. Organizadores Tereza Setsuko Toma [et al. ...] - São Paulo: Instituto de Saude, 2017. 456p. (Temas em saude coletiva, 22) Varios autores. Bibliografia no final de cada capitulo. ISBN 978-85-88169-31-9.

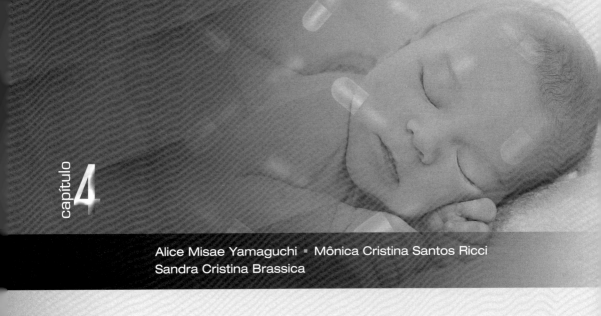

capítulo 4

Alice Misae Yamaguchi ▪ Mônica Cristina Santos Ricci
Sandra Cristina Brassica

Entrevista materna

A entrevista materna tem como principal objetivo obter informações que possam contribuir para o diagnóstico e a terapêutica de modo a garantir eficácia e segurança no uso dos medicamentos para os recém-nascidos e lactentes.

Apesar de outros profissionais obterem informações junto à puérpera sobre o uso de medicamentos e substâncias lícitas e ilícitas, é importante que o farmacêutico também realize a entrevista materna. Esse profissional possui conhecimentos sobre a interação "paciente × medicamento ou substância", podendo acrescentar dados mais acurados em relação ao histórico medicamentoso. A literatura demonstra que o farmacêutico detecta mais problemas relacionados a medicamentos que outros profissionais.

O Institute for Safe Medication Practices (ISMP) do Canadá elaborou um guia para obtenção da melhor entrevista de admissão possível. O emprego de roteiros durante a entrevista é de grande auxílio, uma vez que possibilita a estruturação do processo e evita o esquecimento de itens importantes. O Quadro 4.1 apresenta um modelo para a realização da entrevista materna, adaptado do guia do ISMP.

Antes de realizar a entrevista, é recomendável que o farmacêutico obtenha o máximo de dados possíveis sobre a história clínica e social da mãe e do recém-nascido, por meio de consulta ao prontuário médico, exames laboratoriais, participação em visita médica e interação com a equipe multidisciplinar de saúde.

Para o sucesso da entrevista, é desejável que seja realizada em ambiente privado e tranquilo, sem distrações, como televisores, rádios, telefones, familiares ou amigos.

O farmacêutico deve apresentar-se, verificar se a mãe está confortável e esclarecer o propósito da entrevista, solicitando autorização para realizar uma revisão dos medicamentos que eram utilizados em casa.

Todas as perguntas devem ser simples, em linguagem compreensível para a mãe, devendo-se evitar o uso de termos técnicos. As perguntas podem ser abertas ou fechadas, mas deve haver um equilíbrio entre essas duas modalidades. Recomenda-se iniciar com perguntas abertas e utilizar questões mais específicas ao final de cada tema abordado. É importante dar à mãe tempo para respondê-las, e evitar completar frases.

A habilidade de ouvir, sem preconceitos ou juízos, é muito importante nesse processo. Sugere-se que o profissional faça perguntas relativas a um tema de cada vez, partindo sempre das perguntas gerais para as específicas.

Se o profissional suspeitar que a mãe não entendeu uma pergunta, deve cerificar-se e reelaborá-la de forma mais clara, até que a mãe demonstre compreensão.

Se houver dúvida nas respostas, o farmacêutico pode solicitar à mãe que traga os medicamentos em uso e as receitas médicas, podendo ainda solicitar que a mãe demonstre, com os dosadores que utiliza em domicílio, os volumes correspondentes às doses. Isso é importante principalmente em casos de suspeita de toxicidade ou falta de eficácia.

Informações referentes a substâncias ilícitas podem ser de difícil obtenção. Assim, é necessário que o farmacêutico preste atenção à comunicação não verbal, que engloba postura, tom de voz, humor etc. Para tanto, é importante evitar tomar notas durante a entrevista, manter contato visual e uma postura ética e profissional.

A entrevista também é um momento importante para que o farmacêutico identifique os sentimentos da mãe em relação à situação. É importante colocar-se à disposição para esclarecer eventuais dúvidas sobre a terapia medicamentosa. Sugere-se incentivar a mãe a fazer perguntas.

Após a conclusão da entrevista materna, o farmacêutico deve registrar, no relatório de atividades clínicas, as impressões obtidas sobre a postura da mãe durante a entrevista, seu grau de conhecimento em relação aos problemas do filho, o nível de participação e cooperação durante a entrevista, expectativas e inseguranças em relação ao tratamento do filho, o nível de compreensão e resposta às questões formuladas pelo farmacêutico, bem como do entendimento das respostas e orientações.

Tais informações devem ser tratadas de forma ética pelo profissional. O compartilhamento de tais informações com os demais membros da equipe multiprofissional deve visar sempre e apenas a eficácia e a segurança da terapêutica.

No caso da obtenção de informações contraditórias ou que coloquem em dúvida a segurança e integridade do recém-nascido, é importante comunicar a suspeita ao Serviço Social da instituição e também aos demais membros da equipe.

Capítulo 4 | Entrevista materna

Quadro 4.1 Modelo para realização de entrevista materna.

Bom-dia/tarde/noite Sra._____.

Meu nome é _____.

Eu sou a(o) farmacêutica(o) _____.

Gostaria de realizar uma entrevista com a senhora. Pode confirmar, por favor, seu nome completo?

Recém-nascido trazido ao hospital proveniente do domicílio (   )

Neonato nascido no hospital (   )

Além da senhora, há outro cuidador(a) da criança?

Por qual motivo procurou o atendimento médico?

Sabe informar sobre doenças anteriores e em tratamento? Precisou de atendimento médico anterior? Qual o motivo?

Sabe informar sobre os medicamentos já utilizados e em uso? Quem e como administra os medicamentos à criança (usa dosador oral ou colher)? Administra algum medicamento misturado com leite?

Qual a dose, a frequência e o tempo de tratamento? Há quanto tempo toma os medicamentos?

Onde adquire os medicamentos? Pode apresentar as últimas receitas médicas?

Você trouxe os medicamentos que a criança estava utilizando?

Frequenta creche ou escola? Em qual horário frequenta esses lugares? A criança tem dificuldade para aceitar os medicamentos?

A criança utiliza algum colírio, pomada, creme, solução otológica ou nasal? Se sim, qual? Qual o motivo? Qual a dose e frequência?

Faz alguma inalação? Se sim, qual? Como utiliza?

A criança utilizou algum antibiótico?

Existe algum medicamento que você costuma dar à criança e que não precisa de receita médica? Por exemplo, o que utiliza quando está com febre ou gripe? A criança recebe alguma vitamina ou remédio à base de plantas medicinais?

Há algum medicamento que você parou de dar à criança? Se sim, qual e por quê?

Dados sobre esta gestação e o parto

Foi uma gravidez planejada?

Quantas gestações você já teve? Houve algum abortamento?

O(s) parto (s) foram normais ou por cesariana? Onde foram realizados?

Quantos filhos a senhora tem? Algum deles nasceu prematuro?

Durante a gestação, a senhora realizou algum tratamento? Qual?

Em caso positivo:

Realiza acompanhamento médico? Onde?

O que você sabe sobre a doença em tratamento?

Fez uso de algum medicamento durante a gestação? Qual? Desde quando? Pode informar a dose e a frequência de uso? Utilizou algum antibiótico ou medicamento de uso controlado durante a gestação?

Continua em tratamento? Em caso negativo: foi suspenso pelo médico?

Possui alguma alergia?

A senhora está amamentando a criança?

Pode dizer o peso e altura do nascimento? Nasceu com quantas semanas de gestação?

Houve alguma intercorrência relevante durante a gestação (acidentes; eventos adversos etc.)?

Dados paternos

Realiza tratamento médico? Qual o motivo? Faz uso de algum medicamento? Qual? Desde quando? Possui alguma alergia?

(continua)

Quadro 4.1 Modelo para realização de entrevista materna. *(continuação)*

Hábitos sociais maternos e paternos

Realizam alguma atividade física?
Qual profissão os pais exercem?
Consomem bebida alcoólica? Com qual frequência?
São fumantes? Há quanto tempo? Em caso positivo: continuaram com o fumo durante a gravidez?
Podem informar sobre o hábito de uso de outras substâncias (lícitas ou ilícitas) não citadas anteriormente? Em caso positivo: Qual a frequência de consumo? Desde quando e qual foi a última vez que utilizou?

Fechamento

Obrigada(o) pela colaboração. Se a senhora tiver alguma dúvida, estou à disposição para esclarecê-la. Se lembrar de mais alguma informação, por favor, me chame para que possa atualizar as informações.

Fonte: Institute for safe medications practices; 2016.

■ REFERÊNCIAS CONSULTADAS

1. Carter MK, Allin DM, Scott LA, Grauer D. Pharmacist-acquired medication histories in a university hospital emergency department. Am J Health Syst Pharm. 63 (24): 2500-3, 2006.
2. Institute for safe medications practices (Canada). Best Possible Medication History Interview Guide. Disponível em https://www.ismp-canada.org/download/MedRec/SHN_medcard_09_EN.pdf. Acesso em 07/06/2016.
3. Marotti SB, Kerridge RK, Grimer MD. A randomised controlled trial of pharmacist medication histories and supplementary prescribing on medication errors in postoperative medications. Anaesth Intensive Care. 39 (6):1064-70, 2011.
4. Ministério da Saúde. Portaria MS/GM n° 529, de 1° de abril de 2013. Institui o Programa Nacional de Segurança do Paciente (PNSP). Disponível em http://bvsms.saude.gov.br/bvs/saudelegis/gm/2013/prt0529_01_04_2013.html. Acesso em 06/06/2016.
5. Ministério da Saúde. Protocolo de segurança na prescrição, uso e administração de medicamentos. Disponível em: http://www20.anvisa.gov.br/segurancadopaciente/index.php/publicacoes/item/seguranca-na-prescricao-uso-e-administracao-de-medicamentos. Acesso em: 20/05/2016.
6. Reeder, TA; Mutnick, A. Pharmacist- versus physician-obtained medication histories. Am J Health-Syst Pharm. 65 (1): 857-860, 2008.
7. Tietze, KJ. Clinical skills for pharmacists: a patient-focused approach. 2nd ed. Philadelphia, Mosby 2003.
8. Universidade de São Paulo. Hospital Universitário. Divisão de Farmácia. Serviço de Farmácia Clínica. Procedimento Operacional Padrão, POP 007: Conciliação medicamentosa. São Paulo: Divisão de Farmácia; 2016. 9p
9. Viktil KK, Blix HS, Moger, TA Reikvam A. Interview of patients by pharmacists contributes significantly to identification of drug-related problems. Pharmacoepidemiology and drug safety. 15: 667-674, 2006.

capítulo 5

Altamir Benedito de Sousa ▪ Sandra Cristina Brassica

Medicamentos na gravidez e lactação

O uso de medicamentos durante a gravidez ou amamentação é uma questão que sempre suscita dúvidas e preocupações em profissionais e pacientes.

Após a tragédia da talidomida entre os anos 1950 e 1960, que vitimou milhares de recém-nascidos, as gestantes são orientadas a evitar o uso de medicamentos durante a gestação, principalmente no primeiro trimestre e também durante a amamentação. No entanto, em alguns casos, não é possível evitar tal uso, como nos casos de gravidez não planejada, ou quando o tratamento é vital não somente para manter a saúde da mãe, mas também do feto, como por exemplo, no caso da terapia antirretroviral.

A decisão de prescrever ou utilizar um medicamento durante a gravidez ou amamentação é influenciada pela ausência de informações sobre segurança e pelo possível risco para o feto ou recém-nascido.

Na prática clínica diária, a carência de informações sobre a segurança de fármacos na gravidez e lactação obriga os profissionais de saúde a recorrer a diversas fontes de informação, além da informação do fabricante contida na bula que, por vezes, apenas contraindica o uso sob tais circunstâncias.

No Brasil, a Agência Nacional de Vigilância Sanitária (ANVISA), por meio da RDC nº 47, de 8 de setembro de 2009, estabelece regras para elaboração de bulas de medicamentos e determina que estas devem conter, no caso de contraindicação do uso do medicamento por mulheres grávidas, a categoria de risco na gravidez, de acordo com o período gestacional.

A classificação de um medicamento em uma das cinco categorias de risco na gravidez foi introduzida em 1979 pelo Food and Drug Administration (FDA) para os medicamentos aprovados após 1983. Essa classificação tem a finalidade de assistir os profissionais na escolha da melhor terapia.

No entanto várias críticas, têm sido feitas quanto à qualidade da informação que esse sistema proporciona. Por exemplo, se um medicamento é registrado na categoria "X", isso não significa que ele seja teratogênico, apenas que o risco de utilizá-lo é maior que o possível benefício. Além disso, essa classificação não distingue riscos advindos de estudos em animais, ou mesmo diferenças na frequência e gravidade dos eventos adversos.

Assim, infelizmente, esse sistema de classificação, bem como as bulas de medicamentos baseadas apenas nele, representa tão somente documentos legais que protegem fabricantes, não constituindo, de fato, uma ferramenta para a prática clínica.

O novo modelo adotado pelo FDA elimina as cinco categorias e inclui informações de registro de exposição na gravidez, descrição dos riscos, considerações clínicas e informações mais específicas referentes à amamentação, como, por exemplo, a fração do medicamento excretada no leite materno e os potenciais efeitos adversos para o lactente. As categorias de risco na gravidez são elencadas no Quadro 5.1.

Quadro 5.1 Categorias de risco na gravidez.
A Estudos controlados não demonstraram risco na gravidez. Estudos controlados em gestantes não demonstraram risco ao feto.
B Sem evidência de risco em humanos. Aplica-se quando estudos em animais demonstrarem aumento de risco, mas estudos em humanos, não; ou se não foram conduzidos estudos adequados em humanos, os resultados em animais forem negativos.
C O risco não pode ser descartado: não são disponíveis estudos em humanos e estudos em animais revelaram eventos adversos sobre o feto (teratogênico, embriocida ou outro) ou estudos em animais não são disponíveis. Os medicamentos devem ser utilizados apenas se os benefícios justificarem os riscos.
D Há evidência de risco para o feto humano proveniente de ensaios ou da farmacovigilância. Em algumas situações, os benefícios podem superar os riscos (Ex.: se o medicamento é necessário em situação de risco de morte ou para o tratamento de uma doença grave para a qual não se disponha de medicamentos mais seguros, ou estes não possam ser usados ou ainda sejam ineficazes).
X Estudos em animais ou humanos demonstraram anormalidades fetais ou há evidência baseada em estudos em humanos de risco para o feto, ou ambos, e o risco da utilização em gestantes supera o possível benefício. O medicamento é contraindicado em mulheres grávidas.

Fonte: Sinclair, SM; *et al.*, 2016.

USO DE MEDICAMENTOS NA GRAVIDEZ

Durante a gravidez, ocorrem alterações fisiológicas marcantes no corpo materno. Tais alterações podem modificar as características de absorção, distribuição, metabolismo e eliminação de medicamentos. Por exemplo, na gestação, o tempo de esvaziamento gástrico é maior e a motilidade intestinal diminui. Esses fatores, na prática, podem acarretar alteração no tempo necessário para se alcançar o pico de ação de um medicamento e até mesmo determinar sua absorção em menor extensão.

Por outro lado, o volume sanguíneo materno aumenta, repercutindo na distribuição dos fármacos. Também ocorre diminuição dos níveis de albumina, o que pode determinar maior proporção de fármaco livre.

Já a eliminação de medicamentos lipofóbicos e polares também aumenta, devido à maior biotransformação hepática e filtração glomerular, comuns na gestação.

Os medicamentos podem ainda se distribuir no líquido amniótico e, dependendo de suas características físico-químicas, alcançar concentrações maiores que no plasma materno e fetal.

Capítulo 5 | Medicamentos na gravidez e lactação

A transferência de fármacos para a placenta pode ocorrer principalmente por difusão passiva ou facilitada, e, em menor escala, por transporte ativo, fagocitose ou pinocitose. O processo de transferência é afetado pela lipossolubilidade, tamanho da molécula, ionização, fluxo sanguíneo uterino e umbilical, ligação proteica, pH materno e fetal, ligação placentária e condições materno-fetais, como por exemplo, hipertensão arterial materna, que pode promover alterações na vascularização e perfusão da placenta.

A maior parte dos medicamentos possui pequeno peso molecular (< 600 Da) e, por isso, em condições adequadas, são capazes de alcançar a circulação fetal.

Os medicamentos com caráter de ácidos e bases fracos e pka entre 4,3 e 8,5, são rapidamente transferidos para o feto, pois permanecem em estado não ionizado no pH fisiológico, sendo, portanto, aprisionados no feto.

Além dos fatores associados à gestante e aos medicamentos, a segurança na utilização desses também é influenciada pela fase de desenvolvimento fetal.

Há poucas informações disponíveis sobre os efeitos de fármacos nas duas primeiras semanas após a fertilização. O período embrionário ocorre entre 14 a 56 dias após a fertilização e é o período em que ocorre a organogênese, fase em que o embrião é mais suscetível ao efeito de fármacos, podendo ocorrer várias alterações estruturais quando da exposição a teratógenos.

No período fetal, ou seja, a partir de 57 dias até o final da gestação, ocorre o desenvolvimento de tecidos e órgãos. Nessa fase, a exposição pode desencadear alterações funcionais.

Desta forma, medicamentos ingeridos durante a gravidez podem ocasionar alterações estruturais ou funcionais para o feto. As primeiras são conhecidas como más-formações congênitas. Têm origem pré-natal, são observadas ao nascimento e podem interferir na viabilidade ou na qualidade da vida. As alterações funcionais compreendem alterações bioquímicas, surdez, retardo do desenvolvimento físico e mental, entre outros.

Na prática, o efeito de um medicamento sobre o feto pode ser pouco previsível, dependendo dos diversos fatores mencionados nos parágrafos anteriores. Embora diversos fármacos tenham sido associados a alterações estruturais e funcionais, há poucos fármacos que comprovadamente causam más-formações em humanos. A Tabela 5.1 elenca alguns dos teratógenos conhecidos.

Tabela 5.1 Fármacos comprovadamente teratogênicos.

Medicamento	Efeito teratogênico
ácido valproico	Defeitos do tubo neural.
carbamazepina	Defeitos do tubo neural.
ciclofosfamida	Más-formações do SNC e câncer.
dietilbestrol	Carcinoma vaginal e alterações geniturinárias.
fenitoína	Déficit do SNC e retardo do crescimento.
Inibidores da ECA	Insuficiência renal, diminuição da calcificação craniana e disgenesia dos túbulos renais.
lítio	Anomalia de Ebstein.
metotrexato	Más-formações do SNC e membros.
micofenolato	Más-formações cardíacas, micrognatia.
misoprostol	Síndrome de Moebius.

(continua)

Manual de Farmácia Clínica – Assistência Farmacêutica ao Neonato e Lactente

Tabela 5.1 Fármacos comprovadamente teratogênicos. *(continuação)*

Medicamento	Efeito teratogênico
Retinoides sistêmicos (isotretinoína, etretinato)	Má-formação do SNC, craniofaciais, cardiovasculares e outras.
talidomida	Encurtamento ou ausência dos membros e alterações morfológicas ósseas, cardíacas, gastrintestinais e geniturinárias.
tetraciclina	Alteração óssea e dos dentes.
varfarina	Más-formações no SNC e esqueléticas, Síndrome de Dandy-Walker.

Fonte: Holmes, LB; 2011.

Relatos de casos sugerem associação de alguns fármacos a alterações funcionais significativas e, portanto, devem ser utilizados com cautela durante a gestação (Tabela 5.2).

Tabela 5.2 Fármacos que exigem cautela no uso durante a gestação.

Medicamento ou classe terapêutica	Efeitos observados em fetos e neonatos
aminoglicosídeos	Relatos de toxicidade envolvendo o VIII nervo craniano com surdez em altas doses ou terapia prolongada.
amiodarona	Relatos incluem hipotireoidismo fetal, baixo peso ao nascimento, prematuridade, bradicardia e prolongamento do intervalo QT.
amitriptilina	Relatos de encurtamento de membros, mas a associação não foi confirmada. Poucos relatos de micrognatia, hipospádia e anomalia mandibular.
benzodiazepínicos	Relatos de fenda palatina, más-formações cardíacas e em outros diversos órgãos. A associação ainda não confirmada. Associação com abstinência neonatal.
betabloqueadores	Relatos de redução do peso ao nascimento. Associação não confirmada. O uso no final da gestação tem causado bloqueio dos receptores beta em neonatos.
ibuprofeno	Não há evidência de teratogenicidade no primeiro trimestre. O uso após 34 a 35 semanas de gestação pode acarretar no fechamento precoce do ducto arterioso, com consequente hipertensão pulmonar no recém-nascido.
imipramina	Relatos de ocorrência de amelia, polidactilia, onfalocele, hérnia diafragmática, fenda palatina, hipoplasia adrenal. Associação não confirmada.
indometacina	Relatos de exposição imediata antes do parto descrevem insuficiência renal oligúrica, hemorragia e perfuração intestinal em RNPT. Pode acarretar o fechamento precoce do ducto arterioso.
metronidazol	Relatos controversos de ocorrência de fenda palatina com uso sistêmico.
propiltiouracil	Risco de hipotireoidismo fetal.
quinolonas	Relatos em experimentação animal de danos à cartilagem e artropatia não observados até o momento em humanos.

Fonte: WHO. Department of Child and Adolescent Health and Development; 2003.

Capítulo 5 | Medicamentos na gravidez e lactação

A informação é fundamental para que o farmacêutico possa dar suporte à decisão de uso, ou não, de um medicamento durante a gravidez.

A pesquisa pode ser realizada na literatura científica e nos bancos de dados, como o TERIS® e o REPROTOX®, ou em *websites* especializados, que oferecem informações mais detalhadas que os textos de bulas.

Ao final deste manual, no Apêndice 2, há uma relação de *websites* que podem auxiliar o farmacêutico na obtenção das informações.

■ USO DE MEDICAMENTOS DURANTE A AMAMENTAÇÃO

Quanto ao uso de medicamentos concomitantemente ao aleitamento materno, é importante ter em mente que a quantidade de medicamento excretada no leite materno é diferente da que chega ao feto pela via placentária, e de que o aleitamento materno possui vários benefícios para o lactente e para a mãe. Seu valor ultrapassa o valor nutricional.

Dessa maneira, é indispensável incentivar o aleitamento materno e realizá-lo com segurança. Para isso, o farmacêutico deve estar familiarizado com a literatura sobre o tema e conhecer as principais recomendações com relação ao uso de medicamentos durante a amamentação.

O leite materno é uma suspensão que contém água, lipídios, proteínas facilmente digeríveis, carboidratos, minerais, imunoglobulinas, macrófagos, linfócitos, transferrina, lactoferrina, interferon, eritropoetina e muitos outros componentes importantes para o recém-nascido. A composição do leite materno altera-se durante a lactação, mas constitui a fonte de nutrientes ideal para o lactente até os 6 meses de vida.

Os medicamentos mais utilizados por mães que amamentam são multivitaminas, anti-inflamatórios não esteroidais e antimicrobianos. A maior parte dos medicamentos com baixo peso molecular (< 500 Da), que têm pouca afinidade à proteína plasmática e que possuem pKa elevado, passam para o leite materno por difusão passiva, em grande quantidade. Os fármacos lipossolúveis alcançam o leite por difusão pelas membranas, em grandes quantidades. Há aqueles que dependem de transporte ativo, como as imunoglobulinas e os eletrólitos.

A dose de medicamento que um lactente pode receber por meio do leite materno é influenciada pela dose materna disponível e por sua fração do presente no leite, mas a quantidade exata de medicamento que um lactente pode receber é difícil de ser determinada.

Por conseguinte, a simples relação entre a quantidade de medicamento presente no leite e no plasma materno não é um bom indicador de exposição do lactente, uma vez que essa relação pode ser influenciada por diversos fatores, como por exemplo, tempo de coleta, dose, tempo de tratamento, via de administração e a própria composição do leite, que é variável mesmo entre as lactantes.

A exposição do lactente é melhor estimada quando se utiliza a dose relativa no lactente (DRL), por meio da seguinte equação:

DRL (%) = [Dose no lactente (mg/kg/dia)/Dose materna(mg/kg/dia)] × 100

A dose no lactente é dada por:

Dose no lactente = Concentração do fármaco no leite/Volume de leite (mL/kg/dia)

E a concentração do fármaco no leite é obtida por:

Concentração do fármaco (leite) = Concentração do fármaco (plasma materno) × L/P

onde L/P é a relação entre a quantidade do fármaco presente no leite e no plasma materno. Valores maiores que 10% na DRL merecem atenção, uma vez que a biotransformação e a eliminação dos fármacos em recém-nascidos, principalmente nos prematuros, é menor.

Manual de Farmácia Clínica – Assistência Farmacêutica ao Neonato e Lactente

Várias recomendações têm sido feitas com a finalidade de diminuir a exposição dos recém--nascidos aos medicamentos, durante a amamentação. As principais consistem em:

- apenas instituir tratamento medicamentoso, se indispensável à manutenção ou restauração da saúde materna;
- selecionar medicamentos que sejam pouco disponíveis no leite materno e que possuam menor relação L/P e menor DRL;
- evitar o uso de formulações de liberação lenta;
- orientar a amamentação longe dos períodos de pico de concentração sérica;
- monitorizar o recém-nascido, a fim de detectar possíveis sinais de toxicidade.

Poucos medicamentos são, de fato, contraindicados durante a amamentação. Os reconhecidamente contraindicados estão dispostos na Tabela 5.3.

Tabela 5.3 Medicamentos contraindicados na amamentação.

Medicamento ou classe terapêutica	Efeitos adversos
amiodarona	Possui meia-vida longa. A molécula contém iodo, podendo afetar a função tireoidiana.
Antineoplásicos	Leucopenia, nefrite, anormalidades hematológicas.
Imunossupressores	Imunossupressão.
iodo	Doses > 15 mcg/dia aumentam o risco de hipotireoidismo no lactente.
Retinoides	Risco de fechamento precoce das epífises ósseas e hepatotoxicidade.

Fonte: WHO. Department of Child and Adolescent Health and Development; 2003.

■ REFERÊNCIAS CONSULTADAS

1. American Academy of Pediatrics. Committee on Drugs. The transfer of drugs and chemicals into Human Milk. Pediatrics. 108(3): 776-789, 2001.
2. Argello, B; Salgado, TM; Fernandez-Llimos, F. Assessing the information in the sumaries of product caracteristics for the use of medicines in pregnancy and lactation. Br J Clin Pharmacol. 79(3): 537-544, 2014.
3. Constantine, MM. Physiologic and pharmcoKinetic changes in pregnancy. Frontiers in pharrmacology. 5(65): 1-5, 2014.
4. Feibus, KB. FDA's proposed rule for pregnancy and lactation labeling: Improving maternal child health through well-informed medicine use. Journal of Medical Toxicology. 4(4): 284-288, 2008.
5. Hey, Edmund. Neonatal Formulary. Drug use in pregnancy and the first year of life, 6th ed. Newcastle, Wiley-Blackwell, 2011.
6. Holmes, LB. Human Teratogens: Update 2010. Birth Defects Research: Clinical and molecular Teratology. 91: 1-7, 2011.
7. Sinclair, SM; Miller, RK; Chambers, C; Cooper, EM. Medication Safety During Pregnancy: Improving Evidence-Based Practice. J Midwifery Womens Health. 61: 52-67, 2016.
8. WHO. Department of Child and Adolescent Health and Development. Breastfeeding and maternal medication: Recommendations for Drugs in the Eleventh WHO Model List of Essential Drugs, 2003.
9. Yaffe, SJ; Aeanda, JV. Neonatal and Pediatric Pharmacology: therapeutics principles in practice, 4 th ed. Philadelphia, Lippincott Williams & Wilkins, 2011.

capítulo **6**

Géssica Caroline Henrique Fontes Mota ▪ Eliane Ribeiro

Segurança do paciente em Neonatologia

■ A MAGNITUDE DO PROBLEMA DE SEGURANÇA DO PACIENTE

O primeiro estudo que tornou conhecida a gravidade dos problemas relacionados à segurança do paciente foi realizado na década de 1980 nos Estados Unidos da América (EUA). O estudo chamado de *The Harvard Medical Practice Study* (HMPS) avaliou retrospectivamente mais de 30 mil prontuários de pacientes internados em hospitais de Nova Iorque. Um dos focos principais deste estudo foi realizar uma medida populacional da incidência de danos decorrentes de intervenções médicas, durante a hospitalização. Seus resultados alarmantes mostraram que cerca de 4% dos pacientes sofreram algum tipo de incidente durante a internação, incluindo complicações como incapacidade e morte. Além disso, o estudo relatou que a maioria dos incidentes identificados poderia ter sido evitada.[1]

Em 1999, o *Institute of Medicine* elaborou o relatório "*To Err is Human: Building a Safer Health System*", baseado em estudos realizados nos EUA que avaliaram eventos adversos em revisões retrospectivas de prontuários, como o HMPS. O relatório estimou a ocorrência de 44 a 98 mil mortes anualmente nos EUA devido aos eventos adversos resultantes de cuidados de saúde. Além disso, o custo adicional associado a esses eventos foi estimado entre 17 e 29 bilhões de dólares por ano, incluindo as perdas de rendimento e as incapacidades resultantes.[2]

Alguns pontos foram destacados no relatório *To Err is Human* sobre o tema segurança do paciente, como a gravidade do problema relacionado aos eventos adversos, causados por falhas nos sistemas e não por falhas individuais, devendo ser analisado o processo de assistência como um todo e considerada a segurança do paciente uma prioridade nacional.[2] Também foram sugeridas algumas estratégias para solucionar essa problemática, destacando-se a alteração da cultura de culpabilização do indivíduo para a aprendizagem por meio dos erros dentro das organizações de saúde, incentivando os profissionais a reportarem os incidentes, procederem a sua análise sistemática e divulgarem os resultados dessa análise para que outros profissionais e pacientes se beneficiem com as recomendações.[3]

Foi a partir desse relatório que o tema segurança do paciente passou a ganhar relevância mundial. Com a divulgação desses resultados, os profissionais de saúde começaram a perceber a necessidade de aprimorar o processo de cuidado em saúde para melhoria na qualidade da assistência prestada ao paciente.[4]

Em 2000, James Reason afirmou que raramente um único erro seria capaz de causar um dano, propondo um modelo de sistema de acidentes chamado Modelo do Queijo Suíço (Figura 6.1). Os buracos do queijo representam as falhas ou erros, enquanto as fatias do queijo as camadas de proteção para evitar a ocorrência do dano. Apesar disso, esses furos presentes nas várias barreiras defensivas podem estar dispostas, momentaneamente, na mesma direção, dependendo das camadas de proteção existentes, o que leva à trajetória de um evento adverso. Na ocorrência do dano, deve-se identificar o motivo pelo qual os sistemas de defesa falharam para criar mais barreiras de proteção e evitar o alinhamento desses "buracos".[5]

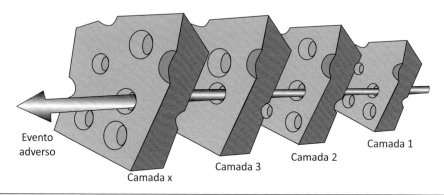

Figura 6.1 Modelo do Queijo Suíço.
Fonte: adaptada de Reason (2000).[5]

A Organização Mundial da Saúde (OMS) definiu *erro* como uma falha na execução de uma ação planejada ou na aplicação de um planejamento incorreto, ou seja, uma falha não intencional na fase de planejamento ou execução; enquanto *evento adverso* foi definido como dano não intencional decorrente da assistência prestada ao paciente, não relacionado à evolução natural da doença de base. Esses conceitos estão relacionados à definição de segurança do paciente, considerada pela OMS como a redução dos riscos de danos desnecessários associados à assistência em saúde até um mínimo aceitável.[6]

Mediante a problemática dos eventos adversos, sobretudo os que podem ser considerados evitáveis, a magnitude dos danos em recém-nascidos pode estar contribuindo para a morbimortalidade desses pacientes internados nas Unidades Neonatais.[7]

■ SEGURANÇA E QUALIDADE EM NEONATOLOGIA

O cuidado ao recém-nascido na área da saúde passou por importantes avanços nas últimas décadas, devido à produção e difusão do conhecimento científico aliado ao desenvolvimento tecnológico. A implantação das Unidades de Terapia Intensiva Neonatal (UTIN) contribuiu significativamente para o aumento da sobrevida de recém-nascidos, com identificação e tratamento

Capítulo 6 | Segurança do paciente em Neonatologia

precoce de situações de risco neonatais.[8,9] No entanto, há questões preocupantes relacionadas à qualidade em saúde e segurança do paciente neste cenário crítico de cuidado ao paciente.[10]

Com relação à assistência neonatal, principalmente no âmbito dos cuidados intensivos, há algumas especificidades que devem ser consideradas, como a fragilidade e a imaturidade dos pacientes, associadas à extrema instabilidade fisiológica e hemodinâmica desses pacientes; a concomitância de doenças graves, os cuidados terapêuticos e diagnósticos complexos, com muitos procedimentos invasivos, juntamente com uma longa hospitalização. Essas especificidades aumentam significativamente o potencial de erros e a exposição a riscos, demandando maior segurança e eficácia dos dispositivos, equipamentos e procedimentos realizados em recém-nascidos.[11]

Além disso, a segurança do paciente neonatal pode ser afetada por questões relacionadas ao ambiente das UTIN, quando há uma infraestrutura inadequada, superlotação, quantidade inadequada de profissionais, sobrecarga de trabalho, treinamento inadequado, recursos limitados, má qualidade de materiais ou equipamentos antigos e sem manutenção periódica.[12]

Com relação aos eventos adversos em Neonatologia, alguns deles estão listados no Quadro XX.1. Outros tipos únicos de erros em UTIN incluem a administração do leite materno de outra mãe ao recém-nascido, administração de leite humano por via intravenosa e teste de diagnóstico ou procedimento de tratamento inadequado devido a erros na identificação do paciente.[11]

Quadro 6.1 Eventos adversos em Neonatologia.

- Infecção relacionada à assistência à saúde
- Infiltração de cateter
- Extubação acidental
- Erro de medicação
- Erro de administração do leite materno
- Identificação incorreta do paciente
- Retorno não planejado à sala de cirurgia
- Anomalia fetal não diagnosticada
- Morte

Fonte: adaptado de Sharek (2006).[13]

Essas falhas na identificação dos neonatos são frequentes e os expõem a mais riscos que qualquer outro paciente hospitalizado, pelo fato deles ainda não se comunicarem verbalmente com a equipe, o que dificulta a confirmação de sua identificação, como é realizado com os pacientes adultos. Os erros mais comuns estão relacionados à aparência similar entre os neonatos, sobrenomes idênticos e nomes com sons semelhantes.[14]

Segundo *Joint Commission International*, a identificação correta do paciente é a primeira meta internacional de segurança do paciente.[15] Na Neonatologia, a simples identificação por meio de pulseiras é um método eficaz, financeiramente acessível e que pode evitar eventos adversos na assistência ao paciente. A identificação correta do recém-nascido deve ser realizada com, pelo menos, duas informações do paciente, como nome completo do paciente ou da mãe e data de nascimento. Ademais, a identificação compreende na checagem diária da presença e integridade da pulseira, além da legibilidade dos descritores, essa checagem deve ser realizada também antes de qualquer procedimento no neonato.[16]

Diante do grande impacto dos eventos adversos para os pacientes neonatais, é imprescindível minimizar a ocorrência dos mesmos. Assim, deve-se buscar melhores resultados no cuidado com a colaboração e envolvimento da equipe de saúde para o aprimoramento da segurança do paciente.[17]

Um fator importante para a qualidade do cuidado nos serviços de saúde é a higienização das mãos, especialmente em UTIN, na qual são realizados inúmeros procedimentos invasivos. A redução de manuseio excessivo é um cuidado primordial, pois esse procedimento pode comprometer o equilíbrio fisiológico e comportamental do neonato.[18]

Um conceito mais abrangente de qualidade na assistência à saúde foi introduzido pelo médico Avedis Donabedian, considerado como aquele que produz os melhores resultados de saúde, entre benefícios e danos, para a população como um todo. Este autor desenvolveu um modelo estruturado para avaliação da qualidade, realizada a partir da utilização de indicadores representativos, envolvendo aspectos como estrutura, processo e resultado.[19] Com essa proposta, a avaliação da qualidade assistencial torna-se contínua e não baseada apenas na análise de resultados ou das consequências de algum erro do processo assistencial, permitindo ações corretivas e preventivas antes da ocorrência de algum evento adverso.[20]

Assim, a segurança do paciente pode ser considerada parte da qualidade, sendo um dos seus componentes mais críticos. Em um conceito mais simples de segurança, deve-se atuar para prevenção e melhoria dos resultados de lesões decorrentes do cuidado, considerando o paciente e o profissional envolvidos no incidente.[2]

Existem alguns instrumentos que podem ser utilizados para aumentar a segurança na assistência, como as listas de verificação de segurança. A OMS lançou o Programa Lista de Verificação para o Nascimento Seguro (Anexo XX.1), que visa apoiar os profissionais de saúde na prevenção da morbimortalidade evitável relacionada ao parto.[21] Estudos indicam que a utilização de listas de verificação de segurança na atenção materna e neonatal gera melhorias na qualidade da assistência.[22]

No âmbito brasileiro, o manual sobre segurança e qualidade nos serviços de atenção materna e neonatal da Agência Nacional de Vigilância Sanitária (Anvisa) relata que os serviços de saúde devem estabelecer estratégias e ações relacionadas à segurança do paciente, tais como: **a)** mecanismos de identificação do paciente; **b)** orientações para a higienização das mãos; **c)** ações de prevenção e controle de eventos adversos relacionadas à assistência à saúde; **d)** mecanismos para garantir segurança cirúrgica; **e)** orientações para administração segura de medicamentos, sangue e hemocomponentes; **f)** mecanismos para prevenção de quedas dos pacientes; **g)** mecanismos para a prevenção de úlceras por pressão; **h)** orientações para estimular a participação do paciente na assistência prestada.[20]

Ainda sobre o manual da Anvisa, propõe-se que os serviços de atenção materna e neonatal devem implementar ações de farmacovigilância, tecnovigilância, hemovigilância, além da vigilância do controle de infecção hospitalar e de eventos adversos. Esses serviços devem ser organizados com uma assistência que permita a participação dos pacientes e familiares, ou seja, um cuidado centrado na família. Iniciativas relacionadas à educação, conscientização e envolvimento de pacientes e familiares são aspectos importantes nos planos de ação das instituições para promover a qualidade dos serviços e a segurança do paciente.[20]

Um dos métodos utilizados nas Unidades Neonatais para valorização do cuidado humanizado é o Método Canguru, indicado pelo Ministério da Saúde no Programa Nacional de Segurança do Paciente (PNSP). Esse método tem o intuito de reduzir o tempo de separação entre a mãe e o recém-nascido com diversos benefícios, tais como: permitir um controle térmico corporal adequado, contribuir para redução de risco de infecção hospitalar, reduzir o estresse e a dor do neonato, aumentar as taxas de aleitamento materno, reduzir o número de reinternações, dentre outros.[23]

O PNSP foi criado para melhorar a segurança do paciente e reduzir a incidência de eventos adversos em todo o território nacional, tendo como uma das ações promover e fortalecer a cultura de segurança em estabelecimentos de saúde.[24]

As seis metas internacionais de segurança do paciente (Quadro 6.2) recomendadas pela OMS, e enfatizadas pelo PNSP, são essenciais para implementação da cultura de segurança do paciente. O objetivo dessas metas é promover melhorias específicas na segurança do paciente, por meio de estratégias sobre aspectos problemáticos na assistência à saúde.[15]

Quadro 6.2 Metas de segurança do paciente.

- Identificação correta dos pacientes;

- Comunicação efetiva entre os profissionais de saúde;

- Segurança na utilização de medicamentos de alta vigilância;

- **Garantia de cirurgia em local, procedimento e paciente corretos;**

- **Redução do risco de infecções associadas aos cuidados em saúde;**

- Prevenção de danos decorrentes de quedas e úlceras por pressão.

Fonte: adaptado de *Joint Commission International.*[15]

IMPORTÂNCIA DA CULTURA DE SEGURANÇA EM NEONATOLOGIA

A cultura de segurança é definida como os padrões comportamentais de indivíduos e grupos, que podem ser baseados em seus valores e em suas atitudes, os quais determinam o compromisso e o estilo da administração de uma organização segura.[25]

A cultura de segurança em Neonatologia envolve os cuidados ao recém-nascido na perspectiva de promover uma assistência livre de danos. Esses cuidados visam manter e restaurar a estabilidade fisiológica do neonato na adaptação extrauterina, além de reduzir as infecções e a morbimortalidade materno-infantil relacionadas à assistência prestada ao paciente.[26]

A avaliação da cultura de segurança do paciente em Unidades de Cuidado Neonatal é primordial para compreensão e minimização da ocorrência de eventos adversos, permitindo a melhoria da segurança do paciente. Diversos estudos realizaram essa avaliação, principalmente, em UTIN e apontaram questões importantes a serem analisadas, como por exemplo, a necessidade de profissionais qualificados para trabalhar em Neonatologia, com capacitação e atualização constantes, a fim de prevenir erros e promover a segurança do paciente em Unidades Neonatais.[17,18, 27, 28]

Além disso, esses estudos observaram a existência de uma cultura de culpabilização nos serviços de saúde brasileiros, na qual os eventos adversos são vistos como consequências de fatores individuais e os profissionais envolvidos nesses eventos sentem-se culpados pelos mesmos. No entanto, a ocorrência de um dano ao paciente deve ser analisada como um conjunto de falhas no sistema como um todo, visto que o incidente ocorre devido a diversos fatores que levaram a erros sequenciais que ultrapassaram as barreiras de proteção estabelecidas pelo sistema, como apresentado anteriormente neste capítulo, no modelo de Reason.[5]

Assim, a comunicação dos erros pode não ser realizada devido à cultura de culpabilização, além da falta de conhecimento pelos profissionais de saúde acerca da importância da notificação de eventos adversos para promoção da cultura de segurança do paciente. A partir da comunicação dos erros, pode-se elaborar e implementar ações preventivas que priorizem a implantação de mais barreiras de proteção para o sistema.[29]

Para tanto, é fundamental a sensibilização dos gestores hospitalares para que entendam que a segurança do paciente é comprometida por falhas no sistema, devendo ser prioridade nas instituições de saúde para disseminação de uma cultura de segurança.[28] A liderança é um elemento chave para a promoção do aprendizado organizacional, criando uma cultura de aprendizado e consciência de priorização da segurança entre os profissionais, principalmente aqueles envolvidos com cuidados neonatais.[30]

A melhoria e a manutenção da cultura de segurança do paciente nos serviços de saúde podem ser alcançadas por meio de diversos aspectos, tais como: **a)** desenvolvimento de sistemas de liderança que priorizem a cultura de segurança do paciente; **b)** realização periódica de avaliação da cultura de segurança; **c)** promoção do trabalho em equipe, com um enfoque proativo, sistemático e organizacional que contribua para redução de eventos adversos; **d)** identificação e mitigação de riscos relacionados à segurança do paciente, por meio de um enfoque contínuo no aprendizado.[31]

◼ REFERÊNCIAS CONSULTADAS

1. Leape, L.L. et al. The nature of adverse events in hospitalized patients: results from the Harvard medical Practice Study II. The New England Journal of Medicine, v.324, n.6, p.377-84, 1991.
2. Kohn LT, Corrigan, J.M.; Donaldson, M.S. To err is human: building a safer health system. Washington (DC): National academy Press, 1999.
3. Sousa, P.; Mendes, W. Segurança do paciente: conhecendo os riscos nas organizações de saúde. Rio de Janeiro: Ed. Fiocruz, 2014. 452p.
4. Wegner, W.; Pedro, E.N. A segurança do paciente nas circunstâncias de cuidado: prevenção de eventos adversos na hospitalização infantil. Rev Latino-Am Enfermagem, v.20, n.3, p. 427-34, 2012.
5. Reason, J. Human error: models and management. BMJ, v.320, p.768-70, 2000.
6. Who - World Health Organization. World Alliance for Patient Safety, Taxonomy. The conceptual framework for the international classification for patient safety: Final Technical Report. Genebra: Who, 2009.
7. Lanzillotti, L.S. Eventos adversos na Unidade de Terapia Intensiva Neonatal e sua interferência no óbito neonatal precoce. Rio de Janeiro, 2015. 151p. Tese de Doutorado - Escola Nacional de Saúde Pública Sergio Arouca.
8. Costa, R.; Padilha, M.I. Saberes e práticas no cuidado ao recém-nascido em terapia intensiva em Florianópolis (década de 1980). Esc Anna Nery, v.16, n.2, p.247-54, 2012.
9. Santos, A.J.; Santos, L.H.F.; Góis, R.M.O. A cultura de segurança como prevenção das infecções relacionadas à assistência à saúde em neonatologia: uma revisão bibliográfica. Ciências Biológicas e de Saúde Unit, v.4, n.3, p.27-42, 2018.
10. Wachter, R.M. Compreendendo a segurança do paciente. 2.ed. Porto Alegre: AMGH, 2013. 478p.
11. Raju, T.N.K.; Suresh, G.; Higgins, R.D. Patient Safety in the Context of Neonatal Intensive Care: Research and Educational Opportunities. Pediatr. Res., v.70, n.1, p.109–15, 2011.
12. Dal-Bó, K.; Silva, R.M.; Sakae, T. Infecção hospitalar em uma unidade de terapia intensiva neonatal do Sul do Brasil. Rev Bras Ter Intensiva, v.24, n.4, p.381-5, 2012.
13. Sharek, P.J. et al. Adverse Events in the Neonatal Intensive Care Unit: Development, Testing, and Findings of a NICU-focused Trigger Tool to Identify Harm in North American NICUs. Pediatrics, v.118, n.4, p.1332-40, 2006.
14. Tomazoni, A. Cultura de segurança do paciente em unidades de terapia intensiva neonatal. Florianópolis, 2013. 148p. Dissertação de Mestrado - Enfermagem - Universidade Federal de Santa Catarina.
15. Joint Commission International. Metas Internacionais de Segurança do Paciente, 2015. Disponível em: <http://www.jointcommissioninternational.org/improve/international-patient-safety-goals/>. Acesso em: 16 abr. 2019.
16. Gomes, A.P.T.S. et al. Identificação do paciente em neonatologia para assistência segura. Cogitare Enferm, v.22, n.3, p.e49501, 2017.
17. Tomazoni, A. et al. Segurança do paciente na percepção da enfermagem e medicina em unidades de terapia intensiva neonatal. Rev Gaúcha Enferm, v.38, n.1, p. e64996, 2017.
18. Gaíva, M.A.M.; Rondon, J.N.; Jesus, L.N. Segurança do paciente em unidade de terapia intensiva neonatal: percepção da equipe de enfermagem. Rev. Soc. Bras. Enferm. Ped., v.17, n.1, p.14-20, 2017.
19. Donabedian, A. Explorations in quality assessment and monitoring: the definition of quality and approaches to its assessment. Ann Arbor: Health Administration Press, 1980. v.1, 163p.

20. Anvisa - Agência Nacional de Vigilância Sanitária. Serviços de atenção materna e neonatal: segurança e qualidade. Brasília: ANVISA, 2014. 103p.
21. OMS - Organização Mundial da Saúde. Lista de Verificação da OMS para Partos Seguros, 2017. Disponível em: <https://apps.who.int/iris/bitstream/handle/10665/199179/WHO-HIS-SDS-2015.26-por.pdf?sequence=5>. Acesso em: 16 abr. 2019.
22. Clark, S.L. et al. Improved outcomes, fewer cesarean deliveries, and reduced litigation: results of a new paradigm in patient safety. Am. J. Obstet. Gynecol., v.199, p.105. e1-105.e7, 2008.
23. Brasil. Ministério da Saúde. Secretaria de Atenção à Saúde. Departamento de Ações Programáticas Estratégicas. Atenção humanizada ao recém-nascido de baixo peso: Método Canguru. 2.ed. Brasília: Editora do Ministério da Saúde, 2011. 204p.
24. Brasil. Ministério da Saúde. Programa Nacional de Segurança do Paciente. Portaria MS/GM n° 529, de 1° de abril de 2013. Institui o Programa Nacional de Segurança do Paciente.
25. Britain, G. Third report: organizing for safety. ACSNI Study Group on Human Factors. London: HMSO, 1993. 99p.
26. Costa, R.; Padilha, M.I. A Unidade de Terapia Intensiva Neonatal possibilitando novas práticas no cuidado ao recém-nascido. Rev. Gaúcha Enferm., v.32, n.2, p.248-55, 2011.
27. Chatziioannidis, I.; Mitsiakos, G.; Vouzas, F. Focusing on patient safety in the Neonatal Intensive Care Unit environment. Journal of Pediatric and Neonatal Individualized Medicine, v.6, n.1, p.e060132, 2017.
28. Tomazoni, A. et al. Avaliação da cultura de segurança do paciente em terapia intensiva neonatal. Texto Contexto Enferm, v.24, n.1, p.161-9, 2015.
29. Gama, Z.A.S.; Oliveira, A.C.S.; Hernández, P.J.S. Cultura de seguridad del paciente y factores asociados en una red de hospitales públicos españoles. Cad. Saúde Pública, v.29, n.2, p.283-93, 2013.
30. Sammer, C.E. et al. What is patient safety culture? A review of the literature. Journal of Nursing Scholarship, v.42, n.2, p.156–65, 2010.
31. Anvisa - Agência Nacional de Vigilância Sanitária. Implantação do Núcleo de Segurança do Paciente em Serviços de Saúde – Série Segurança do Paciente e Qualidade em Serviços de Saúde. Brasília: Anvisa, 2016. 68p.

capítulo 7

Altamir Benedito de Sousa ▪ Sandra Cristina Brassica

Características que influenciam a terapia medicamentosa dos neonatos

A imaturidade orgânica e fisiológica, que são peculiares aos neonatos e lactentes, pode influenciar a resposta aos medicamentos. Logo, o emprego racional de medicamentos nessa população requer o entendimento de suas características e do processo de desenvolvimento que esses pacientes exibem no início da vida, bem como de seu impacto na farmacocinética e farmacodinâmica.

As modificações fisiológicas mais pronunciadas nessa população ocorrem no período neonatal até os primeiros 12 meses de vida e envolvem os processos de absorção, distribuição, biotransformação e eliminação.

▪ ALTERAÇÕES NO PROCESSO DE ABSORÇÃO

O processo de absorção descreve a curva de concentração plasmática no tempo de um medicamento após sua administração por qualquer via, exceto a intravenosa.

A absorção, após a administração oral, é influenciada por diversos fatores, como por exemplo: secreção ácida gástrica, motilidade gastrintestinal, tempo de esvaziamento gástrico, área de superfície e permeabilidade intestinal, presença de enzimas, efeito de primeira passagem e colonização bacteriana.[1]

Todas essas funções encontram-se modificadas nos recém-nascidos, principalmente nos prematuros, conforme demonstra a Tabela 7.1.

Além disso, a presença de anomalias congênitas, por exemplo, atresia duodenal ou, ainda, a administração concomitante de outros medicamentos, como os opioides, ou a presença de doenças como a enterocolite e a colestase, também podem alterar o processo de absorção.[2]

Tabela 7.1 Principais diferenças nas funções fisiológicas entre neonatos e lactentes.

Função fisiológica	Neonato	Lactente
Secreção ácida	Redução	Redução
Esvaziamento gástrico	Redução	Aumento
Trânsito intestinal	Redução	Normal
Função pancreática e biliar	Redução	Próximo à normalidade
Atividade enzimática	Não definida	Próximo à normalidade
Flora bacteriana	Não definida	Normal
Efeito de primeira de passagem	Redução	Próximo à normalidade

Fonte: adaptada de Carranza e Torrejón (2007).[3]

Nos neonatos nascidos a termo, o pH gástrico varia entre seis e oito ao nascimento devido à presença do líquido amniótico que é deglutido na vida intrauterina, caindo para dois e três nas primeiras 24 horas de vida, para, então, ao final do período neonatal, retornar à faixa entre seis e sete. Valores iguais aos de um indivíduo adulto somente serão atingidos por volta dos 20 a 30 meses de vida.[2]

Nos prematuros, no entanto, os altos valores de pH permanecem por períodos prolongados, devido à imaturidade das células parietais. A variação do pH gástrico é dependente da idade gestacional e da presença e do tipo de alimentação. A literatura registra grande variabilidade do pH gástrico no período neonatal.[1]

A maior parte dos medicamentos é constituída por moléculas com peso inferior a 1.000 Da, capazes de atravessar as membranas por difusão, quando em sua forma não ionizada. No entanto, grande parte dos fármacos tem caráter de ácidos fracos, básicos ou anfóteros, o que faz com que o pH local determine seu estado de ionização e qual fração será capaz de atravessar as membranas.

Desse modo, o pH gástrico e duodenal pode alterar o estado de ionização dos medicamentos e, portanto, modificar sua absorção. Geralmente, fármacos ácidos são absorvidos em pH baixo, uma vez que em meios ácidos permanecem na forma não ionizada e lipossolúvel. Já fármacos básicos possuem menor absorção em meios ácidos, pois assumem a forma ionizada.[4]

O mesmo pode ser observado quando os fármacos básicos encontram-se em meios ácidos, isto é, tendem a assumir a forma ionizada e, portanto, serem menos absorvidos.

Assim sendo, em neonatos, devido à hipocloridria, a absorção de medicamentos ácidos como o fenobarbital e a fenitoína tende a ser reduzida, enquanto medicamentos com pH básico, como por exemplo, a ampicilina, podem ter sua absorção aumentada.

A maior parte dos medicamentos é absorvida no intestino e pode ter sua absorção retardada em virtude do tempo de esvaziamento gástrico, que é lento e errático até por volta de 6 a 8 meses de vida. O tempo de esvaziamento gástrico é influenciado pela idade gestacional, mas também por enfermidades e alimentação. Em prematuros, é estimado em cerca de 8 a 96 horas, bem diferente dos adultos, nos quais costuma variar entre 4 e 12 horas.[4]

Nos prematuros, a motilidade intestinal é errática, o que pode determinar que o tempo para atingir concentrações máximas ou picos de concentração seja maior nesses indivíduos que em adultos.

A relevância clínica do impacto do aumento do tempo de esvaziamento gástrico dependerá da relação efeito/concentração de cada medicamento. Se os efeitos farmacodinâmicos são dependentes de uma concentração efetiva mínima, sabe-se que essa concentração será atingida tardiamente no neonato. No entanto, uma vez alcançada a concentração mínima eficaz, esta será mantida por um tempo maior que em adultos, devido à menor velocidade de eliminação.[2]

Capítulo 7 | Características que influenciam a terapia medicamentosa dos neonatos

A absorção de medicamentos também pode ser afetada por outros fatores, como a redução da secreção e do transporte da bile e dos sais biliares. Nos prematuros, isso pode determinar a diminuição da absorção de vitaminas lipossolúveis, como a A, D, E e K.

Todas essas alterações tornam a absorção oral imprevisível no período neonatal. Em geral, nesse período e até a alimentação enteral plena, evita-se essa via de administração de medicamentos.

É importante ressaltar que pacientes que recebem medicamento por sonda com localização no duodeno não exibem atraso no pico de concentração, pois, dessa forma, a absorção não depende do tempo de esvaziamento.

Fármacos lipofílicos são bem absorvidos pela via retal e, desde que sejam empregadas formulações apropriadas, demonstram rápida e extensa absorção, o que torna essa via uma alternativa interessante. Outra vantagem da utilização da via retal é que por ela pode-se evitar o efeito de primeira passagem, diminuindo o tempo para o alcance do pico de concentração plasmática. No entanto, em virtude da escassez de formas farmacêuticas para uso retal, essa via tem sido pouco empregada para a administração de fármacos.[5]

A absorção pela via intramuscular (IM) é influenciada pelas características físico-químicas dos fármacos administrados, pelo fluxo sanguíneo no músculo, bem como pela massa muscular reduzida, além de enfermidades, ou ainda pela instabilidade hemodinâmica, o que torna imprevisível tanto sua velocidade quanto sua extensão. Para essa faixa etária deve-se evitar a administração IM, exceto no caso de vacinas.

Quando não houver outra alternativa, recomenda-se a administração apenas de pequenos volumes ($\leq 0,5$ mL) e somente no músculo retofemoral.

A absorção percutânea é influenciada pela sua área de superfície, pela elevada permeabilidade cutânea e pela camada delgada de estrato córneo. Essas características também possibilitam a perda de água transcutânea e influenciam na absorção de corticosteroides, antissépticos, antifúngicos tópicos, podendo, inclusive, determinar toxicidade.

A absorção tópica, além de imprevisível, pode estar aumentada em relação aos adultos, em virtude da fina camada de estrato córneo, da aumentada perfusão cutânea e hidratação da epiderme, o que pode, inclusive, acarretar toxicidade sistêmica.

Já a absorção por via inalatória é determinada pela ventilação alveolar e pela capacidade funcional residual. Nos neonatos, a ventilação alveolar está aumentada e a capacidade funcional residual reduzida, o que torna a absorção pulmonar mais rápida. No entanto, a presença de doenças pode alterar a absorção por essa via.

■ ALTERAÇÕES NO PROCESSO DE DISTRIBUIÇÃO

O processo de distribuição descreve o movimento de um medicamento da circulação sistêmica para os vários compartimentos, tecidos e células. Esse processo pode ser dividido em compartimentos:

- Distribuição rápida pelos compartimentos centrais e mais perfundidos, como cérebro, coração e fígado.
- Distribuição secundária por tecidos relativamente vascularizados, como músculos esqueléticos.
- Distribuição lenta pelos tecidos menos perfundidos, como o adiposo e subcutâneo.

A distribuição dos fármacos pelos vários tecidos e compartimentos corpóreos é um processo que envolve múltiplos fatores, como lipofilicidade, peso molecular, pH, volume de água corpórea total, volume de água intra e extracelular, proporção de tecido adiposo, afinidade de ligação das proteínas plasmáticas, permeabilidade das membranas, entre outros.

Durante o desenvolvimento, ocorre uma significante alteração tanto na composição como no tamanho dos compartimentos corpóreos e, desse modo, modifica-se também a forma como os medicamentos são distribuídos.

A água corpórea total representa 75% do peso de um recém-nascido a termo, diminuindo para cerca de 60% até os 5 meses e permanecendo estável. Em recém-nascidos prematuros, a água corpórea total representa 80% de seu peso.[1]

Os neonatos e os lactentes possuem maior porcentagem de água corporal em relação aos adultos, o que resulta em maior volume de distribuição para fármacos hidrossolúveis, ou seja, menores concentrações plasmáticas. A água total corpórea diminui gradualmente com a idade, alcançando valores semelhantes aos do individuo adulto por volta dos 12 anos.

Assim, alguns medicamentos, como, por exemplo, antibióticos aminoglicosídeos, midazolam, cefazolina, paracetamol, morfina, entre outros, que são moléculas polares e hidrofílicas, são distribuídos primariamente no líquido extracelular e têm aproximadamente um valor dobrado de volume de distribuição, em comparação com adultos, necessitando, consequentemente, de maiores doses para alcançarem o pico de concentração plasmática. Uma vez que no caso específico dos aminoglicosídeos sua eficácia está relacionada ao pico de concentração, essa alteração possui forte relevância clínica.

Já um fármaco lipofílico, como o propofol, será menos distribuído em prematuros e lactentes.

As variações no volume de água entre neonatos, crianças e adultos está ilustrada na Tabela 7.2.

Tabela 7.2 Distribuição hídrica nos compartimentos corporais.

	Neonato	Criança	Adulto
Peso (kg)	3,4	10,8	70
Água total (%)	78	60	58
Água total (mL)	2.650	6.500	41.000
Água extracelular (%)	45	27	17
Água extracelular (mL)	1.530	2.900	12.000
Plasma sanguíneo (%)	4-5	4-5	4-5
Plasma sanguíneo (mL)	140	430	3.000
Água intracelular (%)	34	35	40
Água intracelular (mL)	1.160	3.800	28.400

Fonte: adaptada de Carranza e Torrejón (2007).[3]

Os recém-nascidos também possuem menor quantidade de tecido adiposo que os adultos, geralmente em torno de 15%. Já os prematuros apresentam quantidades menores ainda, cerca de 1% a 2% de gordura, apenas. Esse fato é o responsável pela diminuição da distribuição de medicamentos lipossolúveis e pelo risco de toxicidade, quando são empregadas doses maiores desses medicamentos.

Há poucos estudos que avaliam o impacto de doenças no processo de distribuição de fármacos, mas acredita-se que, por poderem afetar a composição corpórea, exerçam influência nesse processo.

A ligação às proteínas plasmáticas, como a albumina e 1-alfa-glicoproteína ácida em neonatos e lactentes, mostra-se prejudicada. Esse prejuízo é fruto de uma série de fatores, como por exemplo, menor concentração dessas proteínas; presença de albumina fetal, que possui menor afinidade de ligação; alteração do pH sérico; e também pela presença de outras substâncias que competem com a albumina, como a bilirrubina não conjugada e os ácidos graxos livres.

Capítulo 7 | Características que influenciam a terapia medicamentosa dos neonatos

A acidose metabólica, comum em neonatos, pode alterar o grau de ionização e, portanto, a capacidade de ligação das proteínas plasmáticas.

A grande consequência da menor ligação às proteínas plasmáticas é a maior fração de fármaco livre, pois tanto os efeitos farmacológicos quanto os tóxicos de um fármaco são determinados pela sua fração livre. Essa consequência possui grande relevância clínica, e alguns fármacos com grande afinidade de ligação à proteína plasmática são contraindicados em recém-nascidos, como por exemplo, a ceftriaxona.

A concentração das proteínas plasmáticas atinge valores semelhantes à dos adultos por volta dos 5 meses de idade. No entanto, sua afinidade de ligação ocorrerá somente por volta dos 10 a 12 meses de vida.

ALTERAÇÕES NO PROCESSO DE METABOLISMO

O fígado é o principal órgão responsável pela biotransformação dos fármacos e somente alcança seu pleno desenvolvimento até o final do segundo ano de vida. A maturidade hepática é determinada pelas idades gestacional e pós-natal e pelo polimorfismo.

Em neonatos, o metabolismo hepático é reduzido em relação aos adultos, devido à diminuição do fluxo sanguíneo hepático, à atividade das enzimas hepáticas e excreção biliar.[6]

Grande parte dos medicamentos são substâncias lipofílicas e precisam ser transformados em substâncias hidrossolúveis antes de sua inativação e eliminação. Esse processo de transformação de um medicamento é catalisado pela ação de enzimas específicas. A atividade dessas enzimas é determinada geneticamente e limitada nessa fase do desenvolvimento.

As principais consequências da limitação fisiológica do metabolismo hepático que ocorre nesse período são:

- Alteração da atividade e expressão das enzimas de Fase I, o que implica a diminuição de reações de oxidação, redução, hidrólise, metilação e hidroxilação, que transformam substâncias polares em apolares, e a perda da atividade farmacológica. O processo de maturação dessa via metabólica completa-se por volta do sexto mês de idade.
- Alteração da atividade e expressão das enzimas de Fase II, diminuindo as reações de glucoronidação, sulfatação e acetilação, que são responsáveis por tornar hidrossolúveis as substâncias a serem eliminadas. Tal processo de desenvolvimento completa-se por volta do terceiro ou quarto anos de vida.

Grande parte das enzimas responsáveis pelas reações de Fase I pertence ao grupo de enzimas denominado citocromo P450. O citocromo P450 é formado por isoenzimas. As mais importantes para a biotransformação em humanos são CYP1, CYP2 e CYP3. As isoenzimas podem catalisar mais de um tipo de reação, sendo, portanto, possível que a biotransformação de um fármaco seja catalisada por mais de uma isoenzima. A Tabela 7.3 ilustra algumas enzimas importantes nas reações de Fase I e II na biotransformação de fármacos em neonatos.

A biotransformação oxidativa é realizada por enzimas do citocromo P450 e pelo NADPH--citrocromo-C-oxidase e em recém-nascidos, via de regra, apresentam até 50% das atividades de um adulto ao nascimento. As estearases plasmáticas e hepáticas, responsáveis pelas reações de hidrólise, também estão presentes em menor quantidade em recém-nascidos, principalmente nos prematuros.

As reações de Fase II apresentam algumas peculiaridades, por exemplo, reações de sulfatação que ocorrem de maneira inalterada, pois desde o nascimento a atividade da sulfotransferase é semelhante à dos adultos. A atividade da metiltransferase já se inicia no feto, com a produção de surfactante, portanto, em recém-nascidos a termo, sua atividade é semelhante à dos adultos.

Manual de Farmácia Clínica – Assistência Farmacêutica ao Neonato e Lactente

Tabela 7.3 Atividade das principais enzimas no período neonatal.

Fase I

Enzima	Fármaco substrato	Desenvolvimento
CYPA2	Cafeína, paracetamol	Presente em diminutas quantidades no fígado do feto. Atividade semelhante à dos adultos é alcançada por volta dos 4 meses de idade.
CYP2C9 e CYP2C19	Diazepam, fenitoína, propranolol	Quase ausente no fígado fetal. Atividade semelhante à dos adultos é alcançada por volta dos 6 meses de idade.
CYP2D6	Captopril, codeína propranolol	Quase ausente no fígado fetal. Inicia sua atividade a partir da primeira semana de vida e ao final do primeiro mês apresenta cerca de 20% da atividade em adultos. Atividade semelhante à dos adultos é alcançada por volta dos 3 aos 5 anos.
CYP3A4	Alfentanila, carbamazepina, diazepam, midazolam, paracetamol	Baixa atividade no primeiro mês de vida, aproximando-se da atividade em adultos por volta dos 6-12 meses.

Fase II

N-acetiltransferase-2 (NAT2)	Cafeína, clonazepam, hidralazina, sulfametoxazol	Há evidência de atividade no feto a partir de 16 semanas de idade gestacional.
Glucoronosiltransferase (UGT)	Ácido valproico, cloranfenicol, morfina, paracetamol	Baixa atividade no nascimento, aproximando-se da atividade em adultos por volta dos 6-18 meses.
Sulfotransferase	Cloranfenicol, dopamina, paracetamol	Atividade variável das isoformas.

Fonte: adaptada de Koda-Kimble e Kradjan (2005).[7]

A conjugação por meio da uridinodifosfato-glucoroniltransferase (UGT) tem perfil semelhante ao observado em adultos por volta dos 6 aos 18 meses. No entanto, há diferença entre a atividade das variadas isoformas da UGT, o que pode tornar diferente a biotransformação dos substratos.

■ ALTERAÇÕES NO PROCESSO DE ELIMINAÇÃO

As principais vias de eliminação de fármacos e seus metabólitos são o sistema hepatobiliar, os rins e os pulmões.

O *clearance* renal é responsável pela eliminação da grande maioria dos fármacos hidrossolúveis e seus metabólitos, sendo determinado pelo ritmo de filtração glomerular, pela secreção e reabsorção tubular.[6]

Capítulo 7 | Características que influenciam a terapia medicamentosa dos neonatos

A função renal compreende diurese, filtração glomerular, secreção e reabsorção tubular, e é influenciada pelas idades gestacional, pós-natal, por alterações hemodinâmicas que ocorrem após o nascimento e por fatores genéticos e ambientais.

A função glomerular aumenta progressivamente no período pós-natal, principalmente nos recém-nascidos a termo (Tabela 7.4).

O rim de um recém-nascido prematuro possui menor número de glomérulos que o de um a termo, sendo que este último apresenta número de néfrons semelhante ao de um indivíduo adulto.[3] A nefrogênese completa-se por volta das 32ª a 34ª semanas de gestação, mas apenas por volta de 8 a 12 meses de vida essas funções alcançam valores semelhantes aos dos adultos. A função tubular, em virtude da deficiência do transporte ativo, ainda é imatura ao nascimento.

Em prematuros, os rins ainda estão finalizando o processo de desenvolvimento, compreendendo tanto a secreção tubular como a nefrogênese.[7]

O ritmo de filtração glomerular apresenta uma alteração fisiológica em neonatos e limita a adaptação da função renal em algumas circunstâncias, como, por exemplo, a hipoperfusão provocada por anóxia, hipotermia, sepse e medicamentos nefrotóxicos.

A filtração glomerular é o principal meio de *clearance* de fármacos nos neonatos. Nesses pacientes, o ritmo de filtração glomerular é mantido por um delicado equilíbrio entre a ação vasodilatadora das prostaglandinas nas arteríolas aferentes e aos efeitos vasoconstritores da angiotensina II nas arteríolas eferentes.

Tabela 7.4 Ritmo de filtração glomerular após o nascimento.

Faixa etária	RFG (média) (mL/min/1,73 m²)	Intervalo (mL/min/1,73 m²)
Neonatos < 34 semanas IG		
2-8 dias	11	11-15
4-28 dias	20	15-28
30-90 dias	50	40-60
Neonatos > 34 semanas IG		
2-8 dias	39	17-60
4-28 dias	47	26-68
30-90 dias	58	30-86
1-6 meses	7	39-114
6-12 meses	103	49-157
12-19 meses	127	62-191

Fonte: adaptada de Gunn e Nechyba (2002).[8]

Os anti-inflamatórios não esteroidais, o ibuprofeno, comumente utilizado para o fechamento do canal arterial, podem diminuir a perfusão renal pela inibição do efeito vasodilatador das prostaglandinas nas arteríolas aferentes, causando insuficiência renal oligúrica.

A função renal em crianças é estimada levando-se em consideração a creatinina sérica, que pode ser facilmente dosada laboratorialmente. No entanto, esse método não considera a secreção tubular ou a reabsorção de fármacos.

Ao nascimento e durante as três primeiras semanas de vida, os níveis séricos de creatinina são mais altos e refletem a creatinina materna, não o ritmo de filtração glomerular.[9]

Nos recém-nascidos a termo, os níveis de creatinina sérica são reduzidos rapidamente, alcançando valores normais para a faixa etária até duas semanas de vida. Já para os prematuros, em três a quatro semanas.

Para a determinação do *clearance* de creatinina (ClCr) utiliza-se a seguinte equação:

$$ClCr = K \times A/CrSe$$

onde A é a altura em centímetros; CrSe, a creatinina sérica; e K é uma constante por idade. Os valores da constante K encontram-se na Tabela 7.5.

Tabela 7.5 Valores de K conforme a faixa etária.

Idade	K
Prematuros < 1 ano	0,33
Termos < 1 ano	0,45
2-12 anos	0,55

Fonte: adaptada de Taketomo, Hodding e Kraus (2013).[10]

Os medicamentos podem alterar a excreção renal de outras substâncias. O mecanismo pelo qual essa alteração se processa ainda não é totalmente compreendido, mas sabe-se que se dois fármacos são eliminados por secreção tubular, um deles ou ambos poderão ter sua excreção diminuída.

Alguns medicamentos como a anfotericina B, cefalosporinas, anti-inflamatórios não esteroidais e penicilinas podem induzir ou inibir a expressão de algumas proteínas transportadoras e, portanto, alterar a eliminação de outras substâncias.[9]

O principal resultado da limitação da função renal sobre a eliminação dos fármacos é o risco de toxicidade.

É importante ter em mente que, ao prescrever um medicamento para um neonato ou lactente, espera-se obter o efeito terapêutico desejado e a menor toxicidade possível. No entanto, devido à falta de evidências provenientes de ensaios clínicos nessa população e ao intenso processo de desenvolvimento que se dá nesses pacientes, podem ocorrer variações na biodisponibilidade dos fármacos e nas limitações de eliminação que comprometem o alcance dos objetivos da terapia e, ainda, podem predispor à toxicidade.

Uma vez que o emprego de medicamentos *off-label* nessa população é frequente e, pode expor os pacientes à ineficácia ou toxicidade pelo emprego de esquemas posológicos inadequados de medicamentos potencialmente eficazes, faz-se necessário que toda a equipe conheça as particularidades relativas a essa população e os medicamentos utilizados para o tratamento das principais enfermidades e outros distúrbios.

■ REFERÊNCIAS BIBLIOGRÁFICAS

1. Carranza, JH; Torrejón, JCM. Atención Farmacéutica em pediatria. Espanha, Elsevier, 2007.
2. O'Hara, K., Wright, IMR., Schneider, J J., Jones, AL., Martin, J. H. Pharmacokinetics in neonatal prescribing: evidence base, paradigms and the future. Br J Clin Pharmacol. 80: 1281–88, 2015.
3. Carranza, JH; Torrejón, JCM. Características de la terapêutica farmacológica em pediatria. Atención Farmacéutica en pediatría. Epanha, Elsevier, 2007.

4. Smits A, Kulo A, Hoon JN, Allegaert K. Pharmacokinetics of drugs in neonates: Pattern recognition beyond compound specif observations. Curret Pharm Design. 18: 3119-46, 2012.
5. Costello, I; Long, PF; Wong, IK; Tuleu, C; Yeung, V. Pediatric drug handling, London, Pharmaceutical Press, 2007.
6. Yaffe, SJ; Aeanda, JV. Neonatal and Pediatric Pharmacology: therapeutics principles in practice. 4th ed, Philadelphia, Lippincott Williams & Wilkins, 2011.
7. Koda-Kimble, MA; Young, LY; Kradjan, WA; Guglielmo, BJ; Alldredge, BK; Corelli, RL. Applied Therapeutics: The Clinical use of drugs, 18th ed. Philadelphia, Lippincott Williams & Wilkins, 2005.
8. Gunn, VL; Nechyba, C (Ed). The Harriet Lane – A manual for pediatric house officers. Handbook. macéutica en pediatria, Philadelphia, Mosby, 2002.
9. Hey, Edmund. Neonatal Formulary. Drug use in pregnancy and the first year of life, 6th ed. New-castle, Wiley-Blackwell, 2011.
10. Taketomo, CK.; Hodding, JH.; Kraus, DM. Pediatric Dosage Handbook, 20th ed, Ohio, Lexi-Comp, 2013.

capítulo 8

Altamir Benedito de Sousa ▪ Sandra Cristina Brassica

Principais problemas relacionados aos medicamentos nessa faixa etária

Os problemas relacionados aos medicamentos (PRM), conforme o II Consenso de Granada, são definidos como "problemas de saúde, entendidos como resultados clínicos negativos, derivados do tratamento farmacológico".[1] Têm etiologia variada e determinam o aparecimento de efeitos indesejáveis ou o não alcance do objetivo da terapia. O Quadro 8.1 apresenta possíveis PRMs e sua resolução.

Neonatos e lactentes experimentam, além dos problemas relacionados aos medicamentos comuns a todos os pacientes que recebem terapia medicamentosa, alguns específicos que decorrem, principalmente, da escassez de ensaios clínicos e de especialidades farmacêuticas apropriadas.[2]

Embora nos últimos anos tenha havido maior discussão sobre a necessidade da realização de ensaios clínicos na população neonatal e, em alguns países, esforços tenham sido empregados para garantir que esses pacientes tenham acesso a medicamentos com o mesmo nível de segurança e eficácia daqueles empregados para adultos, até o momento não há um número expressivo de estudos em curso.

Entre os fatores que dificultam a realização de ensaios clínicos nessa população figuram aspectos éticos, seu alto custo de condução e a baixa expectativa de retorno financeiro para fabricantes.

Estima-se que cerca de 70% dos medicamentos disponíveis no mercado não são licenciados para uso pediátrico, e que 90% dos medicamentos utilizados nas UTINs não possuem estudos em neonatos, o que resulta em uma farmacoterapia com pouca evidência científica sobre farmacocinética e farmacodinâmica, toxicidade, eficácia e segurança. Essa situação faz com que o termo "Órfãos terapêuticos" seja comumente aplicado a estes pacientes.[2,3]

Quadro 8.1 Exemplos de PRMs de acordo com a classificação.

Tipo de PRM	Definição	Ação
Necessidade	O paciente não usa os medicamentos de que necessita.	• Necessidade de adição de medicamento para tratar condição clínica ou sintoma presente e ignorado.
	O paciente usa medicamentos de que não necessita.	• Medicamento não necessário; não há condição clínica ou sintoma a ser tratado. • Medicamento não suspenso ao final do tratamento, tendo a condição clínica sido resolvida.
Eficácia	O paciente não responde ao tratamento.	• Necessidade de escolha de alternativa adequada; por ineficácia ou interação medicamentosa, que diminui a ação de um ou de ambos os fármacos. • Necessidade de alteração da forma farmacêutica, via ou forma de administração.
	O paciente usa uma dose/posologia inferior a de que necessita.	• Necessidade de ajuste ou correção de dose. • Necessidade de monitoramento clínico e laboratorial.
Segurança	O paciente usa uma dose/posologia superior a de que necessita. Não é possível determinar se a insegurança está relacionada à dose. O paciente usa medicamento que provoca reação adversa.	• Necessidade de ajuste da dose e monitoramento clínico ou laboratorial. • Necessidade de escolha de alternativa; risco de evento adverso por interação ou presença de excipientes inadequados ao paciente. • Necessidade de monitoramento ou escolha de alternativa. • Necessidade de otimizar a forma de administração.

Fonte: Grupo de Investigación en Atención Farmacéutica Universidad de Granada; 2015.[1]

As crianças não são pequenos adultos e exibem diferenças marcantes nos processos fisiológicos, podendo apresentar respostas díspares aos medicamentos administrados. A história da farmacoterapia revela, inclusive, que alguns medicamentos seguros para a população adulta demonstraram não o ser para a utilização por crianças e lactentes. Um exemplo é a ceftriaxona.[4]

Desde 2009 o uso de ceftriaxona é contraindicado em recém-nascidos prematuros. O Food and Drug Administration (FDA) recomenda expressamente que a ceftriaxona não seja administrada em neonatos em tratamento concomitante com soluções intravenosas contendo cálcio, como nutrição parenteral, solução de *ringer*, ou outros, devido ao risco de complexação desse fármaco com o cátion cálcio.

A contraindicação da ceftriaxona em neonatos prematuros até 28 dias de vida que necessitam de grande aporte de cálcio somente foi evidenciada em 2009 devido à descrição de cinco casos de mortes de recém-nascidos que possuíam como fator comum, além do uso do antimicrobiano, a alta dose do íon cálcio.

É importante ressaltar que a ceftriaxona foi introduzida em 1984, e que somente após mais de duas décadas esse evento adverso foi detectado, o que chama a atenção para a necessidade de um monitoramento ativo do uso de medicamentos nessa população.

Talvez o número de casos de intercorrências com o emprego desse antimicrobiano só não tenha sido maior porque a ceftriaxona possui alta afinidade às proteínas plasmáticas, sendo, portanto, evitada em neonatos, principalmente aqueles com hiperbilirrubinemia, por conta do risco de deslocamento da bilirrubina pela ceftriaxona. A bilirrubina livre pode atravessar a barreira hematoencefálica e causar o kernicterus.

Capítulo 8 | Principais problemas relacionados aos medicamentos nessa faixa etária **51**

Outro exemplo é o propofol, que em doses elevadas ou em infusão para sedação por tempo prolongado, também não é recomendado para essa faixa etária. Os mecanismos responsáveis pelos eventos adversos descritos com o uso do propofol nessa faixa etária ainda não são conhecidos. No entanto, tais relatos descrevem a ocorrência de uma síndrome que cursa com plasma lipêmico, hepatomegalia ou estenose hepática, acidose metabólica com ou sem aumento do lactato e rabdomiólise com mioglobinúria.[5]

A baixa disponibilidade de evidências científicas e de especialidades farmacêuticas adequadas para o emprego nessa população faz com que a participação do farmacêutico na equipe de cuidados seja crucial para o sucesso da terapêutica implementada. Sua contribuição tem caráter tríplice ao orientar a melhor escolha medicamentosa, adaptar ou formular preparações extemporâneas de acordo com as necessidades desses pacientes e monitorizar os efeitos dos medicamentos utilizados.

Para esses pacientes faltam informações não apenas em relação aos princípios ativos dos medicamentos, mas também formulações adequadas que garantam segurança na administração e na biodisponibilidade.

USO DE FORMULAÇÕES EXTEMPORÂNEAS

Muitos medicamentos são administrados a partir de formulações de uso adulto, ou manipulados sob a forma de formulações extemporâneas. O Quadro 8.2 ilustra medicamentos que são comumente utilizados no tratamento de doenças em neonatos e lactentes, e que não possuem apresentação oral líquida comercialmente disponível no Brasil.

Quadro 8.2 Exemplos de medicamentos que são empregados para neonatos e não possuem apresentação oral líquida disponível no Brasil.

Acetazolamida	Clindamicina	Furosemida
Anlodipina	Clonidina	Hidralazina
Atenolol	Enalapril	Hidroclorotiazida
Baclofeno	Espironolactona	Sildenafil
Calcitriol	Fenitoína	Pirimetamina
Captopril	Fluconazol	Propranolol

Fonte: Ferreira, AO; 2008.[6] Jew, RK; 2016.[7]

As formulações extemporâneas podem ser preparadas com matérias-primas ou, ainda, com formas farmacêuticas de uso adulto na ausência de matéria-prima. É claro que se dá preferência às primeiras, uma vez que o uso de formas farmacêuticas de uso adulto, como por exemplo, comprimidos, pode oferecer imprecisões na concentração da forma líquida pelo desconhecimento da exata quantidade do princípio ativo presente no comprimido, que pode estar compreendida entre 90% a 110%.

Há publicações específicas que contemplam formulações já validadas para pacientes pediátricos, como é o caso do livro *Extemporaneous Formulations da American Society of Health-System Pharmacists* (ASHP).

Uma atenção deve ser dada ao emprego de formulações validadas, pois a literatura demonstra que há grande variabilidade nas formulações extemporâneas comumente manipuladas para essa faixa etária, o que pode comprometer a sua biodisponibilidade.

A prática de trituração de comprimidos e/ou abertura de cápsulas para adição do pó à água ou alimento, embora frequente, deve ser desencorajada, pois essa conduta pode expor os pacientes a riscos de toxicidade ou ineficácia terapêutica, decorrentes de questões ligadas a fatores

52 Manual de Farmácia Clínica – Assistência Farmacêutica ao Neonato e Lactente

como solubilidade, interação do fármaco com nutrientes, dificuldade de homogeneização, com consequente administração de uma dose imprecisa.

■ EXCIPIENTES E SUA SEGURANÇA PARA NEONATOS

É preciso ter sempre em mente que neonatos e lactentes apresentam imaturidade da função hepática e, portanto, são mais suscetíveis à ocorrência de eventos adversos. Neste contexto, outro ponto de destaque para os farmacêuticos que atuam em UTIN e que necessitam empregar formulações extemporâneas no tratamento dos pacientes é a escolha dos excipientes. Estes devem ser cuidadosamente selecionados, devido ao risco de eventos adversos, principalmente em prematuros. Na União Europeia há listas de excipientes aprovados para essa faixa etária.[8]

Infelizmente, a informação disponível sobre a segurança dos excipientes em neonatos e lactentes ainda é escassa. No entanto, por meio de relatos de casos e de alguns trabalhos realizados sobre a temática, já são conhecidos excipientes potencialmente tóxicos para essa população. A Tabela 8.1 contém substâncias que devem ser evitadas em formulações destinadas ao tratamento de neonatos e lactentes.

Tabela 8.1 Excipientes reconhecidamente tóxicos para neonatos, crianças e lactentes.

Excipiente	Categoria funcional	Toxicidade relatada (não necessariamente em neonatos)
Ácido benzoico	Conservante	Hiperbilirrubinemia em neonatos.
Álcool benzílico	Antimicrobiano, solvente	• Risco de hiperbilirrubinemia e síndrome tóxica fatal em prematuros. • Causa vômito, diarreia, acidose metabólica e convulsões.
Amarelo de tartrazina	Corante	Reação de hipersensibilidade, urticária e angioedema.
Aspartame	Edulcorante	Contraindicado em pacientes com fenilcetonúria.
Benzoato de sódio ou potássio	Conservante	Hiperbilirrubinemia em neonatos.
Cloreto de benzalcônio	Antimicrobiano, antisséptico, solubilizante e molhante	Irritante para a mucosa nasal.
Etanol	Solvente	Depressão do SNC e toxicidade crônica.
Frutose	Edulcorante	• Hiperglicemia. • Contraindicado em pacientes intolerantes. • Diarreia.
Óleo de rícino	Solvente	Náusea, vômito, cólica e diarreia.
Metilparabeno	Conservante	Hiperbilirrubinemia em neonatos.
Polisorbato 80	Dispersante, emulsificante, surfactante, solubilizante e molhante	• Trombocitopenia, disfunção renal, hepatomegalia, colestase, ascite, hipotensão e acidose metabólica. • Inibição da glicoproteína –p com potencial efeito na barreira hematoencefálica.

(continua)

Capítulo 8 | Principais problemas relacionados aos medicamentos nessa faixa etária   **53**

Tabela 8.1 Excipientes reconhecidamente tóxicos para neonatos, crianças e lactentes.   *(continuação)*

Excipiente	Categoria funcional	Toxicidade relatada (não necessariamente em neonatos)
Propilenoglicol	Antimicrobiano, umectante, solvente	• Depressão do sistema nervoso central. • Efeitos adversos cardiovasculares, hepáticos e respiratórios. • Nefrotoxicidade. • Irritação tópica. • Efeito laxativo.
Propilparabeno	Conservante	Hiperbilirrubinemia em neonatos.
Sacarina sódica	Edulcorante	Reações de hipersensibilidade com prurido e fotossensibilidade.
Sacarose	Edulcorante	• Hiperglicemia. • Contraindicado em pacientes intolerantes. • Diarreia.
Sorbitol	Edulcorante	• Diarreia osmótica. • Contraindicado em pacientes intolerantes.

Fonte: Garcia-Palop B; 2016.[9] Georgi N, 2015.[10] Turner, MA; 2014.[11]

Uma vez que todas as especialidades farmacêuticas necessitam conter excipientes, é importante que o farmacêutico os conheça a fim de evitar a exposição de seus pacientes a eventos adversos.

Em um estudo recente conduzido na União Europeia, constatou-se que medicamentos injetáveis possuem menor quantidade de excipientes em relação aos medicamentos utilizados pela via enteral e tópica, mas que há grande variação regional, tanto quali quanto quantitativa, no emprego de excipientes nessas formulações.

No Brasil, não há ainda estudos semelhantes, pois a legislação sanitária[12] estabelece que as bulas dos medicamentos devem apresentar a descrição da composição qualitativa dos excipientes e conter, caso necessário, informação sobre advertências específicas relacionadas aos excipientes.

Outro fato importante a ser considerado em relação aos excipientes é o de que não há dados toxicocinéticos, ou seja, relação dose/segurança, para a grande maioria dessas substâncias nessa população.

■ OUTRAS QUESTÕES RELEVANTES

A falta de apresentações específicas para o emprego nessa faixa etária é responsável ainda pelo desperdício de recursos financeiros com a aquisição de especialidades de uso adulto e, que, caso não possam ser manipuladas de modo a garantir sua estabilidade microbiológica, devem ser descartadas logo após sua abertura ou reconstituição.

Por fim, mas não menos importante, a falta de especialidades farmacêuticas próprias para essa população é um dos fatores que concorrem para o surgimento de erros de medicação.[11] Devido à magnitude de sua ocorrência e seus potenciais efeitos desastrosos nesse grupo de pacientes, os erros de medicação serão discutidos isoladamente no próximo capítulo.

O farmacêutico tem um papel relevante na prevenção ou resolução de problemas relacionados a medicamentos, principalmente no cuidado de neonatos e lactentes. Para tanto, são necessárias ações de seguimento farmacoterapêutico e de farmacovigilância que tornem possível sua detecção ou prevenção. No Capítulo 10, é abordada a busca ativa de eventos adversos na população neonatal por meio de rastreadores.

O compartilhamento de informações do seguimento e da farmacovigilância com os integrantes da equipe multiprofissional e órgãos sanitários, bem como a publicação de relatos de casos são ações que também podem contribuir para minimizar a ocorrência de tais problemas.

■ REFERÊNCIAS BIBLIOGRÁFICAS

1. Grupo de Investigación en Atención Farmacéutica Universidad de Granada. II Consenso de Granada. Atención-farmacéutica en internet. Disponível < http://farmacia.ugr.es/ars/pdf/329.pdf>. Acesso em: 13 mar. 2015.
2. Prot-Labarthe S, Di Paolo ER, Lavoie A, Quennery S, Bussièrs JF, Brion F, Bourdon O. Pediatric drug-ralated problems: a multicenter study in four French-speaking coutries. Int J Clin Pharm. 35: 251-9, 2013.
3. Allegaert K. Neonates need tailored drug formulations. World Journal of Clinical Pediatrics 2(1): 1-5, 2013.
4. Bradley JS, Wassel RT, Lee L, Nambiar S. Intravenous Ceftriaxone and Calcium in the Neonate: Assessing the Risk for Cardiopulmonary Adverse Events. Pediatrics. 123(4): 609-13, 2009.
5. Nahata MC, Allen LV. Extemporaneus drug formulations. Clinical Therapeutics. 30(11): 2112-19, 2008.
6. Ferreira AO, Souza GF. Preparações orais líquidas: formulário, procedimento de preparo, flavorização, estabilidade e conservação. São Paulo, Pharmabooks, 2008.
7. Jew RK, Soo-Hoo, W., Erush, SC., Amiri, E. Extemporaneous formulations for Pediatric, Geriatric, and Special Needs Patients. 3rd ed. Canada, ASHP Publications, 2016.
8. Standing JF, Tuleu C. Paediatric formulations – getting to the heart of the problem. International Journal of Pharmaceutics. 300: 56-66, 2005.
9. Garcia-Palop B, Polanco EM, Ramirez CC, Poy MJC. Harmful excipientes in medicines for neonates in Spain. Int J Clin Pharm. 38: 238-42, 2016.
10. Georgi N, Metsvaht T, Varendi H, Toompere K, Lass J, Mesek I, Nunn AJ, Turner MA, Lutsar I, on behalf of the ESNEE consortium. Potentially harmful excipients in neonatal medicines: a pan--European observational study. Arch Dis Child. 100: 694-9, 2015.
11. Turner MA, Duncan JC, Shah U, Metsvaht T, Varendi h, Nellis G, Lutsar I, Yakkundi S, McElnay JC, Pandya H, Mulla H, Vacosin P, Storme T, Rieutord A, Nunn AJ. Risk assessment of neonatal excipient exposure: lessons from food safety and other areas. Advanced Drug Delivery Reviews. 73: 89-101, 2014.
12. Agência Nacional de Vigilância Sanitária (ANVISA), Resolução-RDC Nº 47, de 8 de setembro de 2009.

capítulo 9

Altamir Benedito de Sousa ▪ **Sandra Cristina Brassica**

Principais fatores que podem predispor à ocorrência de erros de medicação

O erro de medicação (EM) é qualquer evento que pode ser prevenido e ocorre em todas as fases do processo farmacoterapêutico, podendo causar prejuízo ao paciente. O Quadro 9.1 ilustra os principais tipos de erros que podem ocorrer durante as fases do ciclo do medicamento.

O emprego de um medicamento para o tratamento de uma condição específica envolve um processo composto de decisões e ações de vários profissionais: médico, farmacêutico, enfermeiro. Em cada um desses momentos, cada ator pode cometer um erro, mas há também a oportunidade de evitar sua ocorrência.

Na atualidade, considera-se que o erro é multifatorial, podendo estar relacionado a vários fatores, como: prática profissional, medicamentos empregados, processos de prescrição, dispensação, preparo, administração, monitoramento e ambiente.

No entanto, vários relatos de casos demonstram que os erros podem ser prevenidos pela adoção de estratégias que envolvem todos os que participam do processo farmacoterapêutico. Cada profissional deve reconhecer que é possível a ocorrência do erro em toda e qualquer etapa desse processo, buscando ativamente seus pontos de vulnerabilidade e adotando ações corretivas e preventivas.[1,2]

Conforme já descrito, as UTIN são ambientes complexos onde atuam diversos profissionais nas várias fases do processo farmacoterapêutico, com frequente utilização de dispositivos variados e grande número de medicamentos, incluindo os de baixo índice terapêutico. A complexidade e o estresse presentes nesses ambientes, bem como a vulnerabilidade da população atendida, são fatores que concorrem para a ocorrência de erros de medicação.

56 | Manual de Farmácia Clínica – Assistência Farmacêutica ao Neonato e Lactente

Quadro 9.1 Tipos de erros no processo farmacoterapêutico.

Fase	Descrição dos tipos de erros
Prescrição	Ocorre durante o processo de escolha do medicamento a ser prescrito e envolve: medicamento inadequado, via de administração inadequada, erro de dose, erro de unidade, erro de cálculo, erro de identificação do paciente, erro de posologia, entre outros.
Transcrição	Associado a ordens verbais ou à transferência da informação da prescrição médica e inclui: discrepâncias no nome do paciente, no nome do medicamento, formulação, via de administração, dose, unidade, regime posológico ou omissão de medicamento ou dose, entre outros.
Dispensação	Ocorre na interpretação da prescrição e envolve: seleção incorreta, erros de cálculo ou diluição, identificação incorreta dos medicamentos, omissão na distribuição do medicamento ou distribuição equivocada e outros.
Administração	Ocorre na fase em que o medicamento chega até o paciente e inclui: identificação incorreta do paciente, omissão de doses, administração de medicamento não prescrito ou em dose diferente da prescrita ou por via de administração inadequada, ou, ainda, por tempo e horário de administração incorretos.
Monitoramento	Associados ao monitoramento clínico e laboratorial que informa quanto à resposta do paciente e inclui: erros na intepretação dessas informações que podem predispor o paciente à toxicidade ou ineficácia.

Fonte: adaptado de Antonucci, R; 2014.[3] Krzyzaniak, N. 2016.[4]

■ ERROS DE MEDICAÇÃO NA POPULAÇÃO NEONATAL

A literatura exibe poucos estudos que analisam a frequência de ocorrência de eventos adversos em UTIN. Mesmo os estudos disponíveis revelam grande variabilidade nessas ocorrências. No entanto, independentemente de sua extensão, os danos acarretados aos pacientes podem ser graves ou até letais.[5,6] O Quadro 9.2 resume os fatores que podem predispor ao risco de erros de medicação em UTIN.

Os erros de dose são os mais descritos na literatura científica para essa faixa etária e é fácil compreender as razões para que isso ocorra.

Quadro 9.2 Fatores que podem predispor neonatos em UTIN a erros de medicação.

Alterações dos processos farmacocinéticos e farmacodinâmicos.
Impossibilidade de comunicação do paciente.
Falta de formas farmacêuticas específicas e necessidade da utilização de formulações extemporâneas.
Indisponibilidade de dispositivos adequados para a administração de medicamentos.
Escassez de informação sobre segurança e eficácia no emprego de medicamentos para esses pacientes.

Fonte: adaptado de Dabliz R, 2012.[6]

Prescrever um medicamento para a administração intravenosa em um neonato ou lactente implica:

- observar a indicação da dose específica na literatura para a condição tratada em relação à idade, ao peso do paciente, além da necessidade de ajuste em relação à função renal ou outra circunstância;

- realização do cálculo da dose conforme o peso;
- registro da dose calculada na prescrição.

Dispensar e preparar um medicamento para administração intravenosa em um neonato e lactente implica:

- checar a indicação da dose específica na literatura para a condição tratada em relação à idade e ao peso do paciente, além da necessidade de ajuste em relação à função renal ou outra circunstância;
- checar o cálculo da dose conforme o peso;
- converter a dose prescrita em volume por meio de cálculo e conforme a forma farmacêutica disponível;
- realizar diluição para obtenção de volume mensurável e concentração adequada;
- verificar a necessidade de preenchimento do dispositivo de infusão para que o medicamento chegue ao paciente na dose prescrita;
- identificar o medicamento dispensado;
- distribuir o medicamento.

E, por fim, administrar um medicamento por via intravenosa em um neonato ou lactente implica:

- verificar a conformidade entre o medicamento prescrito e o dispensado pela farmácia com relação à dose, ao volume e à identificação;
- observar o correto horário de administração;
- acoplar o dispositivo ao sistema de infusão e programar o volume a ser infundido no tempo correto.

Para administrar um único medicamento, são necessárias múltiplas etapas e, em cada uma delas, há uma ou mais chances de erro. O erro de dose, por exemplo, pode ocorrer na quase totalidade das etapas descritas, por isso não causa espanto que seja o mais frequente.

Os tipos mais comuns de erro de medicação envolvem: cálculo da dose, horário de administração, velocidade de infusão, técnica de preparo, via de administração, omissões, medicamento não prescrito, interações medicamentosas e incompatibilidades físico-químicas.

■ PAPEL DO FARMACÊUTICO NA PREVENÇÃO DE ERROS DE MEDICAÇÃO

As atividades realizadas rotineiramente pelo farmacêutico clínico, tal qual a revisão de prescrições, contribuem de modo significativo para a segurança do paciente, pois reduzem a incidência de erros de medicação em todas as fases do ciclo do medicamento.[4,7]

A revisão consiste em avaliar:

- indicação do medicamento;
- necessidade de inclusão de medicamento;
- dose e posologia, e necessidade de ajuste;
- presença de interações ou incompatibilidades;
- segurança e eficácia no emprego de medicamentos.

O farmacêutico deve verificar a necessidade real de cada medicamento prescrito e solicitar a manutenção na prescrição apenas dos itens indispensáveis. Quando possível, solicitar também a prescrição no menor número de administrações.

O Institute for Safe Use of Medicines (ISMP) recomenda que as prescrições médicas para neonatos e lactentes contenham a indicação de idade, peso, e/ou área de superfície corpórea do paciente, bem como a prescrição das doses em miligramas, microgramas ou unidades. Essas informações evitam equívocos na interpretação das prescrições, uma vez que possibilitam ao farmacêutico a checagem de todos os cálculos das doses prescritas.

As prescrições, quando manuscritas, devem ser legíveis e sem rasuras. O uso de abreviaturas e casas decimais desnecessárias também deve ser desencorajado. Para essa população, é comum observar relatos de caso na literatura que envolvam dezenas ou centenas de vezes a dose desejada pela utilização de "zeros" desnecessários, e que resultam em subdoses ou sobredoses que podem ser letais.

Por exemplo, uma prescrição contendo "05 mg" pode ser interpretada como "0,5 mg" e ocasionar a administração de uma dose 10 vezes menor que a desejada e, portanto, em ineficácia, enquanto uma prescrição "5,0 mg" pode ser interpretada como "50 mg" e resultar em toxicidade. Assim, somente quando a dose for menor que um é que se deve utilizar "zero" na prescrição.

A quantidade de casas decimais, principalmente quando desnecessárias, pode oferecer riscos aos pacientes, como por exemplo, "1,00 mg" que pode erroneamente levar ao entendimento de uma dose 100 vezes maior que a desejada.

O uso de abreviaturas para substâncias e unidades também deve ser evitado. O Quadro 9.3 demonstra alguns exemplos de abreviaturas capazes de causar confusão.

Quadro 9.3 Abreviaturas capazes de induzir a erro.

Abreviaturas	Interpretação errônea relatada
$MgSO_4$ (sulfato de magnésio)	Sulfato de morfina
µg (microgramas)	Miligramas
UI (Unidades Internacionais)	Zero zero
cc (centímetros cúbicos)	Zero zero
BIC (bomba de infusão contínua)	Bicarbonato de sódio

Fonte: adaptado de Antonucci, R; 2014.[3] Chedoe, I; 2007.[5]

Na fase de dispensação dos medicamentos é importante evitar manter em um mesmo ambiente, um mesmo medicamento com concentrações diferentes. Aconselha-se manter para atendimento desses pacientes apenas a apresentação de menor concentração, exceto nos casos de intolerância a volume, sendo que essa exceção deve ser devidamente documentada, comunicada aos profissionais e identificada.

A identificação dos medicamentos dispensados deve assegurar que não haja confusão entre os pacientes e os medicamentos de apresentação ou nome semelhantes. A identificação deve conter sempre o nome do medicamento, sua concentração, dose, prazo de validade, lote e fabricante.

Os erros que ocorrem na fase de preparo são erros de cálculo e divergência entre as concentrações prescritas e preparadas, ou seja, imprecisão, além do risco de contaminação microbiológica. Os erros de cálculo e a necessidade de diluições são agravados pela escassez de especialidades farmacêuticas adequadas para essa população.

Um exemplo de tal assertiva é o uso do fenobarbital para o tratamento da convulsão neonatal por via endovenosa. Atualmente no Brasil dispõe-se apenas da apresentação em solução injetável na concentração de 100 miligramas em um mililitro. Ao preparar a dose de 4 mg/kg para um paciente com 1 kg de peso, teríamos um volume de 0,04 mL. Esse volume pequeno dificilmente é medido em seringas de 1 mL, o que ocasiona imprecisão da dose.

A literatura demonstra que tais problemas podem ser evitados pela adoção de protocolos para o preparo, tabelas de conversão de doses em volume e também pela realização dessa atividade em centrais de injetáveis, uma vez que nestas são utilizados processos padronizados e com elevado nível de controle e segurança, como a manipulação em área limpa e ambiente classificado e controlado, ambiente restrito e livre de interferências nos processos, uso de equipamentos e paramentação adequados e treinamento específico.[8]

Capítulo 9 | Principais fatores que podem predispor à ocorrência de erros de medicação

Outro ponto importante que o farmacêutico deve observar ao avaliar as prescrições é a concentração de íons presentes nos medicamentos, especialmente sódio e potássio, ainda mais quando o paciente apresentar desequilíbrios eletrolíticos.

Ao final dessa obra há um protocolo para o preparo e a administração de medicamentos injetáveis. A informação sobre o conteúdo dos íons foi destacada quando a especialidade farmacêutica utilizada a apresenta.

Quanto aos medicamentos administrados por infusão endovenosa, o Instituto para Práticas Seguras no uso de Medicamentos (ISMP) sugere que em UTIN as concentrações das soluções para infusões sejam padronizadas com a finalidade de diminuir os erros nas etapas de prescrição e administração.

O Quadro 9.4, adaptado do informativo do ISMP, com a colaboração da Vermont Oxford Network, estabelece concentrações padronizadas para a infusão de medicamentos em UTIN e considera como infusões intermitentes aquelas realizadas entre 15 e 30 minutos.

Quadro 9.4 Concentrações padronizadas para infusão de medicamentos em Unidades de Terapia Intensiva Neonatais.

Medicamento	Tipo de infusão	Concentração recomendada
Aciclovir	Infusão intermitente	7 mg/mL
Alprostadil	Infusão contínua	10 µg/mL
Anfotericina b	Infusão intermitente	0,1 mg/mL
Anfotericina b lipossomal	Infusão intermitente	1 mg/mL
Cefazolina	Infusão intermitente	100 mg/mL
Cefotaxima	Infusão intermitente	100 mg/mL
Clindamicina	Infusão intermitente	6 mg/mL
Dobutamina	Infusão contínua	2.000 µg/mL
Dopamina	Infusão contínua	1.600 µg/mL
Epinefrina	Infusão contínua	10 mg/mL
Fenobarbital	Infusão intermitente	10 ou 65 mg/mL
Fentanila	Infusão contínua	10 µg/mL
Fluconazol	Infusão intermitente	2 mg/mL
Furosemida	Infusão contínua ou intermitente	2 mg/mL e 10 mg/mL respectivamente
Gentamicina	Infusão intermitente	10 mg/mL
Heparina (em NaCl 0,45%)	Infusão contínua	0,5 UI/mL
Insulina	Infusão contínua	0,1 ou 0,5 UI/mL
Metronidazol	Infusão intermitente	5 mg/mL
Midazolam	Infusão contínua ou intermitente	0,5 e 0,1 mg/mL respectivamente
Morfina	Infusão contínua ou intermitente	0,5 e 0,1 mg/mL respectivamente
Norepinefrina	Infusão contínua	16 µg/mL
Vancomicina	Infusão intermitente	5 mg/mL

Fonte: adaptado de ISMP. Standard Concentrations of Neonatal Infusions. Nov, 2011.[9]

Uma atenção especial deve ser dada aos pacientes críticos que recebem infusões contínuas contendo fármacos vasoativos, uma vez que, por apresentarem meia-vida curta, pequenas flutuações em sua concentração plasmática podem comprometer o estado hemodinâmico do paciente.

Para a redução de erros na administração de medicamentos vasoativos, recomenda-se:

- conhecimento do funcionamento e da programação das bombas de infusão, para evitar infusões de doses diferentes das prescritas;
- manutenção constante dos dispositivos de infusão;
- que os profissionais responsáveis pela administração das infusões conheçam as doses usuais, os efeitos indesejados, as precauções e contraindicações dos medicamentos;
- o registro preciso de todos os volumes infundidos periodicamente.

O ISMP do Canadá traz em seu *website* informes relevantes de mortes envolvendo medicamentos e recomendações de práticas seguras, como por exemplo:

- dispensação de medicamentos prontos para a administração, preparados pelos serviços de farmácia hospitalar;
- implantação de procedimento de dupla checagem, que deve ser realizado por farmacêuticos e enfermeiros;
- inclusão na prescrição médica do peso do paciente, da sua idade e da dose em mg/kg, além da dose calculada;
- verificação pelo farmacêutico da dose em mg/kg e da dose calculada na prescrição;
- cálculo da dose antes do preparo do medicamento;
- treinamento contínuo dos profissionais que preparam medicamentos;
- participação do farmacêutico clínico nas visitas médicas, diariamente;
- estabelecimento de protocolos de preparo e administração de medicamentos.

A adoção de tais estratégias visa diminuir erros de interpretação da prescrição médica e erros de cálculo, principalmente.

Os farmacêuticos que atuam nessa área devem participar ativamente da implantação e revisão de todos os processos no ciclo do medicamento, comprometendo-se com o estabelecimento de uma cultura de segurança.

■ REFERÊNCIAS CONSULTADAS

1. Campino A, Arranz C, Unceta M, Rueda M, Sordo B, Pascual P, Lopez-de-Heredia I, Santesteban E. Medicine preparation errors in ten Spanish neonatal intensive care units. Eur J Pediatr. 175 (2):203-10, 2016.
2. Ellsbury, DL, Ursprung, R. A Quality Improvement Approach to Optimizing Medication Use in the Neonatal Intensive Care Unit. Clinics in Perinatology. 39 (1): 1–10, 2012.
3. Antonucci, R; Porcell, A. Preventing medication erros in neonatology: Is it a dream? World Journal of Clinic Pediatrics. 3: 37-44, 2014.
4. Krzyzaniak, N; Bajorek, B. Medication safety in neonatal care: a review of medication errors among neonates. Ther Adv Drug Saf. 7(3): 102–19, 2016.
5. Chedoe, I, Molendijk, HA, Dittrich, STAM, Jansman, FGA, Harting, JW, Brouwers, JRBJ, Taxis, K. Incidence and Nature of Medication Errors in Neonatal Intensive Care with Strategies to Improve Safety A Review of the Current Literature. Drug Safety. 30(6): 503-13, 2007.
6. Dabliz R, Levine S. Medication safety in neonates. Am J Perinatol. 29(1): 49-56, 2012.
7. Martin de Rosales AN, Lopez C, Pernia MS, Davila Pousa C, Vila Cerigues MN, Alonso Herrero JM et al. Recommendations for the safety preparation of sterile medicines in medical wards. Farm Hosp 38(1):57–64, 2014.
8. Robinson CA, Siu A, Meyers R, Lee BH, Cash J. Standard dose development for medications commonly used in the neonatal intensive care unit. J Pediatr Pharmacol Ther. 19(2):118-26, 2014.
9. ISMP. Standard Concentrations of Neonatal Infusions. Nov, 2011. Disponível em: https://www.ismp.org/recommendations/standard-concentrations-neonatal-drug-infusions

capítulo 10

Sandra de Carvalho Fabretti ▪ Nicolina Silvana Romano-Lieber

Uso de rastreadores para busca ativa de eventos adversos a medicamentos em recém-nascidos hospitalizados

Recém-nascidos apresentam imaturidade fisiológica, o que dificulta a determinação das doses para a administração de medicamentos. Some-se a isso a falta de ensaios clínicos com essa população, levando a extrapolações a partir dos resultados de estudos realizados em crianças mais velhas e adultos.[1]

Por essas condições, são considerados vulneráveis a eventos adversos a medicamentos (EAM), definidos como "qualquer ocorrência médica desfavorável, que pode ocorrer durante o tratamento com um medicamento, mas que não possui, necessariamente, relação causal com esse tratamento".[2]

Para a busca ativa de EAM em pacientes hospitalizados, tem sido utilizada uma estratégia denominada "rastreador". Um rastreador pode ser encontrado a partir da revisão do prontuário do paciente e sua presença permite direcionar a investigação para determinar a ocorrência e a mensuração de EAM. Os rastreadores podem ser:

a) medicamentos prescritos para tratar um possível EAM;
b) resultados de exames laboratoriais;
c) procedimentos e intervenções da equipe de saúde ou mesmo a suspensão abrupta de um medicamento.[3,4]

Idealmente, a busca de EAM por meio dos rastreadores deve ser realizada enquanto o paciente estiver internado. Caso não seja possível, a estratégia dos rastreadores também permite pesquisar EAM em prontuários de pacientes que já tiveram alta. Em quaisquer circunstâncias, é necessário que a equipe de saúde envolvida no processo de utilização de medicamentos esteja de acordo com os rastreadores escolhidos.

Definida a lista de rastreadores, há seis passos a serem seguidos:

1. Busca-se os rastreadores nos registros dos prontuários, nas prescrições médicas e nos resultados de exames laboratoriais.
2. Identificado o rastreador, faz-se uma investigação mais detalhada nos registros, para verificar se um EAM ocorreu.
3. Em caso de suspeita de um EAM, busca-se na literatura a ocorrência deste evento e o(s) medicamento(s) suspeito(s).
4. Analisa-se a relação entre a administração do(s) medicamento(s) e a ocorrência da suspeita de EAM.
5. Apresenta-se a suspeita do EAM a outros profissionais de saúde que também possam analisar os eventos.
6. Após a confirmação da ocorrência do EAM, notifica-se o setor de farmacovigilância, ou equivalente, do hospital.

Sugere-se uma lista de rastreadores clínicos (Quadro 10.1), antídotos (Quadro 10.2) e laboratoriais (Quadro 10.3) para a busca ativa de EAM em recém-nascidos internados em unidades de terapia intensiva.

Quadro 10.1 Rastreadores clínicos para a busca ativa de eventos adversos a medicamentos (EAM) em Unidades de Terapia Intensiva e de Cuidados Intermediários Neonatais.

Rastreador clínico	Evento adverso
Aumento da pressão arterial	Pode indicar ocorrência de EAM. Não considerar como rastreador quando se tratar do aumento fisiológico da medida da pressão arterial, característica do desenvolvimento dos recém-nascidos, principalmente dos prematuros.
Enterocolite necrosante	A enterocolite necrosante pode estar associada ao uso de anti-inflamatórios não esteroides, cafeína e bloqueadores de receptor H_2, como a ranitidina.
Estímulo mecânico para evacuação com haste flexível de algodão/prescrição de supositório de glicerina	O registro desses rastreadores no prontuário pode indicar constipação intestinal relacionada a medicamentos, como por exemplo, pelo uso de derivados de opioides.
Suspensão de medicamento	Pode indicar o medicamento suspeito de causar o evento adverso. Não considerar como rastreador quando a suspensão foi realizada por término de tratamento.
Vômito	Pode indicar eventos adversos a vários medicamentos.
Vômito cor de borra de café/ presença de sangue nas fezes	Podem indicar sangramento do trato gastrintestinal causado por cafeína, anti-inflamatórios não esteroides e corticosteroides. Aguardar aproximadamente 72h após o nascimento para suspeitar de EAM, pois a criança pode ter deglutido sangue materno no momento do parto. Excluir a suspeita de EAM se o recém-nascido possuir fissura anal, tiver alergia à proteína do leite ou se é amamentado pelo seio materno e este tiver fissuras nos mamilos.

Fonte: Fabretti SC; 2018.[5]

Capítulo 10 | Uso de rastreadores para busca ativa de eventos adversos a medicamentos... **63**

Quadro 10.2 Rastreadores antídotos para busca ativa de eventos adversos a medicamentos (EAM) em Unidades de Terapia Intensiva e Cuidados Intermediários Neonatais.

Rastreador antídoto	Evento adverso
Prescrição de flumazenil	O flumazenil é um medicamento antagonista que bloqueia os efeitos centrais das substâncias que agem via receptores benzodiazepínicos. Sua prescrição pode indicar hipersedação ou sobredose por benzodiazepínicos.
Prescrição de naloxona	A naloxona antagoniza os efeitos dos opioides, competindo com seus receptores no sistema nervoso central. Sua prescrição pode indicar hipersedação, depressão respiratória, sobredose ou rigidez torácica por medicamentos derivados de opioides.
Prescrição de metadona	Pode indicar necessidade de tratamento da síndrome de abstinência causada pelo uso de medicamentos derivados de opioides.
Prescrição de lorazepam	Pode indicar necessidade de tratamento da síndrome de abstinência causada pelo uso de benzodiazepínicos.

Quadro 10.3 Rastreadores laboratoriais para busca ativa de eventos adversos a medicamentos (EAM) em Unidades de Terapia Intensiva e Cuidados Intermediários Neonatais.

Rastreador laboratorial	Evento adverso
Aumento da creatinina	Pode indicar piora da função renal relacionada a medicamentos sabidamente nefrotóxicos, como antibióticos aminoglicosídeos, anfotericina B e vancomicina.
Hipercalcemia	O aumento do cálcio total no plasma pode estar relacionado à infusão de gluconato de cálcio como repositor eletrolítico, uso de vitamina D e uso de furosemida. Verificar também medicamentos que contêm cálcio na composição dos excipientes.
Hipercalemia	O aumento do potássio plasmático pode estar relacionado ao uso de medicamentos nefrotóxicos ou à infusão de cloreto de potássio como repositor eletrolítico.
Hipocalemia	A diminuição de potássio pode estar relacionada ao uso de adrenalina, diuréticos, insulina e infusão de glicose.
Hiperglicemia	O aumento da glicose sanguínea pode ocorrer pela infusão de glicose, uso de corticosteroides e cafeína.
Hipernatremia	O aumento de sódio plasmático pode ocorrer pelo uso de cloreto de sódio como repositor eletrolítico, uso de anti-inflamatórios não esteroides e uso de glicocorticoides. Verificar também medicamentos que contêm sódio na composição dos excipientes. Não considerar rastreador quando o paciente estiver em condição de desidratação.
Hiponatremia	A diminuição de sódio plasmático pode ocorrer pelo uso de diuréticos e infusão de glicose.

■ REFERÊNCIAS BIBLIOGRÁFICAS

1. Agência Nacional de Vigilância Sanitária. Resolução da Diretoria Colegiada N° 4. Brasília (DF). 10/02/2009.

2. Dotta A, Braguglia A, Salvatori G. Pharmacological research in neonatology. J. Matern Fetal Neonatal Med. 24: 44-6, 2011.

3. Rozich JD, Haraden CR, Resar RK. Adverse drug event trigger tool: a practical methodology for measuring medication related harm. Qual Saf Health Care. 12: 194-200, 2003.

4. Sharek PJ, Horbar JD, Mason W, et al. Adverse events in the neonatal intensive care unit: development, testing and findings of an NICU – focused trigger tool to identify harm in North American NICUs. Pediatrics. 118(4): 1332-40, 2006.

5. Fabretti SC, Brassica SC, Romano-Lieber NS, et al. Triggers for active surveillance of adverse drug events in newborns. Cad. Saúde Pública. 2018; 34(P).

capítulo 11

Fabiana Pereira das Chagas Vieira ▪ Maria Cristina Sakai
Sandra Cristina Brassica ▪ Tatiane Felix Teixeira

Dispositivos utilizados para a administração de medicamentos

A terapia endovenosa (EV) dos recém-nascidos internados na UTI Neonatal requer o uso de materiais e equipamentos específicos. O conhecimento desses dispositivos quanto ao aspecto material e funcional e a terminologia desses são indispensáveis para que o farmacêutico possa prover orientações adequadas à garantia da segurança e eficácia na administração de medicamentos por via parenteral.

■ SISTEMAS PARA ADMINISTRAÇÃO DE FLUIDOS

Atualmente a administração de soluções parenterais (SP) é orientada pela RDC nº 45, de 12 de março de 2003, da ANVISA, que estabelece o uso do sistema fechado, o qual não permite o contato da solução com o meio ambiente durante seu preparo e administração, a fim de evitar a contaminação microbiológica.

Em virtude do estabelecimento do sistema fechado para as soluções parenterais de grande volume (SPGV) acima de 100 mL, os frascos de vidro caíram praticamente em desuso, uma vez que em decorrência da pressão negativa presente nos mesmos havia a necessidade de utilização de respiros de ar durante a infusão, o que permitia a comunicação da solução com o meio externo. Além disso, esses frascos possuem uma tampa de borracha que frequentemente, durante a inserção do equipo, poderia promover a introdução de fragmentos de borracha na solução. Com isso, as bolsas e frascos plásticos passaram a ser amplamente utilizados.

A vantagem da utilização de embalagens plásticas é a durabilidade e a redução do peso do material. Além disso, devido à característica de colapsibilidade, a solução parenteral flui para o exterior da bolsa/frasco sem a necessidade de entrada de ar (sistema fechado).

Os polímeros mais utilizados nas embalagens das SPGV são:

- Policloreto de vinila (PVC);
- Polietileno (PE): polietileno de baixa densidade (PEBD) e alta densidade (PEAD);
- Trilaminados (composto de polietileno, polipropileno e poliéster);
- Etilvinil acetato (EVA).

As bolsas de PVC são flexíveis e apresentam colapsibilidade total. Durante muitos anos foi o material polimérico de escolha para esse tipo de embalagem. Porém, o PVC naturalmente é um material rígido e duro, e para se tornar flexível e adquirir as características físicas e mecânicas da bolsa, requer a aditivação de um plastificante em sua composição. O ftalato de di-(2-etilexila) (DEHP) é o plastificante mais utilizado e, devido à sua estrutura e lipossolubilidade, pode ser extraído e migrar para a solução com que estiver em contato. O DEHP foi classificado como um provável agente carcinogênico e, portanto, as bolsas de PVC devem ser evitadas com certos medicamentos que possam extrair esse componente. Além da migração, outro fenômeno de interação fármaco-recipiente é a sorção (adsorção ou absorção) do medicamento na parede da embalagem, diminuindo a concentração do medicamento em solução. (Tabela 11.1)

As bolsas de PVC também são permeáveis, permitindo a passagem de substâncias voláteis, água ou moléculas do fármaco através da parede da bolsa para o exterior. A sobrebolsa (invólucro protetor) é utilizada para evitar a perda de água durante o armazenamento. Uma vez removida a sobrebolsa, o tempo de validade do medicamento se reduz devido à permeação.

O PE é muito utilizado na forma de frasco-ampola e o polipropileno (PP) na forma de trilaminados. São materiais mais inertes que o PVC, pois não necessitam do uso de plastificantes.

A bolsa de EVA não contém plastificante e foi desenvolvida para melhorar as características de compatibilidade. Porém, possui pouca resistência à permeação e necessita de sobrebolsa.

As características dos componentes plásticos utilizados nas embalagens das soluções parenterais são apresentadas na Tabela 11.2.

Tabela 11.1 Compatibilidade de medicamentos com embalagens plásticas.

Medicamento	Incompatibilidade
Alprostadil	Não diluído interage com o plástico da bureta resultando em solução turva. A solução de infusão deve ser adicionada primeiro à bureta e o alprostadil concentrado adicionado depois, evitando contato com as paredes da bureta.
Cloridrato de amiodarona	Extração do plastificante DEHP (ftalato de di-(2etilexilaa)) do PVC. O grau de extração depende da concentração e velocidade de administração. Concentrações altas e administração lenta extraem mais plastificantes.
Diazepam	Adsorção com redução da concentração do medicamento em solução em PVC.
Heparina	Em bolsas de PVC com solução fisiológica há concentração da heparina na porção inferior (quando pendurada no suporte), resultando na administração de 97% de heparina nos primeiros 30% da solução de infusão (sobredosagem). A inversão e agitação da bolsa várias vezes rende uma mistura homogênea.
Insulina	Adsorção na superfície de recipientes de infusão intravenosa, vidro ou plástico (PVC, EVA, polietileno e outras polioleifinas), equipos e filtros. Variação de 20%-30%. O percentual adsorvido é inversamente proporcional à concentração de insulina.
Nitroglicerina	Incompatível com PVC, pois é absorvido de 40%-80%.
Propofol	Extração e migração de DEHP para a solução.

Capítulo 11 | Dispositivos utilizados para a administração de medicamentos

Tabela 11.2 Comparativo entre as características dos polímeros plásticos mais utilizados nas soluções parenterais.

Característica	PVC	PEBD	PEAD	PP	EVA
Compatibilidade com fármacos	++	++++	++++	++++	+++
Permeação de umidade	+	++++	+++++	++++	+
Esterilização por calor	+++	++	++++	+++++	+
Transparência	++++	+++	++	+++	+++
Colapsibilidade	+++++	++	++	++	++++
Descarte	++	++++	++++	++++	+++

Adaptada de: Sacha GA, Saffell-Clemmer W, Abram K, Arkers MJ. Pratical fundamentals of glass, rubber, and plastic sterile packagung systems. *Pharmaceutical Development and Technology*, 2010: 15(1):6-34

+ muito ruim, ++ ruim, +++ razoável, ++++bom, +++++excelente

BOMBA DE INFUSÃO E EQUIPOS

Na UTIN, a administração de medicamentos por via endovenosa (EV) deve ser realizada por meio de bomba de infusão. Recém-nascidos, principalmente os prematuros, podem ter a função renal ou cardiopulmonar comprometida e possuir uma tolerância mais limitada ao volume, sendo importante a utilização de bombas de infusão para fornecer soluções intravenosas com vazões muito baixas e alta precisão, impedindo possíveis superdosagens de medicamentos.

A utilização das bombas de infusão se faz necessária para atender alguns requisitos que visam à segurança do paciente, como por exemplo:

- erro menor que 5% em relação ao volume recebido pelo neonato;
- garantia de velocidade de infusão constante de medicamentos de baixo índice terapêutico;
- controle rigoroso dos volumes infundidos para pacientes sob restrição hídrica;
- proteção contra oclusão dos dispositivos;
- alertas quanto à presença de bolhas de ar no sistema ou término da infusão.

Os medicamentos infundidos por meio das bombas de infusão utilizam equipos específicos e com diâmetro e comprimento variáveis. Existem diversos modelos de bombas de infusão no mercado, sendo que cada fabricante dispõe de um ou mais equipos apropriados para cada modelo.

As bombas de infusão são dispositivos que controlam a velocidade de infusão dos medicamentos administrados ao paciente sob pressão positiva gerada pela bomba, ou seja, a pressão é obtida por um motor elétrico acionando uma seringa ou um dispositivo peristáltico.

Os equipos são dispositivos que levam o líquido do reservatório para o paciente e variam conforme o fabricante quanto ao tipo de gotejamento; porém, todos apresentam os mesmos componentes básicos: adaptador ou extremidade para conexão no frasco de soro, orifício e câmara de gotejamento, tubo do equipo, pinça, injetor, conector e filtros.

Uma vez que as doses de medicamentos empregadas para essa faixa etária apresentam volumes pequenos, há a necessidade de preencher todo o circuito de infusão, ou seja, o equipo, com medicamento, sendo que por isso, muitas vezes são preparadas quantidades maiores que as prescritas das soluções para preencher esses circuitos. No capítulo reservado aos cálculos (Capítulo 17), há exemplos do preparo de soluções.

Atualmente, a UTIN do HU-USP dispõe de duas bombas de infusão fabricadas pela Baxter: Baxter Colleague (Monocanal), Baxter Colleague 3 (Triplo canal). Vide Figura 11.1.

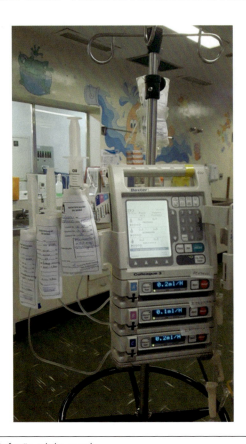

Figura 11.1 Bomba de infusão triplo canal.

As bombas disponíveis são utilizadas para a administração de soluções por seringa ou frascos e bolsas. Os frascos e bolsas destinam-se a volumes superiores a 20 mL e as seringas para volumes inferiores ou até 20 mL.

Ao realizar a triagem o farmacêutico deve verificar quais as bombas e equipos em uso e fazer o cálculo das soluções de acordo com estes.

Em geral, soluções com volume inferior a 20 mL são administradas por bomba de seringa, mas o farmacêutico deve verificar com a enfermagem ou junto ao leito do paciente antes de efetuar o cálculo, pois pode haver falta de equipos ou bombas, ou até mesmo substituição por outros modelos e fabricantes.

O cálculo utilizando *primes* inadequados resulta em quantidade incorreta de apresentações dispensadas, fato que pode gerar erros de medicação e comprometer a segurança do paciente (Quadro 11.1).

Quadro 11.1 *Primes* de acordo com volume.

Comum (soluções > 20 mL): 13 mL de *prime*	Seringa (soluções < 20 mL): 6 mL de *prime*

Além disso, é importante também verificar se a velocidade de infusão que está programada no dispositivo corresponde àquela que está prescrita. A velocidade de infusão de um medicamento é programada no dispositivo por um profissional, portanto é recomendável a checagem desse procedimento.

A literatura demonstra que muitos erros de medicação estão diretamente associados aos dispositivos de infusão, pois apenas ter o dispositivo nas unidades hospitalares, por si só, não aumenta a segurança do paciente, senão quando outras medidas são conjuntamente adotadas.

Capítulo 11 | Dispositivos utilizados para a administração de medicamentos   69

Os membros da equipe que operam diretamente tais sistemas, bem como os outros profissionais envolvidos no ciclo do medicamento, devem conhecer o funcionamento desses dispositivos.

■ CATETERES VENOSOS CENTRAIS E PERIFÉRICOS

A indicação dos dispositivos intravasculares é realizada pela equipe que atua na UTIN através da avaliação da condição clínica do paciente e de fatores como tipo e tempo de duração da terapia intravenosa.

Os principais dispositivos endovenosos utilizados na UTIN são os cateteres venosos periféricos (agulhados ou flexíveis) e os cateteres venosos centrais (percutâneo, dissecção, umbilical ou de inserção periférica). São feitos de materiais cilíndricos, canulados e perfurantes destinados à infusão de fluidos e hemoderivados, sendo uma das extremidades destinada à perfuração e à penetração das estruturas corporais e outra, ao conector, para promover conexões com seringas e equipos.

O cateterismo venoso central é a inserção de um cateter no sistema vascular com acesso ao sistema circulatório central. Os cateteres venosos podem ser feitos de vários materiais e conter um ou mais lúmens, e são classificados de acordo com o tempo de permanência em cateteres de curta ou longa permanência:

Cateteres centrais de curta permanência:

- Cateteres venosos umbilicais são utilizados para infusão de fluidos e medicamentos, constituídos de poliuretano, com um ou dois lúmens. A cateterização da veia umbilical é a principal via de escolha na sala de parto e no período neonatal imediato.
- Cateteres venosos centrais inseridos por punção de jugular interna, femoral ou subclávia são indicados para infusão de líquidos, medicamentos, transfusões sanguíneas, constituídos de poliuretano, com um ou mais lúmens.
- Cateteres venosos centrais inseridos por dissecção venosa possuem a mesma indicação que os cateteres por punção descritos acima, porém são obtidos por procedimento cirúrgico, através da dissecção da veia realizada por cirurgião.

Cateteres centrais de longa permanência:

- Cateter venoso central de inserção periférica (*peripherally inserted central venous catheter* – PICC) é um dispositivo vascular de inserção periférica com localização central, com lúmen único ou duplo, constituído de poliuretano ou de silicone (os de silicone são mais flexíveis e causam menor irritação à parede dos vasos e interação medicamentosa). É o mais utilizado na UTIN, pois as taxas de complicação são menores quando comparadas aos demais cateteres centrais (Figura 11.2).
- Cateteres tunelizados ou semi-implantados (Broviac® e HicKman®) são constituídos por silicone e a inserção é realizada no centro cirúrgico, através de um túnel no subcutâneo. Possuem duas porções uma inserida na subclávia e outra exteriorizada por meio de um túnel no subcutâneo, possuem um *cuff* de Dracon®, que além de bloquear a migração de bactérias, serve para fixar o cateter por meio de tecido fibroso a sua volta. Possuem indicações muito específicas e devem ser colocados após esgotamento de todas as possibilidades de acesso venoso.
- Cateteres totalmente implantados são assim denominados por não apresentarem nenhuma parte exteriorizada após sua instalação. São feitos de silicone, poliuretano ou de teflon. Possuem uma câmara de titânio em uma das extremidades. A parte central dessa câmara é uma membrana de silicone chamada septo, na qual são realizadas as punções para acesso ao dispositivo. Na literatura internacional, faz-se referência a esse cateter como "PORT". O acesso é realizado através da punção com agulha. A implantação deve ser realizada em centro cirúrgico. São indicados para pacientes em tratamento quimioterápico. Raramente utilizados em UTI Neonatal.
- Punção intraóssea: trata-se da introdução de uma agulha na cavidade da medula óssea para possibilitar o acesso à circulação sistêmica, através da administração de fluidos. O local mais frequente para punção em neonatos e lactentes é a face interna da tíbia. Utilizada em situações de emergência onde outros métodos de acesso venoso são impossibilitados.

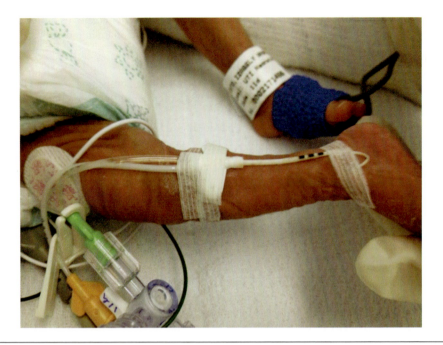

Figura 11.2 Cateter venoso central de inserção periférica (PICC).
Fonte: Arquivo pessoal.

Os cateteres venosos periféricos são obtidos através da punção venosa periférica a fim de administrar soluções ou fármacos no sistema circulatório. Pouco utilizados na UTIN, possuem um dispositivo agulhado é do tipo "*butterfly*" ou "borboleta", utilizado para infusões venosas em curto período, pois pode lesionar a veia e infiltrar uma vez que a agulha permanece dentro da veia. O tamanho do cateter utilizado em neonatologia é o 25 e 27 (agulha e calibre menor), vide Figura 11.3.

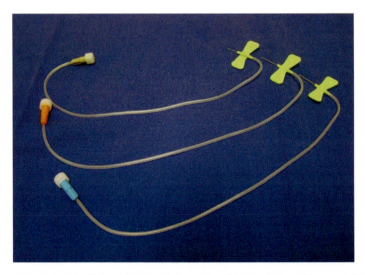

Figura 11.3 Cateteres venosos periféricos do tipo "*butterfly*", calibres 23 (azul), 25 (laranja) e 27 (cinza).
Fonte: Arquivo pessoal.

Capítulo 11 | Dispositivos utilizados para a administração de medicamentos

Os cateteres periféricos flexíveis (tipo Introcan Safety®, Insyte Autoguard®, Saf-T-Intima®) são aqueles em que a agulha é envolvida por um mandril flexível e após a punção a agulha é retirada e descartada deixando um cateter flexível no vaso. O tamanho mais utilizado é o 24 (menor e mais fino), sendo adequado para a maioria das infusões (Figuras 11.4 e 11.5).

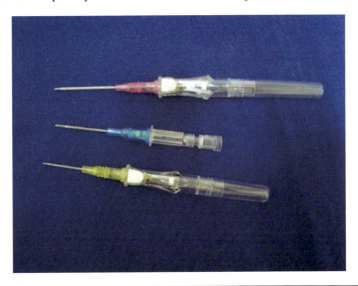

Figura 11.4 Cateteres venosos periféricos flexíveis, com via de acesso única, calibres 24 (amarelo), 22 (azul) e 20 (rosa).
Fonte: Arquivo pessoal.

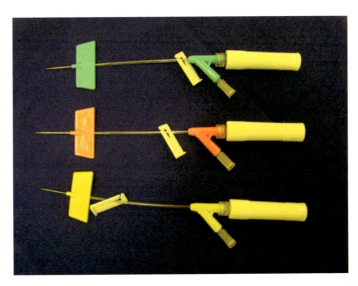

Figura 11.5 Cateteres venosos periférico do tipo "por-fora-da-agulha" e 2 vias de acesso, calibres 24 (amarelo), 22 (azul) e 20 (rosa).
Fonte: Arquivo pessoal.

Em Neonatologia, não há recomendação para troca de acesso venoso periférico, sendo a substituição do cateter sobre agulha realizada nos casos de flebite, infiltração ou extravasamento.

REFERÊNCIAS CONSULTADAS

1. Alves, MAC. Bombas de infusão: operação, funcionalidade e segurança. Dissertação de Mestrado. Universidade Federal de Santa Catarina. Programa de Pós-Graduação em Engenharia Elétrica. Florianópolis, 2002. Disponível em: https://repositorio.ufsc.br/bitstream/handle/123456789/83591/189848.pdf?sequence=1. Acesso em 2 ago 2016.
2. Brasil. Agência Nacional de Vigilância Sanitária. Comissão da Farmacopeia Brasileira. Farmacopeia Brasileira. 5ª edição. Brasília: Agência Nacional de Vigilância Sanitária, 2010. Disponível em: http://www.anvisa.gov.br/hotsite/cd_farmacopeia/pdf/volume1%2020110216.pdf
3. Brasil. Agência Nacional de Vigilância Sanitária. Resolução-RDC n. 45, de 12 de março de 2003. Dispõe sobre o Regulamento Técnico de Boas Práticas de Utilização das Soluções Parenterais (SP) em Serviços de Saúde DOU DE 13/03/2003.
4. Emergency Care Research Institute. General-purpose: infusion pumps [Product Comparison]. 2005 Aug:1-47. Disponível em: http://faculty.ksu.edu.sa/amir77/Documents/Infusion%20 Pumps,%20General-Purpose.pdf
5. Gomes A VO, Nascimento MA L. O processo do cateterismo venoso central em Unidade de Terapia Intensiva Neonatal e Pediátrica. Rev. Esc. Enferm. USP, 47(4): 794-800, 2013.
6. Harding AD. Use of intravenous smart pumps for patient safety. J Emerg Nurs. 37(1):71-2, 2011.
7. Monteiro M, Gotardo MA. Ftalato de di-(2-etilexila) (DEHP) em bolsas de PVC para soluções parenterais de grandes volumes. Rev. Ciênc. Farm. Básica Apl. 26(1): 9-18, 2005.
8. Sacha GA, Saffell-Clemmer W, Abram K, Arkers MJ. Pratical fundamentals of glass, rubber, and plastic sterile packagung systems. Pharmaceutical Development and Technology. 15(1):6-34, 2010.
9. Trim JC, Roe J. Practical considerations in the administration of intravenous vasoactive drugs in the critical care setting: the double pumping or piggyback technique-part one. Intensive Crit Care Nurs. 20(3):153-60, 2004.
10. Trissel LA. Handbook of Injectable drugs 18th ed. ASHP, 2015.

capítulo 12

Ana Maria A. Gonçalves Pereira Melo
Altamir Benedito de Sousa ▪ Sandra Cristina Brassica

Nutrição parenteral

O nascimento de crianças prematuras continua sendo uma importante questão em vários países. A Organização Mundial de Saúde (OMS) define o recém-nascido prematuro (RNPT) como aquela criança nascida antes de completar 37 semanas de idade gestacional. Os prematuros são classificados de acordo com a idade gestacional ao nascer em:

- recém-nascido prematuro extremo: < 28 semanas;
- recém-nascido muito prematuro: 28 a 32 semanas;
- recém-nascido prematuro moderado a tardio: 32 a 37 semanas.

O RNPT também pode ser classificado segundo o peso de nascimento em:

- baixo peso ao nascer (< 2.500 g);
- muito baixo peso ao nascer (< 1.500 g);
- extremo baixo peso ao nascer (< 1.000 g).

Um dos problemas que o recém-nascido prematuro, principalmente os de muito baixo peso ao nascer, enfrenta é a insuficiência de crescimento pós--natal devido à falta de nutrientes.

A falta de crescimento está associada ao comprometimento do desenvolvimento neuropsicomotor de uma forma dose-dependente. Estes pacientes têm limitações para receber suas necessidades nutricionais por via enteral, então todo esforço deve ser realizado para que, desde o nascimento seja oferecido um suporte nutricional adequado.

Um importante recurso que dispomos para minimizar, esse dano é a utilização da nutrição parenteral (NP) individualizada ao RNPT.

Enquanto os nutrientes são oferecidos precocemente por via parenteral, simultaneamente, pequenas quantidades de alimentos devem ser dadas por via enteral, com o propósito de estimular o trato gastrintestinal e promover a maturação do mesmo.

O suporte nutricional em RNPT ocorre em três fases distintas, cada uma com seus riscos e desafios:

- **Fase 1 ou Precoce:** os nutrientes são oferecidos quase exclusivamente por via parenteral. Trata-se da fase pós-natal imediata, cujo objetivo é fornecer um fluxo ininterrupto de nutrientes para que o estado anabólico intrauterino se mantenha após o nascimento.
- **Fase 2 ou Transição:** a nutrição enteral é avançada e a parenteral gradualmente eliminada. Com a maturação gastrintestinal progressiva, a nutrição parenteral, que era exclusiva, passa a ser predominante, mas ainda garantindo importantes quantidades nas ofertas hídricas e calóricas diárias.
- **Fase 3 ou Final:** dieta enteral exclusiva e crescimento adequado.

Importa salientar que se fornecidos os nutrientes necessários ao prematuro, estes podem apresentar *catch-up* na fase precoce.

A nutrição parenteral é uma solução ou emulsão, composta de carboidratos, aminoácidos, lipídios, vitaminas e minerais. Sua utilização não é isenta de riscos, especialmente infecção, porém, para essa faixa etária, a insuficiência de nutrientes traz alto risco de inadequado desenvolvimento neuropsicomotor, assim como prejuízo do desenvolvimento das defesas imunológicas. Deve ser estéril e apirogênica, destinando-se à administração intravenosa nos pacientes em regime hospitalar, ambulatorial ou domiciliar, visando à síntese ou manutenção dos tecidos, órgãos ou sistemas.

Constitui um recurso terapêutico amplamente utilizado para os neonatos, principalmente para os prematuros extremos (RNPTE), devido a sua incapacidade temporária para tolerar a dieta enteral, ou, ainda, quando esta é contraindicada.

A NP é essencial para que os prematuros alcancem o crescimento desejável. Para que isso ocorra, é necessário oferecer os nutrientes apropriados desde as primeiras semanas de vida, caso contrário, pode-se prejudicar inclusive seu neurodesenvolvimento.

O objetivo terapêutico principal do emprego da NP é promover o ganho de peso e fornecer calorias e proteínas suficientes para proporcionar o desenvolvimento dos tecidos. Para tanto, diferentemente das preparações para uso adulto, as que se destinam aos recém-nascidos são individualizadas, ou seja, têm sua composição ajustada às necessidades destes pacientes diariamente.[1]

Estas misturas são frequentemente compostas de emulsões lipídicas (EL) e possuem altas concentrações de cálcio e muitos outros nutrientes, objetivando atender às necessidades específicas apresentadas por esses pacientes. Tal fato pode comprometer a estabilidade destes sistemas pelo grande potencial de interação entre seus componentes e prejudicar a segurança da sua utilização.[2,3]

Diante do objetivo de garantir uma terapia nutricional adequada e dos desafios que essas formulações apresentam, é imprescindível que o farmacêutico esteja envolvido em todas as etapas dessa prática, desde a prescrição até o monitoramento do paciente.[1]

■ ESTABILIDADE FÍSICO-QUÍMICA

Conforme já mencionado, as NP empregadas em neonatos possuem muitos componentes e em altas concentrações, fato que pode comprometer sua estabilidade físico-química, podendo, inclusive, torná-las impróprias para a administração.

A grande necessidade proteica dos pacientes determina que as nutrições parenterais utilizadas para esta faixa etária possuam um caráter mais ácido, em virtude da maior concentração de aminoácidos. Já as emulsões lipídicas endovenosas normalmente possuem um pH entre 5,5 e 8.[4]

A diminuição do pH resultante da alta concentração de aminoácidos altera o potencial eletrostático desses sistemas, diminuindo as forças de repulsão e podendo tornar o sistema instável, ou seja, promovendo a coalescência. No entanto, Driscoll e colaboradores (2003) demonstraram que as NP para os neonatos à base de emulsões lipídicas, contendo TCM/TCL, mantinham sua estabilidade físico-química por até 48 horas, em pH 5.[4]

Para a infusão, as emulsões lipídicas contendo TCM/TCL devem apresentar glóbulos lipídicos com até 0,5 µ de diâmetro. Esses glóbulos apresentam uma face interna hidrofóbica composta de fosfolipídios com ácidos graxos de cadeia longa e uma face hidrofílica, ou externa, contendo ácido fosfatídico. Em pH fisiológico, a face polar apresenta-se ionizada, o que faz com que haja repulsão eletrostática entre os glóbulos próximos e, portanto, prevenindo a coalescência.

A estabilidade dos glóbulos na emulsão também é mantida pelo agente emulsificante e é medida pelo diâmetro e pela distribuição do tamanho dos glóbulos. A metodologia empregada para avaliar tais parâmetros encontra-se descrita na farmacopeia americana, que também determina que o diâmetro do glóbulo deve ser inferior a 0,5 µ e que a concentração de glóbulos maiores que 0,5 µ não pode ultrapassar 0,05%.[5]

A simples aplicação ou extrapolação não criteriosa de resultados de estudos que não contemplem uma metodologia adequada pode oferecer riscos, principalmente para neonatos prematuros.

É fundamental avaliar os métodos, sua especificidade e limitações, para não comprometer a segurança da utilização desse recurso terapêutico. Estudos em animais demonstraram que além do risco de comprometimento da circulação pulmonar, cobaias submetidas à infusão de emulsão lipídica com porcentagem de glóbulos maiores que 0,5 µ (maior que 0,05%) apresentaram injúria tecidual pulmonar pelo aumento de TNF-α, dano hepático pelo aumento de glutationa, de aspartato aminotransferase, da produção de citocinas e acumulação de glóbulos de gordura no fígado.[2,4]

Conforme já mencionado, a mistura das emulsões lipídicas a outras substâncias na NP pode promover alteração na estabilidade das emulsões. Uma causa frequente de instabilidade é o excesso de partículas positivas ou de valência 2, como os cátions divalentes cálcio e magnésio (Ca^{2+} e Mg^{2+}). Essas partículas diminuem a força de repulsão entre os glóbulos (diminuição do potencial zeta), podendo também ocasionar um aumento de seu tamanho.

A literatura sugere que emulsões lipídicas contenham uma concentração máxima de 16 mEq/L desses cátions. Concentrações acima da recomendada podem acarretar a formação de glóbulos maiores que 0,5 µ de diâmetro, o que pode favorecer a ocorrência de embolia gordurosa por obstrução de capilares pulmonares. Os capilares humanos possuem um diâmetro de 4 a 9 µ.[6]

Quando é necessário administrar altas doses de cátions, ultrapassando o limite de segurança de 16 mEq/L, recomenda-se que os cátions excedentes sejam infundidos em soro paralelo.

A presença de heparina em NP com emulsão lipídica (EL), e cátions divalentes, também propicia a ocorrência de coalescência, uma vez que a heparina, uma macromolécula aniônica, facilita a formação de lipossomas maiores que 0,5 µ. Recomenda-se que em presença de EL, cátions divalentes e heparina sejam adicionados à mistura de polivitamínico, pela ação tensoativa deste. Do ponto de vista clínico, essa conduta é muito importante, uma vez que reflete segurança no uso da formulação.[6,7]

Uma estratégia útil para evitar a ocorrência de problemas como os destacados anteriormente é a infusão em "Y" da emulsão lipídica. Tal estratégia deve ser proposta pelo farmacêutico, dependendo do caso.

Nas unidades de internação neonatais há, com frequência, fontes de luz e calor, como berços aquecidos, focos de luz e berços para fototerapia, entre outros, que também podem afetar a estabilidade das misturas.

A exposição à luz promove a oxidação de lipídios e a formação de peróxidos lipídicos, que são tóxicos e podem ocasionar esteatose hepática, hipertrigliceridemia, aumento da resistência vascular pulmonar, doença pulmonar crônica etc.[8]

Para evitar a exposição à luz, a bolsa e o circuito de infusão devem ser protegidos durante a infusão. Recomenda-se, ainda, mantê-los longe de fontes de calor.

Manual de Farmácia Clínica – Assistência Farmacêutica ao Neonato e Lactente

É importante ressaltar que as alterações na estabilidade descritas nesta sessão não são visíveis em todos os casos, mas, quando presentes, resultam em consequências clínicas significativas.

■ OFERTAS DE NUTRIENTES E PRODUTOS UTILIZADOS NA MANIPULAÇÃO DAS NP

A nutrição parenteral é indicada para recém-nascidos e lactentes nos casos a seguir:

- prematuridade;
- necessidade de ventilação mecânica;
- enterocolite necrosante;
- sepse;
- erros inatos do metabolismo;
- pré-operatórios;
- más-formações gastrintestinais.

A necessidade hídrica nessa faixa etária é variável e dada conforme o Quadro 12.1:

Quadro 12.1 Necessidades hídricas do recém-nascido no primeiro mês de vida.

Peso (g)	1-2 dias (mL/kg/d)	3 dias (mL/kg/d)	15-30 dias (mL/kg/d)
750-1.000	105	140	150
1.001-1.250	100	130	140
1.251-1.500	90	120	130
1.500-1.700	80	110	130
1.700-2.000	80	110	130
RNT	70	80	100

Fonte: Feferbaum, R. Falcão, MC. 2005.[9]

No entanto, podem ocorrer alterações na necessidade hídrica que devem ser ajustadas:[10]

- Aumentada em 20 mL/kg nos recém-nascidos submetidos à fototerapia, mantidos em berços de calor radiante ou incubadoras de baixa umidificação.
- Diminuída em 20 mL/kg nos recém-nascidos submetidos à ventilação pulmonar mecânica, portadores de canal arterial patente, insuficiência cardíaca e insuficiência renal.

Com relação às necessidade de nutrientes, considerar as questões a seguir.

Glicose

A glicose é o único carboidrato recomendado para compor a nutrição parenteral e é a principal fonte de energia. A produção inadequada de insulina e a imaturidade hepática (glicogenólise prejudicada), especialmente em prematuros, são causas de intolerância à glicose.

Deve-se iniciar com velocidade de infusão (VIG) de 2,7 a 4 mg/kg/min e aumentar 2 mg/kg/min/dia, até atingir 12 mg/kg/min. Manter a glicemia entre 120 e 150 mg/dL.

Aminoácidos

Uma das observações mais importantes em relação à nutrição parenteral em recém-nascidos prematuros é a infusão de aminoácidos com glicose já no primeiro dia de vida. Essa estratégia

Capítulo 12 | Nutrição parenteral

diminui o catabolismo proteico e aumenta a incorporação efetiva de proteínas. Para que o RNPT evolua com uma taxa de crescimento extrauterino adequada, semelhante ao que seria na vida intrauterina, são necessárias 3,5 a 4 g/kg/dia de aminoácidos. Essa meta deve ser alcançada até o 3º dia de vida pós-natal.

Existem diferentes soluções de aminoácidos disponíveis no mercado que possuem composição diferenciada quali e quantitativamente. É preferível uma solução de aminoácidos que seja mais rica em aminoácidos essenciais.

Recomenda-se iniciar no primeiro dia com um aporte de 2,0 a 3,0 g/kg e, em dois a quatro dias, atingir 3,5 a 4 g/kg.

No Quadro 12.2, estão as principais soluções de aminoácidos e suas composições.

Quadro 12.2 Composição das soluções de aminoácidos empregadas em neonatos.

Aminoácido	Pediátricos Aminoven® 10% Infant	Hepatopatas Aminosteril® N-Hepa 8%	Nefropatas Nephrotec® 7%
Isoleucina	8 g	10,4 g	5,8 g
Leucina	13 g	13,09 g	12,8 g
Lisina	8,51 g	9,71 g	12 g
Metionina	3,12 g	1,1 g	2 g
Acetilcisteína	0,70 g	0,7 g	0,54 g
Fenilalanina	3,75 g	0,88 g	3,5 g
Triptofano	2,1 g	0,7 g	
Treonina	4,4 g	4,4 g	8,2 g
Valina	9 g	10,08 g	8,7 g
Arginina	7,5 g	10,72 g	8,2 g
Histidina	4,76 g	2,8 g	9,8 g
Glicina	4,15	5,82 g	5,3 g
Alanina	9,3 g	4,64 g	6,2 g
Prolina	9,71 g	5,73 g	3 g
Serina	7,67 g	2,24 g	7,6 g
Ácido málico	2,62 g		[1]+
Ácido glacial acético		+	[2]+
Tirosina	4,2 g		0,6
Taurina	0,4 g		
Água para injeção	1.000 mL	1.000 mL	1.000 mL
Osmolaridade (mOsm/L)	885	770	635

[1] presente, mas não declarado quantitativo.
[2] presente, mas não declarado quantitativo.
Fonte: Bula dos produtos Aminoven, Aminosteril e Nefrotec.[11]

Lipídios

As emulsões lipídicas são cruciais para fornecer ácidos graxos essenciais e calorias para os RNPT que necessitam de nutrição parenteral. No entanto, a literatura destaca que a administração imediata de emulsões lipídicas, ao nascer, não melhora o crescimento em curto prazo, não impede a morbidade e a mortalidade em recém-nascidos prematuros e também não aumenta o risco de complicações.

A composição de emulsões lipídicas também influencia o metabolismo de ácidos graxos. Uma mistura de triglicérides de cadeia longa (TCL) e de triglicérides de cadeia média (TCM) parece aumentar a incorporação de ácidos graxos essenciais e de ácidos graxos poliinsaturados de cadeia longa aos lipídios circulantes, quando comparada a uma emulsão contendo apenas triglicérides de cadeia longa. Recomenda-se o uso de emulsões lipídicas a 20%, em vez de a 10%, a fim de reduzir o conteúdo de fosfolipídios, mais altos nas soluções a 10%, e, ainda, reduzir o volume das emulsões.

A literatura recente indica que o uso de nutrição parenteral com óleo de peixe, em substituição às emulsões lipídicas compostas de óleos vegetais, está relacionado a benefícios, como por exemplo, a reversão de colestase neonatal relacionada à nutrição parenteral. Os pacientes que usaram emulsões com óleo de peixe apresentaram reversão do quadro de colestase em 110 dias. O grupo controle (óleo de soja) apresentou reversão em 137 dias, no entanto, não houve diferença estatisticamente significativa entre os grupos analisados. Mesmo assim, há recomendação do uso de óleo de peixe para prevenir danos hepáticos nesta faixa etária.

Ainda há estudos que reforçam a recomendação do uso de emulsões lipídicas ricas em ômega-3 (óleo de peixe) para a prevenção de retinopatia da prematuridade em recém-nascidos de risco. Os pacientes devem ser monitorados durante todo o tratamento, principalmente em relação ao risco de sangramento promovido pelo ômega-3.

O Quadro 12.3 ilustra a composição da emulsão com óleo vegetal e o Quadro 12.4, a emulsão contendo óleo de peixe.

Quadro 12.3 Composição da emulsão lipídica a 20% com TCM/TCL (Lipovenos® MCT 20%).

Óleo de soja	100 g
Triglicérides de cadeia média	100 g
Glicerol	25 g
Fosfolipídio de ovo	12 g
Oleato de sódio	0,3 g
Água para injeção	1.000 mL
Osmolaridade (mOsm/L)	273

Fonte: Bula do produto Lipovenos (R).[11]

Recomenda-se que a administração de lipídios seja iniciada com 1 g/kg/dia no primeiro ou segundo dia de vida, sendo aumentada até a dose máxima de 3,0 a 4,0 g/kg/dia, a partir do terceiro dia.

A oferta deve ser diminuída se a taxa de triglicérides for maior que 250 mg/dL.

Capítulo 12 | Nutrição parenteral

Quadro 12.4 Composição da emulsão lipídica a 20% com óleo de peixe (Smoflipid® 20%).

Óleo de soja	60 g
Triglicérides de cadeia média	60 g
Óleo de oliva	50 g
Óleo de peixe	30 g
Água para injeção	1.000 mL
Osmolaridade (mOsm/L)	290

Fonte: Bula do produto Smoflipid (R).[11]

Eletrólitos

As necessidades de eletrólitos estão demonstradas no Quadro 12.5, assim como o momento recomendado para sua introdução.

Recém-nascidos prematuros podem ter sua necessidade de sódio aumentada em função de uma perda urinária maior devido à imaturidade renal.

O excesso de cloreto pode ocasionar acidose metabólica hiperclorêmica. As soluções de aminoácidos não tamponadas, contendo aminoácidos catiônicos, podem apresentar excesso de cloretos. Neste caso, o cloreto de sódio pode ser substituído por acetato de sódio.

O potássio é importante no metabolismo da glicose e na síntese de glicogênio. O catabolismo proteico também contribui para a perda de potássio.

O cálcio, o fósforo e o magnésio devem estar presentes na nutrição parenteral do RN, dando-se preferência, atualmente, às formulações de fósforo orgânico que não oferecem riscos de incompatibilidade físico-química entre o fósforo e cálcio, ocasionando precipitação.

Com o uso precoce de aminoácidos em quantidades elevadas, tem-se observado um aumento nas necessidades de fósforo. Este tem um papel muito importante nos primeiros dias de vida. É um substrato para a função muscular e um importante componente da massa magra. As ofertas inadequadas de cálcio e fósforo ao RNPT podem levar ao comprometimento em diferentes graus da mineralização óssea e à ocorrência de doença metabólica óssea (*vide* Capítulo 7.7).

Quadro 12.5 Oferta de eletrólitos no período pós-natal.

	Iniciar	Dose
Na	Após 48h Diurese > 1 mL/kg/dia	2-3,5 mEq/kg/dia
K	Após 48h Diurese > 1 mL/kg/dia	1,5-2,5 mEq/kg/dia
Ca	Após 48h Precoce em RNs asfixiados e RNPTs	2-6 mL/kg/dia (GluCa 10%, 1 mL = 1,5 mEq/mL)
Mg	Após 48h Precoce em asfixiados e RNPTs	0,5-1 mEq/kg/dia
P	Após 48h	0,5-1 mEq/kg/dia
P orgânico	Após 48h	0,7-3 mEq/kg/dia

Fonte: adaptada de Feferbaum, R. Falcão, MC. Nutrição do Recém-nascido. São Paulo: Editora Atheneu, 2005.[9]

Vitaminas

Níveis adequados de vitaminas E, C e A são considerados importantes na estabilização de ácidos graxos poliinsaturados das membranas celulares. As vitaminas são fornecidas em soluções multivitamínicas, que são adicionadas à solução parenteral. As doses enterais recomendadas servem apenas como base, já que as soluções intravenosas podem sofrer influências em relação ao recipiente utilizado e à fotodegeneração.

As vitaminas hidrossolúveis compreendem a vitamina C e as do complexo B. As quantidades dessas vitaminas, por via intravenosa, devem ser maiores que as ofertadas por via enteral, pois uma grande parte é excretada pelos rins. Elas são adicionadas à nutrição parenteral em quantidades três vezes maiores que as doses orais.

As vitaminas lipossolúveis, A, D, E e K, quando ofertadas em excesso, podem acumular-se no organismo, com risco de provocar intoxicações.

Os polivitamínicos são iniciados no terceiro dia de vida. As necessidades diárias e a composição do complexo vitamínico atualmente em uso no HU-USP estão demonstradas no Quadro 12.6.

Quadro 12.6 Composição da solução de multivitaminas/mL e necessidades diárias do RN.[4]

	Composição	Necessidades
Palmitato de retinol (Vitamina A)	3.300 UI	280-500 mg/d
Colecalciferol (Vitamina D_3)	200 UI	40-160 UI/d
Acetato de alfa-tocoferol (Vitamina E)	10 UI	2-4 UI/d
Fitomenadiona (Vitamina K_1)	150 µg	1 mg/semana
Cloridrato de tiamina (Vitamina B_1)	6 mg	0,3-0,8 mg/d
Riboflavina (Vitamina B_2)	3,6 mg	0,3-0,9 mg/d
Nicotinamida (Vitamina B_3)	40 mg	Não determinada
Dexpantenol (Vitamina B_5)	15 mg	2 mg/d
Cloridrato de piridoxina (Vitamina B_6)	6 mg	0,3-0,7 mg/d
Ácido ascórbico (Vitamina C)	200 mg	35-50 mg/d
Biotina (Vitamina B_7)	20 mg	6-13 µg/d
Ácido fólico (Vitamina B_9)	140 µg	40-60 µg/d
Cianocobalamina	1 µg	0,3-0,7 µg/d
Água q.s.p.	mL	

Fonte: adaptada de Zenk, KE; Sills, JH; Koeppel, RM. 2003.[10]

Oligoelementos

Os oligoelementos são metais que fazem parte do núcleo das metaloenzimas. A deficiência desses elementos pode causar problemas ao paciente. Os mais comumente empregados em NP encontram-se no Quadro 12.7.

Heparina

A utilização da heparina em nutrição parenteral tem por objetivo o aumento da atividade da lipase lipoproteica. A dose recomendada é de 0,5 a 1 UI/mL de NP.

A American Society for Parenteral and Enteral Nutrition (ASPEN) não recomenda sua adição à NP em virtude da baixa evidência disponível.[8]

Quadro 12.7 Composição da solução de oligoelementos por mL.[7]	
Zinco	500 µg
Cobre	100 µg
Manganês	10 µg
Cromo	1 µg
Água	1 mL

■ PRÁTICAS SEGURAS EM RELAÇÃO À NP EM NEONATOS

A segurança da utilização das NP em UTIN é uma das questões que deve receber atenção de toda a equipe multiprofissional. O Instituto para Práticas Seguras no uso de medicamentos (ISMP) recomenda que as prescrições de NP em UTIN sejam padronizadas por meio de formulários próprios e que os cálculos de ofertas de nutrientes e de seu volume correspondente sejam efetuados ao menos por dois profissionais.

Existem prescrições eletrônicas que podem auxiliar na prescrição das NP, aumentando a segurança do processo pela eliminação de erros de cálculos e emissão de alertas, em caso de sobredoses de eletrólitos e nutrientes, além de incompatibilidades físico-químicas.

Em nosso serviço, foi elaborada uma prescrição de NP no formato Excel® (Figura 12.1). Esse instrumento, fruto do trabalho conjunto de farmacêuticos e médicos neonatologistas, consiste em uma planilha em que o prescritor insere a oferta de cada componente da NP, e a planilha calcula o volume de cada componente, bem como os parâmetros de estabilidade físico-química, como o total de cátions divalentes. O instrumento ainda calcula a osmolaridade da emulsão, necessária para o estabelecimento do tipo de acesso pelo qual a emulsão será infundida. Fornece ainda outros parâmetros, como a quantidade de sódio total, uma vez que este íon pode ser proveniente do acetato de sódio, do glicerofosfato e também do cloreto de sódio, além da velocidade de infusão de glicose (VIG). Todos esses dados são protegidos por senha e baseados no peso inserido do paciente.

A introdução desse recurso simples de construção e, sobretudo, fácil de utilizar, apresentou como principais vantagens a legibilidade e a diminuição de erros de cálculos.

Além da utilização de formulários padronizados ou prescrições eletrônicas para a prescrição das NPs, é imprescindível que o farmacêutico esteja familiarizado e atualizado em relação às evidências que suportam a utilização de nutrientes e questões de estabilidade.

A ASPEN apresenta várias diretrizes importantes na área. Por exemplo, quanto à osmolaridade máxima segura para administração da nutrição parenteral por acessos periféricos, a recomendação é de até 900 mOsm/L, pois concentrações superiores podem trazer o risco de tromboflebites.[8]

Além disso, a ASPEN recomenda que medicamentos não sejam incorporados à NP, exceto se houver clara evidência de compatibilidade e estabilidade físico-química entre esses e os nutrientes e sua concentração na mistura.[8]

Mesmo a heparina, que é comumente adicionada às NP, não é recomendada segundo a ASPEN, em virtude da evidência frágil disponível na literatura frente ao risco de comprometimento da estabilidade da emulsão lipídica, conforme já mencionado no tópico anterior.[8]

■ PAPEL DO FARMACÊUTICO EM RELAÇÃO AO EMPREGO DE NP EM NEONATOS

Conforme já comentado, o farmacêutico precisa envolver-se em todas as etapas do processo, desde a prescrição até o monitoramento.

Manual de Farmácia Clínica – Assistência Farmacêutica ao Neonato e Lactente

	ATENÇÃO PREENCHER SOMENTE OS CAMPOS EM AMARELO							
	HOSPITAL UNIVERSITÁRIO DA USP – PRESCRIÇÃO DE DIETA PARENTERAL NEONATAL INDIVIDUALIZADA							
Paciente:			Idade:				Data	23/10/14 9:32
Setor			Registro Hospital				Peso (kg): →	
Nº de Frascos para infundir em 24 h			Período Infusão					

Oferta	Composição:	Concentração	Volume (mL)	Oferta	Composição:	Concentração	Volume (mL)
mEq/Kg	acetato de sódio	2 mEq/mL	0,00	mL/Kg	polivitamínico A + B infantil		0,00
g/Kg	aminoácidos 10% (pediátrico) c/ taurina	0,1 g/mL	0,00	mg/Kg/min	solução de glicose 50%		0,00
mEq/Kg	cloreto de potássio 19,1%	2,56 mEq/mL	0,00				
mEq/Kg	cloreto de sódio 20%	3,42 mEq/mL	0,00	mEq/Kg	sulfato de magnésio 10%		0,00
g/Kg	emulsão lipídica 20% com TCM/TCL	0,2 g/mL	0,00	mcg/Kg	sulfato de zinco		0,00
mg/Kg	fósforo orgânico	mg/mL e Na = 2 mmol = 2 mEq/mL	0,00	UI/mL	heparina	0,00	UI
mL/Kg	gluconato de cálcio 10%	Ca = 8,92 mg/mL = 0,46 mEq/mL	0,00	mL/kg	Volume final (mL)		0,00
mL/Kg	oligoelemento infantil		0,00	automático	água bidestilada		0,00

ATENÇÃO	Zinco total (mcg/Kg)	#DIV/0!	Conferência (farmácia)	
↓	Aporte calórico (Kcal/Kg/dia)	#DIV/0!	Conferência (enfermagem)	
SE PRESCRITO LIPÍDIOS E HEPARINA, ADICIONAR POLIVITAMÍNICO	Calorias não proteicas/g N	#DIV/0!	Via de administração	( ) Central (×) Periférica
CÁTIONS DIVALENTES ATÉ 16	Cátions divalentes	#DIV/0!		
INFUSÃO PERIFÉRICA ATÉ 900 mOs mol/L	Osmolaridade (mOsm/L)	#DIV/0!	Conc. Glicose	#DIV/0!	%
ATENÇÃO SÓDIO TOTAL	Sódio Total (mEq/Kg)	#DIV/0!	Carimbo e Assinatura do médico	

Figura 12.1 Planilha para a prescrição de nutrição parenteral para neonatos.

É importante sua participação durante as visitas médicas, quando são tomadas as decisões quanto às metas nutricionais, pois, nesse momento, pode discutir questões que sejam relevantes, sempre tendo em mente as necessidades específicas dessa população. Para tanto, se faz necessário:

- reconhecer os nutrientes comumente ofertados para esta faixa etária, bem como sua dose recomendada;
- reconhecer os fatores que frequentemente causam instabilidade e incompatibilidade;
- oferecer sugestões aos prescritores, a fim de minimizar ou eliminar problemas de estabilidade e, simultaneamente, garantir o objetivo nutricional almejado de forma segura e eficaz.

Caso não seja possível participar do processo de decisão, a prescrição antes de sua manipulação deve ser sempre avaliada pelo profissional. A avaliação farmacêutica das prescrições de NP é uma das recomendações do ISMP para aumentar a segurança da utilização desse recurso terapêutico tão valioso.

Ao avaliar a prescrição, o farmacêutico deve:

- verificar na prescrição médica os dados referentes à identificação e ao peso do paciente, solicitando adequação, caso necessário;
- verificar a necessidade e a adequação de todos os nutrientes ofertados, com base nos dados do prontuário do paciente, mais especificamente nos dados da evolução clínica diária e dos exames laboratoriais.

- verificar a existência de fatores que, se presentes, possam resultar em instabilidade ou incompatibilidades físico-químicas;
- verificar a adequação entre a osmolaridade da mistura e o acesso venoso. Sendo a glicose e os aminoácidos os nutrientes que mais contribuem para a elevação da osmolaridade das nutrições parenterais, talvez seja possível ajustar sua oferta na NP, quando não se dispuser de acesso central.

Se durante a verificação da oferta dos nutrientes for observada alguma discrepância entre a oferta recomendada e a prescrita, solicitar a confirmação do prescritor e registrar seus fundamentos no prontuário e na passagem de plantão.

Todos os pacientes que utilizam NP devem ser monitorados pelo farmacêutico e, durante o seguimento, este deve avaliar o resultado terapêutico e a ocorrência de complicações associadas, como, por exemplo, flebite, hiperglicemia e sepse.

REFERÊNCIAS BIBLIOGRÁFICAS

1. Caruso L, Souza AB (Org). Manual da equipe multidisciplinar de terapia nutricional (EMTN) do Hospital Universitário da Universidade de São Paulo – HU/USP. São Paulo: Hospital Universitário da Universidade de São Paulo, Editora Cubo, 2014.
2. Driscoll, DF. Assessment of the physicochemical stability of all-in-one parenteral emulsions for neonates according to USP specifications. J Parenter Enteral Nutr 38(7): 775-7, 2014.
3. Ragab MH, Al-Hindi MY, Alrayees, MM. Neonatal parenteral nutrition: review of the pharmacist role as a prescriber. Saudi Pharm Journal. 24: 429-40, 2016.
4. Driscoll, DF, Nehne J, Peterss H, Klutsh K, Bistrian BR, Niemann W. Physicochemical stability of intravenous lipid emulsions as all-in-one admixtures for the very young. Clin Nutr 22: 489-95, 2003.
5. Thompson JE; Davidow LW. A prática farmacêutica na manipulação de medicamentos. 3 ed. Porto Alegre, Artmed, 2013.
6. Tuan, F, Montalto M. Estudio de mezclas de nutrición parenteral extemporâneas neonatológicas com lipídios. Nutr Hosp. 26(3): 522-7, 2011.
7. Kfouri FM; Akamine D. Terapia nutricional parenteral. São Paulo: Editora Atheneu, 2005.
8. Boullala JI, Gilbert K, Saks G, Labossiere RJ, Crill C, Goday P, Kumpf VJ, Mattox TW, Plogsted S, Holcombe B and American Society for Parenteral and Enteral Nutrituion. ASPEN Clinical Guidelines: Parenteral Nutrition ordering, order review, compounding, labeling and dispensing. J Parenter Enteral Nutr. 38(3):334-77, 2014.
9. Feferbaum, R. Falcão, MC. Nutrição do Recém-nascido. São Paulo: Editora Atheneu, 2005.
10. Zenk, KE; Sills, JH; Koeppel, RM. Neonatal medication & nutrition. 3rd ed. California: NICU INK, 2003.
11. Aminoven 10% Infant. Bula de medicamento. Farmacêutica responsável: Cíntia M P Garcia. Fresenius Kabi. Nefrotec. Bula de medicamento. Farmacêutica responsável: Cíntia M P Garcia. Fresenius Kabi. Aminosteril N-Hepa 8%. Bula de medicamento. Farmacêutica responsável: Cíntia M P Garcia. Fresenius Kabi. Lipovenos (R) MCT. Bula de medicamento. Farmacêutica responsável: Cíntia M P Garcia. Fresenius Kabi.

capítulo 13

Karen Mayumi Koga Sakano ▪ Regina Helena Andrade Quinzani
Sandra Cristina Brassica

Noções de ventilação mecânica, analgesia, sedação e abstinência

O objetivo deste capítulo é introduzir o farmacêutico ao conceito de ventilação mecânica, sua aplicação em neonatos e lactentes, peculiaridades desta modalidade terapêutica e, de modo concomitante, familiarizá-lo com os principais medicamentos utilizados para analgesia e sedação dos pacientes que necessitam do suporte ventilatório.

■ VENTILAÇÃO MECÂNICA

A ventilação mecânica é o mais importante suporte respiratório oferecido dentro de uma Unidade de Terapia Intensiva e, mesmo com o advento de outras modalidades, ainda é muito frequente em Unidades de Terapia Intensiva Neonatal (UTIN). É usada para a manutenção da capacidade ventilatória em pacientes com insuficiência respiratória ou que necessitem de suporte ventilatório, como no paciente a ser submetido a um procedimento cirúrgico mais complexo ou na apneia persistente.

A insuficiência respiratória pode ser definida como uma incapacidade do sistema respiratório em manter a oxigenação ou a remoção de gás carbônico (CO_2) de maneira adequada para a demanda metabólica. Este comprometimento das trocas gasosas costuma traduzir-se por sinais clínicos evidentes de disfunção respiratória e é mais frequente quando existe alteração de parênquima pulmonar ou de via aérea, como na pneumonia, na síndrome do desconforto respiratório do recém-nascido (SDR), na síndrome da angústia respiratória aguda (SDRA), na bronquiolite e na laringite.

A apneia é definida por pausa na respiração por pelo menos 20 segundos ou qualquer período de tempo, desde que tenha alguma repercussão clínica, como queda na saturação ou bradicardia. Usualmente, o parênquima pulmonar não está comprometido e o principal problema é o controle da respiração pelo Sistema Nervoso Central (SNC), por imaturidade, como na apneia da prematuridade, por lesão tecidual do SNC, como na asfixia e na hemorragia intracraniana, ou por depressão do *drive* respiratório, pelo uso de medicamentos.

O paciente pediátrico apresenta particularidades anatômicas e fisiológicas que o torna mais suscetível ao desenvolvimento da insuficiência respiratória. Podemos destacar, entre elas:

- menor calibre das vias aéreas, aumentando a resistência à passagem do ar;
- menor superfície alveolar, fazendo com que seja necessária uma "compensação" por meio do aumento da frequência respiratória;
- caixa torácica mais complacente e arcabouço ósseo mais frágil, impossibilitando a geração de grandes gradientes de pressão negativa intratorácica, o que acarreta menor entrada de ar nos pulmões;
- ventilação colateral de unidades alveolares (canais de Lambert e poros de Khon) deficitária, favorecendo a ocorrência de atelectasias;
- massa muscular diafragmática mais atrófica, sujeita à fadiga precoce, quando existe maior demanda ventilatória.

A instalação da insuficiência respiratória no recém-nascido pode ser decorrente de dois mecanismos: por apneia ou pelo comprometimento do mecanismo de trocas gasosas. No caso da apneia, na ausência de comprometimento do parênquima pulmonar, a causa mais frequente está relacionada ao controle da respiração pelo sistema nervoso central, situação que pode ocorrer na apneia da prematuridade, na asfixia, na hemorragia intracraniana ou depressão do *drive* respiratório, pelo uso de medicamentos. O comprometimento das trocas gasosas é mais frequente quando existe doença de parênquima pulmonar ou de via aérea.

Uma vez que o distúrbio que gerou a insuficiência respiratória não tenha sido solucionado, deve ser instituída a ventilação mecânica com o objetivo de favorecer a ventilação alveolar e a remoção de CO_2, promover a oxigenação dos tecidos e reduzir o trabalho respiratório. Essa decisão deve ser baseada não apenas nos valores gasométricos, mas também na avaliação clínica do paciente e na sua doença de base.

Atualmente, existem dezenas de modelos e fabricantes de ventiladores mecânicos, e inúmeros são os fatores que influenciam a decisão por um equipamento em uma instituição, mas independentemente da escolha, é fundamental que a equipe multiprofissional esteja familiarizada com seu funcionamento, e que seja observada a existência de alguns itens de importância, tais como:

- disponibilidade de diferentes modos ventilatórios;
- sistema de alarmes sonoro e visual confiável;
- possibilidade de ventilação de pacientes com diferentes pesos e faixas etárias;
- existência de baterias internas em caso de falha de eletricidade;
- telas de monitorização de curvas e modos ventilatórios.

A ventilação mecânica se faz por meio de um equipamento (ventilador mecânico) que insufla de maneira intermitente uma quantidade de ar (volume-corrente, VT) para dentro das vias aéreas. Esse movimento de gás para o interior dos pulmões ocorre por meio de um gradiente de pressão que se forma entre os alvéolos e o ventilador mecânico, devido ao influxo de gases, podendo ser limitado à pressão que será gerada ou ao volume de gás a ser fornecido no momento da inspiração.

Alguns parâmetros ventilatórios devem ser regulados no ventilador, para garantir a troca gasosa adequada:

- **Fração Inspirada de Oxigênio (FiO$_2$):** controla a concentração de oxigênio ofertada pelo equipamento;
- **Volume-Corrente (VT):** corresponde à quantidade de ar que chega ao alvéolo em cada ciclo respiratório (3 a 6 mL/kg);

Capítulo 13 | Noções de ventilação mecânica, analgesia, sedação e abstinência

- **Pressão inspiratória (Pinsp):** corresponde ao pico de pressão atingido no sistema respiratório, a partir da insuflação dos gases. Nos recém-nascidos, esse valor fica em torno de 20 cm de H_2O;
- **Pressão positiva expiratória final (Peep):** é a pressão positiva ao final da expiração que mantém a distensão alveolar.
- **Frequência respiratória (Fr):** corresponde ao número de vezes que o equipamento oferece um ciclo respiratório ao paciente;
- **Tempo inspiratório (Ti):** corresponde ao tempo, em segundos, da insuflação de gás para os pulmões durante um ciclo respiratório.

Modos ventilatórios

O suporte ventilatório pode ser dividido em dois grupos:

- ventilação mecânica invasiva;
- ventilação mecânica não invasiva.

Em ambos os grupos, a ventilação artificial é atingida por meio da aplicação de uma pressão positiva nas vias aéreas. A diferença entre elas é que na ventilação mecânica invasiva utiliza-se uma prótese ventilatória (tubo oro ou endotraqueal) introduzido na via aérea, enquanto na ventilação não invasiva a interface entre paciente e ventilador é feita por meio de uma máscara facial (em algumas situações, *prongs* nasais, capacetes). A opção quanto à forma escolhida depende da gravidade do quadro clínico, da necessidade de repouso da musculatura respiratória, da magnitude dos distúrbios respiratórios e do comprometimento pulmonar.

A classificação da ventilação mecânica pode ser baseada no tipo de respiração oferecido pelo ventilador.

- **Mandatória:** as respirações são iniciadas pelo ventilador e o ventilador realiza todo o trabalho inspiratório;
- **Assistida:** as respirações são iniciadas pelo paciente, mas o ventilador realiza parte do trabalho inspiratório;
- **Espontânea:** as respirações são iniciadas pelo paciente e o trabalho inspiratório é mantido por ele.

Dentro dessa classificação, podemos definir os modos ventilatórios da seguinte forma:

- **Controlado:** o ventilador tem o controle total da respiração, iniciando, mantendo e finalizando cada ciclo respiratório;
- **Assisto/controlado (A/C):** os ciclos respiratórios mandatórios e assistidos se intercalam de acordo com o *drive* respiratório do paciente;
- **SIMV:** o ventilador oferece uma quantidade de ciclos respiratórios mandatórios/assistidos e o paciente pode realizar, entre esses ciclos, um número maior de respirações espontâneas (menor suporte do ventilador), de acordo com sua demanda ventilatória;
- **Pressão de suporte:** é um modo ventilatório no qual cada ciclo respiratório é iniciado pelo próprio paciente e sustentado pelo seu esforço;
- **CPAP:** consiste em uma pressão positiva que é mantida nas vias respiratórias durante todo o ciclo respiratório, possibilitando a melhora das trocas respiratórias.

Quanto à ventilação mecânica não invasiva, no período neonatal é uma boa opção para evitar a falha de extubação e um ótimo suporte respiratório nas situações em que não existe grande comprometimento do parênquima pulmonar.

Pode ser realizada apenas mantendo-se uma pressão positiva contínua nas vias aéreas, geralmente por meio de um *prong* nasal (CPAP nasal), necessitando que o paciente tenha um *drive* respiratório. Ou pode ser realizada por meio de pressões positivas intermitentes que se sobrepõem à pressão positiva já existente nas vias aéreas (NIPPV). Ainda não existem estudos clínicos consistentes que demonstrem superioridade de um modo sobre o outro.

■ ANALGESIA E SEDAÇÃO

Recém-nascidos em UTIN costumam ser submetidos a procedimentos dolorosos e a situações de estresse, muitas vezes repetitivos e às vezes de maneira prolongada, podendo levar agudamente à instabilidade clínica, com aumento de pressão arterial e intracraniana, com complicações em longo prazo como sequelas cognitivas, fisiológicas e comportamentais.

Sendo a dor um sintoma subjetivo e de difícil avaliação quantitativa, pode muitas vezes ser erroneamente interpretada, especialmente nos recém-nascidos prematuros, por apresentarem uma resposta comportamental mais sutil quando do estímulo doloroso, acarretando muitas vezes em um manejo inadequado do ponto de vista da analgesia e da sedação necessária.

Inúmeros estudos têm demonstrado que falhas no tratamento adequado da dor podem levar a resultados indesejados, como processamento alterado da dor, distúrbios de déficit de atenção, habilidade perceptiva visual inadequada etc. Entretanto, vários estudos demostram que terapias analgésicas desnecessárias ou excessivas também têm consequências negativas, tais como aumento do tempo em ventilação mecânica, atraso na progressão da alimentação enteral, restrição do crescimento cerebral, desenvolvimento inadequado de habilidades sociais e falhas em testes de memória de curto prazo.

Dentre os procedimentos a que são submetidos os pacientes de uma UTI, a intubação traqueal e a ventilação mecânica são dos procedimentos que causam mais dor, desconforto, estresse, irritabilidade, agitação e privação do sono, tanto em adultos como em crianças e recém-nascidos. Um manejo inadequado pode resultar em assincronia com a ventilação e, consequentemente, a uma ventilação inapropriada e em dificuldade na realização de procedimentos, prolongando o tempo de dor e estresse.

Infelizmente não temos evidências que sustentem o amplo uso de medicamentos para a analgesia e sedação de neonatos submetidos à ventilação mecânica ou em pós-operatório, como em crianças maiores e nos adultos, devido à própria particularidade do recém-nascido, mas a não utilização de medidas para o controle álgico já é algo impensável hoje em dia.

Os opioides são os medicamentos mais utilizados na UTIN, pois agem nos receptores μ do Sistema Nervoso Central (SNC), mimetizando a ação dos peptídeos opioides endógenos e das endorfinas. São muito eficazes para controle da dor moderada a importante, tendo ação analgésica significativa, apesar da ação sedativa muito sutil. Diminuem a resposta ao estresse do paciente e suas demandas metabólicas.

Os opioides mais utilizados são a morfina e o fentanil. Recentemente, o remifentanil também vem sendo incorporado ao uso. A morfina administrada por via intravenosa apresenta um início de ação em 15 minutos, enquanto o fentanil e o remifentanil agem de forma mais rápida, em 3 e 5 minutos, respectivamente.

A morfina apresenta um *clearance* diminuído em recém-nascidos. Sua meia-vida é de 6,5 horas nos recém-nascidos de termo e de 9 horas nos recém-nascidos prematuros. Sua dose usual varia entre 10 e 30 μg/kg/hora. Os recém-nascidos prematuros produzem menor proporção do metabólito, com maior potência analgésica, o que resulta em menor efeito analgésico do sulfato de morfina nesta população. A hipotensão associada ao uso da morfina, devido à diminuição de hormônios de estresse, é um efeito indesejado comumente descrito que deve ser considerado.

A fentanila é um agonista opioide sintético, com ação sobre os receptores μ e é o opioide mais usado em UTIN, por ter um início de ação mais rápido, não alterar a estabilidade hemodinâmica, bloquear a resposta ao estresse e, quando comparado à morfina, apresenta potência analgésica 50 a 100 vezes maior e menor liberação de histamina. Além disso, diminui as concentrações séricas da adrenalina e do cortisol e apresenta menor impacto na motilidade intestinal que a morfina. Para analgesia, recomenda-se infusão contínua na velocidade de 0,5 a 2 μg/kg/hora.

O remifentanil é um opioide sintético relativamente novo, mas estudos preliminares dão indícios promissores, principalmente no alívio da dor em procedimentos breves, uma vez que

Capítulo 13 | Noções de ventilação mecânica, analgesia, sedação e abstinência

sua potência analgésica é o dobro do fentanil, porém, com ação ultracurta. Especialmente nos neonatos prematuros, por seu metabolismo hepático imaturo, parece não resultar em acúmulo e efeitos colaterais prolongados, como ocorre com outros opioides, como o fentanil. No entanto, ainda há poucos estudos atestando sua eficácia e segurança nesta população.

Os benzodiazepínicos são inibidores de receptores de ácido gama-aminobutírico e, apesar de sua limitada ação analgésica, são frequentemente utilizados, especialmente o midazolam, para produzir sedação e relaxamento muscular com o objetivo de facilitar procedimentos como a intubação traqueal, a passagem de cateteres e a ventilação mecânica.

Embora o midazolam facilite a sedação em pacientes submetidos à ventilação mecânica, seu uso ainda inspira cuidados. O estudo multicêntrico conhecido como "NOPAIN", randomizado, duplo-cego e controlado por placebo, avaliou 67 prematuros em três grupos (placebo, morfina, e midazolam), em relação ao efeito desses agentes quanto à sedação, dor e aos efeitos adversos em curto prazo.

Os resultados demonstraram que, apesar do grupo de pacientes que recebeu midazolam ter apresentado menores escores de dor em resposta à aspiração, esse mesmo grupo apresentou tempo de internação mais prolongado e maior ocorrência de danos neurológicos graves em curto prazo (hemorragia intraventricular grave, leucomalácia periventricular e morte), em relação ao grupo-controle e ao grupo que recebeu morfina. No entanto, faltam estudos em longo prazo que descrevam tanto os benefícios quanto os malefícios do uso do midazolam.

A metabolização do midazolam é por glucorização hepática, com meia vida de 30 a 60 minutos, podendo ser mais longa em prematuros e recém-nascidos enfermos, mas parece haver um efeito significativo da maturação e do peso corpóreo no *clearance*. A dose habitual é de 0,1 a 0,2 mg/kg e as complicações mais vistas são mioclonias, depressão respiratória e sedação excessiva.

O propofol é um fármaco que possui diversos mecanismos de ação, incluindo ativação dos receptores GABA, inibição dos receptores NMDA, modulação dos canais de cálcio e bloqueio dos canais de sódio. Até o momento, não há ensaios clínicos com propofol para a sedação de neonatos submetidos à ventilação mecânica em UTIN. Uma revisão recente da Cochrane avaliou o uso do propofol para sedação em procedimentos em neonatos, no entanto, como havia apenas um estudo com 63 neonatos submetidos à intubação traqueal, nenhuma recomendação foi feita.

Há descrição do desenvolvimento de um quadro grave, conhecido como síndrome de infusão do propofol, que evolui com acidose metabólica, hipotensão, rabdomiólise, hipertermia e insuficiência renal, inclusive, em crianças. A segurança desse medicamento ainda não foi estabelecida.

A cetamina é um anestésico dissociativo que provê analgesia, sedação e amnésia. É muito usada em pacientes pediátricos, mas seu uso em neonatologia ainda é muito limitado, devido à ausência de estudos. É uma boa escolha para pacientes instáveis, por não afetar significativamente o fluxo sanguíneo cerebral; aumenta a pressão sanguínea, a frequência cardíaca e o *drive* respiratório.

A dexmedetomidina é um agonista do receptor α-2 adrenérgico seletivo que possui propriedades sedativas e analgésicas potentes, com limitado efeito no *drive* respiratório, necessita de acesso venoso e tem uma meia-vida de cerca de 2 horas. Tem sido muito utilizada na população pediátrica, principalmente em pacientes submetidos a cirurgias e outros procedimentos. No entanto, há poucos estudos realizados com neonatos, restringindo o seu uso e recomendação em pacientes ventilados.

ABSTINÊNCIA

O desenvolvimento de tolerância e abstinência em recém-nascidos e lactentes hospitalizados e tratados com opioides e/ou benzodiazepínicos é bem reconhecido, principalmente naqueles que fizeram uso por períodos mais prolongados e em altas doses, geralmente em infusão contínua.

Os sintomas da abstinência se apresentam principalmente quando há uma diminuição ou suspensão abrupta dos medicamentos e podem se manifestar com uma série de sinais como: irritabilidade, hiperatividade, tremores, febre, vômitos, choro excessivo e até convulsões. A retirada dos opioides e benzodiazepínicos deve ser realizada com cautela e paulatinamente, sempre com avaliação e acompanhamento cuidadosos dos sintomas de abstinência, preferencialmente por meio de algum método de avaliação padronizado, como o escore de Finnegan ou o Neonatal Abstinence Scoring System, que permitem certa quantificação dos sintomas, auxiliando na decisão terapêutica.

Katz e colaboradores descreveram o desenvolvimento de sintomas de abstinência em cerca de 50% dos recém-nascidos e crianças estudados que fizeram uso de fentanil em dose total maior ou igual a 1,5 mcg/kg, ou em infusão contínua por mais de cinco dias. Esse número chegou a 100% quando o uso era maior ou igual a 2,5 mcg/kg ou com infusão por tempo igual ou superior a nove dias.

Desse modo, sugere-se que nos pacientes com risco para desenvolver abstinência, inicie-se um esquema de redução gradual dos medicamentos. A substituição por um medicamento por via oral pode ser interessante no manejo desse desmame. No caso do fentanil, sua substituição por metadona pode ser realizada com sucesso, desde que se faça a conversão da dose total diária de fentanila em metadona. A potência analgésica do fentanil e da metadona é de 100:1, no entanto, a meia-vida da metadona é entre 75 e 100 horas nesses pacientes, e sendo que sua biodisponibilidade oral é de 75% a 80% da dose. A diferença de potência parece ser compensada pela maior meia-vida nos pacientes em esquema de redução.

Em neonatos que recebem midazolam em dose total maior ou igual a 60 mg/kg, também recomenda-se a adição de lorazepam para então se iniciar a retirada do midazolam. A potência analgésica do midazolam e do lorazepam tem uma proporção de 1:2, e a meia-vida é de 6 horas; a biodisponibilidade oral é de 60% a 70% da dose.

Durante a retirada, é importante verificar, constantemente, se o paciente mantém os sintomas de abstinência ou de dor e, em caso positivo, recomenda-se fazer doses de resgate. É importante salientar que a segurança de analgésicos e sedativos sobre o desenvolvimento neurológico de neonatos e crianças ainda não foi estabelecida e que estudos pré-clínicos demonstram que alguns desses fármacos podem desencadear apoptose ou outras alterações cerebrais em animais em desenvolvimento.

Em alguns casos, a exposição a esses medicamentos pode resultar em alterações neurocomportamentais.

■ REFERÊNCIAS CONSULTADAS

1. Anand KJS, McIntosh N, Lagercrantz H, Young TE, Vasa R, Barton BA. Analgesia and Sedation in Preterm Neonates Who Require Ventilatory Support. Arch Pediatr Adolesc Med. 153(4): 331-8, 1999.
2. Aranda, JV; Waldemar, C; Hummel, P; Thomas, R; Lehr, VT, Anand, KJ. Analgesia and sedation during mechanical ventilation in neonates. Clinical Therapeutics, 27(6): 877-99, 2005.
3. Carvalho CRR, Toufen Junior C, Franca SA. Ventilação mecânica: princípios, análise gráfica e modalidades ventilatórias. J Bras Pneumol. 33(Supl 2): S54-S 70, 2007.
4. Cawley MJ. Mechanical Ventilation: a tutorial for Pharmacists. Pharmacotherapy. 24(2): 250-66, 2007.
5. Cawley MJ. Mechanical Ventilation: Introduction for the Pharmacy Practitioner. Journal of Pharmacy Practice. 24(1) 7-16, 2011.
6. Courey AJ, Hyzy RC. Overview of mechanical ventilation. UpToDate; 2016. Available from: http://www.uptodate.com/contents/overview-of-mechanical-ventilation?source=search_result& search=mechanical+ventilation&selectedTitle=1%7E150. Acesso em 19 set 2016.
7. Durrmeyer X; Vutskits L; Anand KJS; Rimensberger PC. Use of Analgesic and Sedative Drugs in the NICU: Integrating Clinical Trials and Laboratory Data. Pediatr Res. 67 (2): 117-27, 2010.
8. Fannzca AD, Randall PF. Neurodevelopmental Implications of the Use of Sedation and Analgesia in Neonates. Clinics in Perinatology. 40(3): 559–73, 2013.
9. Hall RW; Anand KJS. Pain management in newborns. Clin Perinatol, 41(4): 895-924, 2014.

Capítulo 13 | Noções de ventilação mecânica, analgesia, sedação e abstinência 91

10. Kaneyasu M. Pain Management, Morphine Administration, and Outcomes in Preterm Infants: A Review of the Literature. Neonatal Netw. 31(1): 21-30, 2012.
11. McPherson, C. Sedation and analgesia in mechanically ventilated preterm neonates: continue standard of care or experimente? J Pediatr Pharmacol Ther. 17(4): 351-3-64, 2012.
12. Nemergut ME, Yaster M, Colby CE. Sedation and Analgesia to Facilitate Mechanical Ventilation. Clin Perinatol. 40(3): 539–58, 2013.
13. Piva JP, Garcia PCR, Santana JCB, Barreto SSM. Insuficiencia respiratória na criança. J.pediatr. 74 (Supl.1): S99-S112, 1988.
14. Tobias JD. Tolerance, withdrawal, and physical dependency after long-term sedation and analgesia of children in the intensive care unit. Crit Care Med. 28 (6): 2122-32, 2000.
15. Welzing L, Oberthuer A, Junghaenel S, Harnischmacher U, Stützer H, Roth B. Remifentanil/ midazolam versus fentanyl/ midazolam for analgesia and sedation of mechanicallyventilated neonates and young infants: a randomized controlled trial. Intensive Care Med. 38: 1017-24, 2012.
16. Katz R, Kelly HW, Hsi A. Prospective study on the occurrence of withdrawal in critically ill children who receive fentanyl by continuous infusion. Crit Care Med. 1994 May;22(5):763-7.

capítulo 14

Alfredo Elias Giglio ▪ Denise Gomes Miyazato
Sandra Cristina Brassica

Vacinação do neonato e do lactente

O seguimento farmacoterapêutico dos neonatos e lactentes compreende, além dos medicamentos necessários para promoção e recuperação de sua saúde, as vacinas, essenciais para impedir a ocorrência de doenças infecciosas imunopreveníveis.

Ao realizar o seguimento, o farmacêutico deve verificar quais pacientes necessitam ser vacinados e discutir com a equipe médica a situação clínica da criança, a indicação e qual a vacina apropriada para aquele momento.

O sistema imune dos recém-nascidos ainda não está plenamente desenvolvido. As principais diferenças compreendem menores quantidades de células apresentadoras de antígeno, menor capacidade de produção de citocinas e diminuição da resposta dos anticorpos quanti e qualitativamente.[1,2]

Com relação aos prematuros, a evidência científica, mesmo que limitada, indica que a resposta imune desses pacientes a alguns antígenos é menor nas doses iniciais do que aquela verificada em recém-nascidos de termo, mas, mesmo assim, concentrações protetoras de anticorpos são alcançadas. Também ocorre indução de memória imunológica e, de maneira geral, esses pacientes exibem o mesmo perfil de tolerabilidade às vacinas.[3-6]

Por isso, recomenda-se que recém-nascidos prematuros e, especialmente os de baixo peso, devem ser vacinados de acordo com sua idade cronológica, conforme o calendário de vacinação oficial, da mesma forma que os nascidos a termo.

O calendário de vacinação atual do Programa Nacional de Imunizações utilizado pela Secretaria Estadual de Saúde do Estado de São Paulo, para os primeiros 6 meses de vida, está representado no Quadro 14.1.

Para os recém-nascidos e lactentes internados, o calendário de vacinação deve ser seguido levando-se em conta a situação clínica da criança. A vacina pólio oral e a vacina para rotavírus não podem ser utilizadas nas crianças internadas porque apresentam a possibilidade de excreção fecal, com o risco potencial de atingir outras crianças que teriam contraindicação para receber as vacinas.

Quadro 14.1 Vacinas até 6 meses de idade, conforme o calendário vacinal para o Estado de São Paulo.[7]

Idade	Vacina
A partir do nascimento	BCG, hepatite B
2 meses	Vacina inativada de poliomielite (VIP), pentavalente (DTP + Hib + HB), rotavirus, pneumocócica-10-valente
3 meses	Meningocócica C
4 meses	VIP, pentavalente (DTP + Hib + HB), rotavirus, pneumocócica-10-valente
5 meses	Meningocócica C
6 meses	VIP, pentavalente (DTP + Hib + HB)

As principais vacinas que devem ser utilizadas nos primeiros 6 meses de vida são as seguintes:

■ BCG

Trata-se de uma vacina com bactéria viva atenuada (*Mycobacterium bovis)* que protege contra as formas graves de tuberculose. Recomenda-se utilizar a vacina BCG para todos os recém-nascidos a partir do nascimento, de preferência ainda na maternidade. Nos recém-nascidos com peso de nascimento inferior a 2 kg, deve-se postergar a vacinação até que o RN atinja o peso de 2 kg.

Recém-nascidos filhos de mães HIV-positivas também devem receber a vacina BCG.

■ HEPATITE B

Vacina recomendada para todos os recém-nascidos, de preferência nas primeiras 12 horas de vida. O esquema usual é de três doses: a segunda com 1 a 2 meses de vida e a terceira aos 6 meses de vida. Para os recém-nascidos com peso de nascimento inferior a 2 kg, recomenda-se uma dose adicional: a primeira ao nascimento, a segunda com 1 mês de vida (desde que tenha peso de pelo menos 2 kg), a terceira aos 2 meses e a quarta aos 6 meses.

No esquema atual da Secretaria de Saúde as crianças recebem quatro doses da vacina para hepatite B no calendário normal: com uma dose ao nascimento e três doses com 2 meses, 4 meses e 6 meses, com a vacina pentavalente (DPT + Hib + hepatite B).

Os recém-nascidos filhos de mães com positividade para o antígeno de superfície da hepatite B (HbsAg+) devem receber, além da vacina, a imunoglobulina hiperimune para hepatite B, de preferência nas primeiras 12 horas após o parto. A dose é de 0,5 mL por via intramuscular em local separado da aplicação da vacina para hepatite B.

■ PENTAVALENTE (DPT + HIB + HEPATITE B)

DPT: difteria, pertússis de células inteiras e tétano. É também chamada de tríplice bacteriana.

O uso da tríplice bacteriana com o componente pertússis de células inteiras no prematuro está associado com um risco aumentado de apneia e bradicardia. Por esta razão, deve-se dar preferência para a tríplice bacteriana acelular (DPaT), que apresenta uma diferença no componente pertússis, que é mais purificado.

Existem produtos no mercado com combinações da vacina tríplice acelular bacteriana: VIP + DPaT + Hib (pólio inativada + tríplice acelular bacteriana + Haemophilus influenzae tipo b) e IPV + DPaT + Hib + hepatite B (pólio inativada + tríplice acelular bacteriana + *Haemophilus influenzae* tipo b + hepatite B). Outra vantagem das vacinas combinadas com a tríplice bacteriana acelular é a redução do número de injeções intramusculares.

Para os recém-nascidos prematuros extremos, com peso de nascimento inferior a 1 quilo, que ainda estejam internados na idade da vacinação, os Centros de Referência de Imunobiológicos Especiais da Secretaria de Saúde disponibilizam a vacina tríplice bacteriana acelular.

VIP (VACINA INATIVADA PARA POLIOMIELITE)

O esquema atual do Programa Nacional de Imunizações é o de utilizar a vacina inativada nas três primeiras doses do esquema para poliomielite, aos 2 meses, 4 meses e 6 meses. Esta vacina também deve ser utilizada nas crianças internadas, nas idades correspondentes. Deve-se lembrar que a vacina oral para pólio com vírus vivos e atenuados não deve ser utilizada nas crianças internadas.[8]

VACINA MENINGOCÓCICA TIPO C

É uma vacina de polissacáride capsular conjugada com proteína, que protege contra a meningite meningocócica do sorogrupo C.

O esquema nos primeiros 6 meses de vida é de duas doses, aos 3 meses e aos 5 meses. Geralmente, é uma vacina bem tolerada, com poucos efeitos colaterais, e que pode ser utilizada nas crianças internadas.

VACINA PARA ROTAVÍRUS

A vacina utilizada no Programa Nacional de Imunizações é uma vacina de vírus vivo atenuado e monovalente. Deve ser utilizada por via oral, em esquema de duas doses: aos 2 meses e aos 4 meses de idade. A sua utilização está proibida nas crianças internadas, pelo risco potencial de transmissão para outras crianças, que poderiam ter contraindicação para receber a vacina.

VACINA PNEUMOCÓCICA 10 VALENTE

Trata-se de vacina de polissacáride capsular conjugado com proteína. A vacina contém dez sorotipos de pneumococo, mais frequentemente implicados nas doenças pneumocócicas invasivas. O esquema atual nos primeiros 6 meses é de duas doses: aos dois e aos quatro meses de vida.

Os eventos adversos mais comuns são dor no local da aplicação e febre nas primeiras 48 horas.

No Quadro 14.2 há um resumo das principais orientações para vacinação de recém-nascidos e lactentes internados.

VACINA HEXAVALENTE

Para diminuir o número de administrações, principalmente para os prematuros, pode ser utilizada a vacina hexavalente que contém toxoide diftérico e tetânico, antígenos de Bordetella pertussis e de superfície de hepatite B, poliovírus inativados tipos 1, 2 e 3 e polissacarídeo *Haemophilus influenzae* tipo B.

A apresentação disponível no Brasil possui 0,5 mL e deve ser administrada por via intramuscular profunda.[9]

Quadro 14.2 Vacinas para recém-nascidos internados.

Vacina	Modo de emprego em recém-nascidos internados
BCG	1 Utilizar para todos os recém-nascidos a partir do nascimento. 2 Para os prematuros utilizar após a alta hospitalar quando o lactente atingir 2 kg de peso.
Hepatite B	Utilizar em pré-termos com menos de 2 kg. Recomenda-se quatro doses (nas primeiras 12h de vida, com 1, 2 e 6 meses).
Poliomielite	Utilizar a vacina Salk (com formulação injetável e contendo vírus inativado) em lactentes com antecedente de prematuridade (< 1 kg) ou que ainda permanecem internados por ocasião da idade da vacinação. As doses devem ser aos 2, 4 e 6 meses de idade.
DTP acelular	Utilizar a forma acelular em lactentes com antecedente de prematuridade (< 1 kg) ou que ainda permanecem internados por ocasião da idade da vacinação. AS doses devem ser aos 2, 4 e 6 meses de idade (intervalo de 60 dias). A administração é feita por via intramuscular.
Rotavírus	Utilizar após a alta hospitalar.

Fonte: Calendário de Vacinação do Prematuro. SBIM 2015/2016.[10]

■ PROFILAXIA PARA O VÍRUS SINCICIAL RESPIRATÓRIO

O vírus sincicial respiratório (VSR) é o principal causador de bronquiolite nos primeiros 2 anos de vida. Aproximadamente 10% dos casos de infecção pelo VSR necessitam de internação. Os prematuros, em especial aqueles que apresentam doença pulmonar crônica, e as crianças com cardiopatia, podem apresentar infecção respiratória grave, se infectados pelo VSR.[11]

Não há vacina para o VSR, mas existe a possibilidade de imunização passiva com a utilização do palivizumabe.

O palivizumabe é um anticorpo monoclonal humanizado (IgG1), com atividade neutralizante e inibitória contra o Vírus Sincicial Respiratório (VSR), fornecendo imunização passiva. É indicado para a prevenção de infecção de vias respiratórias inferiores (bronquiolite, pneumonia) causada pelo VSR nos pacientes de risco. É utilizado através de injeções intramusculares mensais, durante o período de sazonalidade do VSR.

A prevenção da infecção pelo vírus sincicial respiratório (VSR) com palivizumabe no sistema público de saúde atende aos requisitos da Portaria nº 522, de 13 de maio de 2013. Segundo a referida Portaria, são elegíveis para profilaxia:

- Crianças com menos de 1 ano de idade que nasceram prematuras, com idade gestacional inferior a 29 semanas gestacionais.
- Crianças com até 2 anos de idade com doença pulmonar crônica ou doença cardíaca congênita, com repercussão hemodinâmica demonstrada.

Para os pacientes internados que atendam aos critérios da Portaria, a aplicação pode ser realizada a partir dos sete dias de vida, desde que observada a estabilidade clínica do paciente. São considerados estáveis do ponto de vista clínico:

- RN sem uso de drogas vasoativas para tratamento de choque séptico, cardiogênico ou hipovolêmico;
- RN sem uso de antibióticos ou outras drogas para tratamento de infecções graves;
- RN sem uso de parâmetros elevados de ventilação mecânica.

Capítulo 14 | Vacinação do neonato e do lactente

O palivizumabe é administrado por via IM, na dose de 15 mg/kg de peso a cada 30 dias, iniciando antes do período de sazonalidade (março a julho na região Sudeste), em um total de cinco doses durante o período de sazonalidade.

As informações sobre seu preparo, administração e estabilidade estão especificadas no Apêndice 1.

Com o objetivo de otimizar o uso do medicamento, devido ao seu alto custo, deve-se administrar a medicação a todas as crianças que tenham indicação em um mesmo dia. Os pacientes poderão receber as doses com um intervalo mínimo de 28 dias e máximo de 30 dias. Somente da quarta para a quinta dose o intervalo máximo poderá chegar até 33 dias.

As vacinas, bem como outros imunobiológicos, devem ser registradas na Carteira de Vacinação do paciente. Os casos de suspeita de eventos adversos devem ser notificados às autoridades sanitárias.

■ REFERÊNCIAS BIBLIOGRÁFICAS

1. DeMeo SD, Raman SR, Hornik CP, Wilson CC, Clark R, Smith B. Adverse events after routine immunization of extremely low-birth-weight infants. JAMA Pediatr. 169(8):740-5, 2015.
2. Gad, A. Shah, S. Special Immunization considerations of preterm infant. Journal of pediatric Health Care. 21(6): 385-91, 2007.
3. Bonhoeffer J, Siegrist CA, Health PT. Immunisation of premature infants. Arch Dis Child. 91: 929-35, 2016.
4. Esposito E, Serra D, Gualtieri L, Cesati L, Principi N. Vaccines and preterm neoantes: why, when, and with what. Early Human Development. 85: S43-S45, 2009.
5. Morris MC, Surendran, N. Neonatal Vaccination: challenges and intervention strategies. Neonatology, 109: 161-9, 2016.
6. Sociedade Brasileira de Pediatria. Seguimento ambulatorial do prematuro de risco. 1 ed. São Paulo, Sociedade Brasileira de Pediatria, 2012.
7. Brasil. Ministério da Saúde. Calendário nacional de vacinação. Disponível em: http://www.cve.saude.sp.gov.br/htm/imuni/pdf/calendario_vacinacao_2016.pdf.
8. Brasil. Secretária de Estado da Saúde de São Paulo. Imunobiológicos Especiais e suas indicações. Disponível em: http://www.cve.saude.sp.gov.br/htm/imuni/unid_imunobi.htm.
9. Infanrix Hexa. Bula de medicamento. Farmacêutico responsável: Edmilson da Silva Oliveira. Glaxo Smithkline. Rio de Janeiro.
10. Calendário de Vacinação do Prematuro. Recomendações da Sociedade Brasileira de Imunizações – SBIM 2015/2016. Disponível em http://www.sbim.org.br.
11. Brasil. Ministério da Saúde. Protocolo de uso de palivizumabe para prevenção da infecção pelo vírus sincicial Respiratório. Portaria SAS/MS nº 522, de 13 de maio de 2013. Disponível em: http://bvsms.saude.gov.br/bvs/saudelegis/sas/2013/prt0522_13_05_2013.html

capítulo 15

Alice Misae Yamaguchi ▪ Mônica Cristina Santos Ricci
Sandra Cristina Brassica

Seguimento farmacoterapêutico

O seguimento farmacoterapêutico de pacientes tem por objetivo identificar, prevenir e solucionar problemas (PRM) e resultados negativos associados a medicamentos (RNM). É uma atividade que, além do impacto na qualidade terapêutica, propicia a diminuição de custos.[1]

Neonatos e lactentes, por suas características peculiares, são suscetíveis à ocorrência de vários PRM conforme já abordado nos capítulos anteriores. Desse modo, o seguimento farmacoterapêutico constitui uma estratégia importante para a segurança desses pacientes.

Para sua realização, faz-se necessário o uso de métodos, informações, protocolos clínicos, entre outros, além do registro dessa atividade. Esse processo é contínuo, mas, didaticamente, pode ser dividido em etapas.[2]

■ ETAPA DE INFORMAÇÃO

A primeira etapa compreende a busca ativa por PRM ou RNM. Essa busca ativa é realizada por meio da interação com a equipe multiprofissional, da participação nas visitas médicas, entrevistas com a mãe ou cuidadores, consulta aos prontuários, consulta aos exames laboratoriais e de imagem e avaliações de prescrições médicas. É conhecida como fase de informação. A obtenção e a análise criteriosa da informação obtida nessa fase são cruciais para a próxima etapa, denominada de seleção.

■ ETAPA DE SELEÇÃO

A etapa de seleção visa estabelecer qual o grau de complexidade que o farmacêutico adotará para o seguimento de cada paciente, além de priorizar os casos que exigem maior atenção por parte do profissional. Essa etapa gera intervenções de maior impacto à assistência de pacientes e eficácia na resolução dos problemas encontrados.

Dessa forma, nas unidades neonatais, recomenda-se priorizar os pacientes mais predispostos à ocorrência de PRM ou RNM, entre os quais, aqueles que apresentam:

- prematuridade;
- nutrição parenteral;
- polifarmácia;
- analgésicos, sedativos ou abstinência;
- antiepilépticos;
- antimicrobianos de uso restrito;
- cardiopatias congênitas;
- dificuldades para a administração de medicamentos;
- doenças ou outras condições que imponham precaução ou restrição ao uso de medicamentos, como por exemplo, deficiência de G6PD, restrição hídrica, intolerância à lactose, etc;
- história materna de uso de drogas lícitas e ilícitas ou medicamentos de uso regular que demandem observação do neonato ou lactente;
- infecções perinatais;
- insuficiência renal;
- medicamentos de alto custo a fim de evitar rupturas de estoque que podem comprometer o tratamento;
- medicamentos de baixo índice terapêutico;
- medicamentos não padronizados na instituição ou novos e, portanto, pouco conhecidos pela equipe;
- medicamentos vasoativos;
- sepse;
- suspeita ou ocorrência de evento adverso grave ou não relatado, ou, ainda, de ineficácia terapêutica.

■ ETAPA DE IDENTIFICAÇÃO DE PRM

Selecionados os pacientes, o farmacêutico deverá elaborar sua história clínica de modo claro e organizado, com base nos dados obtidos na etapa de coleta de informações, além da observação geral do paciente. A história clínica deverá incluir todos os dados relevantes do paciente. Para neonatos e lactentes, são essenciais para a elaboração da história clínica:

- nome completo e sem abreviaturas e registro hospitalar;
- idade gestacional e pós-natal;
- sexo, peso (kg) e altura (cm);
- hipóteses diagnósticas atuais e resolvidas.

No caso de neonatos, deve-se adicionar a história materna e os dados do parto.

■ ETAPA DE ELABORAÇÃO DO PLANO FARMACOTERAPÊUTICO

Em seguida, procede-se à elaboração do plano farmacoterapêutico, que consiste no processo de identificação e priorização de problemas relacionados a medicamentos, avaliação do tratamento terapêutico estabelecido e elaboração de um plano de monitoramento.[3] Para tanto, o farmacêutico deve elaborar uma lista de problemas a serem resolvidos ou monitorados, apresentando-os de modo sucinto e por ordem de prioridade. Os problemas ativos e de maior gravidade devem ficar no topo da lista, seguidos pelos problemas que requerem intervenções farmacêuticas menos imediatas e problemas inativos ao final da lista.

Ressalta-se que a lista de problemas é dinâmica, podendo ser alterada de acordo com a investigação diagnóstica e a evolução do paciente. Após a elaboração dessa lista, deve-se avaliar continuamente a farmacoterapia estabelecida para cada problema identificado. Para tanto, deve-se:

- listar os parâmetros de eficácia e segurança da farmacoterapia a serem monitorados, considerando a doença em tratamento. Para tal, podem ser utilizados sinais ou sintomas, bem como exames laboratoriais e resultados de outros exames, devendo-se observar sua evolução cronológica;
- verificar a evolução do paciente com base na eficácia e segurança dos medicamentos utilizados;
- efetuar análises de conformidade de uso de medicamentos com os protocolos clínicos da instituição ou as diretrizes da literatura médica;
- verificar alternativas terapêuticas: comparar eficácia, segurança, apresentações, modo de uso, contraindicações, disponibilidade na instituição ou no país e custo do tratamento.

As prescrições médicas devem ser avaliadas continuamente. Essa avaliação constitui uma etapa importante para a garantia da segurança e eficácia para o paciente. Para tanto, o profissional deve levar em consideração as informações obtidas e as fontes de informação atualizadas.

Para a avaliação criteriosa das prescrições, é fundamental considerar o paciente e suas necessidades específicas e, a partir das informações obtidas, planejar as intervenções farmacêuticas necessárias.

As intervenções planejadas devem ser discutidas com a equipe médica, acompanhando-se os resultados. Dentre os diversos tipos de intervenções possíveis, pode-se citar:

- Adequações na frequência de doses e horários de administração;
- Ajuste de doses de acordo com a função renal;
- Alertas sobre interações medicamentosas e entre medicamentos e alimentos, ou, ainda, medicamentos e exames laboratoriais;
- Arredondamento de doses;
- Correção de subdoses ou sobredoses;
- Medidas para prevenção de eventos adversos e erros de medicação;
- Recomendações para facilitar a aceitação do medicamento;
- Recomendações para o preparo e a administração de medicamentos;
- Recomendações para a prescrição clara, racional e segura;
- Recomendações quanto à prescrição de diluentes e à concentração adequada do medicamento a ser administrado para o paciente;
- Substituição da via de administração;
- Substituição de forma farmacêutica;
- Sugestão de coleta de exames;
- Suspensão ou inclusão de medicamentos.

Com relação à avaliação das indicações de uso de cada medicamento prescrito, esta deve considerar, inclusive, se o medicamento está indicado para o uso na faixa etária apresentada pelo paciente ou se apresenta possíveis contraindicações que necessitam ser discutidas. Nessa etapa, também deve-se lembrar que há formulações comerciais ou manipuladas que podem conter excipientes não indicados para uso em neonatos, como o álcool benzílico, ou, ainda, que outros excipientes possam estar presentes em concentrações inadequadas e causar eventos adversos, como por exemplo, a diarreia por ingestão de altas doses de sorbitol.

As doses sempre devem ser verificadas e, em caso de discrepância, discutidas com o prescritor. É importante salientar que é comum observar ampla variabilidade entre doses e esquemas posológicos para neonatos entre as fontes de informação. Um estudo realizado em 44 UTIN francesas em 2015, por Leroux e colaboradores, demonstrou, em relação à prescrição de antimicrobianos, até 32 regimes posológicos diferentes por medicamento.[4]

Assim, discrepâncias nem sempre constituem erros, mas devem ser verificadas, e esforços devem ser empreendidos para a elaboração de protocolos de uso de medicamentos, bem como de sua atualização constante.

É indispensável que o seguimento, bem como as intervenções farmacêuticas advindas dele, sejam registradas pelo profissional, e que tais registros estejam ao alcance de todos os profissionais da equipe. A documentação ou o registro das atividades do seguimento farmacoterapêutico e das intervenções constituem a evidência da atenção prestada ao paciente, inclusive do ponto de vista legal.

Os registros podem ser estruturados ou não.[5] O Quadro 15.1 ilustra um exemplo de registro em uma situação hipotética de seguimento.

Os registros não estruturados permitem a documentação de forma livre, no entanto, a ausência de uma forma predefinida pode acarretar deficiências, como informações incompletas e inconsistentes, de pouco valor para a tomada de decisão. Já a estruturação permite a sistematização do trabalho, a simplicidade e agilidade na busca de informações sobre o seguimento, a facilitação do aprendizado de residentes e estagiários, e tem como maior vantagem evitar omissões.

No caso hipotético apresentado no Quadro 15.1, é fácil perceber onde localizar as informações desejadas e que os dados relevantes e necessários estão dispostos de forma resumida, mas acompanhados das condutas pertinentes para a resolução de cada um dos problemas do paciente.

Quadro 15.1 Exemplo de registro estruturado de seguimento farmacoterapêutico.

Registro de seguimento farmacoterapêutico ____/____/_____

Nome (nome completo sem abreviaturas):   **Registro:**   **Idade:**

Peso (kg):   **Altura (cm):**   **Idade gestacional corrigida:**

História: (dados relevantes do paciente e diagnósticos atuais e resolvidos)

NPP: (se o paciente recebe ou não e em caso positivo incluir data de início, tipo de acesso pelo qual é infundida, sua composição (OH, VIG, Aa, IL, Na, K Ca, P, Oe, PV, Mg, heparina), volume final e outras informações relevantes.

Uso de medicamento não padronizado: (início; previsão de tempo de tratamento)
Enfermagem orientada quanto ao preparo e à administração ( ) Sim ( ) Não

Jejum ( ) **Dieta enteral** ( ) (especificar se LM ou FLT e outras informações relevantes)

Medicamentos por via gástrica ou enteral: (especificar indicação, fármaco, dose por kg e dose calculada, via, número de doses, observações farmacotécnicas necessárias).

Quantidade e tipos de acesso venosos: (especificar seu número, se central ou periférico, local de inserção e dias da implantação)

Medicamentos por via parenteral: (especificar indicação, fármaco, dose por kg e dose calculada, via, número de doses, tempo de infusão)

PRM (inserir todos os problemas ativos, em ordem de importância e seguidos do devido plano terapêutico, pormenorizando medicamento, dose, via, duração prevista de tratamento e dados da monitoração).
 # Exemplo de PRM: toxicidade por fenobarbital para tratamento de crises convulsivas.
Paciente em uso de fenobarbital desde (data); recebeu dose de ataque de ___ mg/kg e iniciou manutenção de ___ mg/dia em (data). Recebe todos os dias às ___ horas. No período não houve intercorrências na administração. Não recebe medicamentos que por interações contribuam para a toxicidade pelo fenobarbital. Apresentando sinais e sintomas de toxicidade (sonolência, hipotonia) desde ___/___. Nível sérico de fenobarbital de (data, hora) de ___ µg/mL. Sugere-se ajustar a dose para ___ e colher novo Ns em (data, hora).

(continua)

Capítulo 15 | Seguimento farmacoterapêutico

103

Quadro 15.1 Exemplo de registro estruturado de seguimento farmacoterapêutico. *(continuação)*

 # Exemplo de PRM: falta de eficácia da cafeína no tratamento da apneia.
Paciente iniciou cafeína na dose de ___ mg/kg, sem dose de ataque, para o tratamento da apneia em (data). Mantém média de 10 episódios/dia de apneia seguida de bradicardia e cianose. Como há outros pacientes que no momento não respondem ao medicamento, realizada troca do lote do mesmo em (data). Mantenho seguimento e notifico evento.

Vacinas: (inserir datas e intercorrências)

BCG em ___/___
Hepatite B em ___/___
1ª Dose Salk + Hexa + Pneumocócica em (___/___)
1ª Dose Meningocócica em (__/__)

2ª Dose Salk + Hexa + Pneumocócica em (___/___)
2ª Dose Meningocócica em (__/__)
3ª Dose Salk + Hexa + Pneumocócica em (___/___)
3ª Dose Meningocócica em (__/__)

Incompatibilidades físico-químicas: (especificar os fármacos incompatíveis e as sugestões para sua administração, de acordo com o número e tipo de acessos venosos, tempo de infusão e posologia.) Enfermagem orientada quanto às incompatibilidades: (   ) Sim   (   ) Não

Interações medicamentosas: (Especificar os fármacos incompatíveis e as sugestões pertinentes.)

Outros dados relevantes: (Especificar qualquer evento ou circunstância de saúde ou social que possa interferir na terapêutica, comprometendo sua segurança e eficácia ou que mereça maior atenção da equipe.)

Essa estrutura pode e deve, sempre que necessário, ser modificada para atender às necessidades dos pacientes.

Podem ser adotados diferentes estilos e métodos para a documentação do seguimento farmacoterapêutico e das intervenções farmacêuticas. A forma deve ser de fácil emprego para a equipe e, independentemente do método escolhido, deve-se ter em mente que a informação deve ser disponibilizada de forma clara, concisa, legível, sem expressar juízos de valor e sob o prisma das necessidades do paciente. No entanto, documentar, vai além de preencher um registro, um formulário. Exige o reconhecimento de necessidades e o estabelecimento de um plano, a execução de uma ação e sua avaliação, de forma continuada, até obter-se o resultado desejado.

■ REFERÊNCIAS BIBLIOGRÁFICAS

1. Carranza, JH; Torrejón, JCM. Atención Farmacéutica em pediatria. Elsevier. Espana, 2007.
2. Raspanti DF, Uthurry NS. Seguimiento farmacoterapéutico en pacientes pediátricos hospitalizados: adaptacion de La metodología Dáder. Farm Hosp. 27(2): 78-83, 2003.
3. Universidade de São Paulo. Hospital Universitário. Divisão de Farmácia. Procedimento Operacional Padrão, POP 019: Seguimento farmacoterapêutico. São Paulo: Divisão de Farmácia; 2016. 11p.
4. Leroux S, Zhao W, Bétrèmieux P, Pladys P, Saliba E, Jacqz-Aigrain E. Therapeutic Guidelines for prescribing antibiotics in neonates should be evidence-based: a french national survey. Arch Dis Child. 100(4): 394-398, 2015.
5. Zierler-Brown S, Brown TR, Chen D, Blackburn RW. Clinical documentation for patient care: models, concepts, and liability considerations for pharmacists. Am J Health-Syst Pharm. 64(1) 1851-1858, 2007.

capítulo 16

Alice Misae Yamaguchi ▪ Mônica Cristina Santos Ricci
Sandra Cristina Brassica

Orientação aos pais e cuidadores na ocasião da alta hospitalar do lactente

Lactentes que recebem alta hospitalar, muitas vezes, utilizarão medicamentos no domicílio, portanto, é necessário que o farmacêutico realize a conciliação dos medicamentos prescritos por ocasião da alta e oriente os pais e cuidadores com o objetivo de:

- aumentar o grau de compreensão e cumprimento do tratamento pelo paciente, contribuindo para a máxima eficácia da farmacoterapia prescrita e redução de possíveis eventos adversos e reinternações por falhas relacionadas ao uso de medicamentos;
- integrar e completar o processo de conciliação de medicamentos, prevenindo possíveis erros de medicação;
- esclarecer quaisquer dúvidas que os pais ou cuidadores possam apresentar sobre medicamentos.

Recomenda-se que o profissional trabalhe de modo integrado com a equipe multidisciplinar de saúde no planejamento das altas hospitalares. A transição do hospital para o lar deve ocorrer de forma tranquila, segura e planejada, visando continuar o cuidado ao paciente.[1,2] Até porque, em muitos casos, os medicamentos utilizados pelos lactentes não são comercializados pela indústria em apresentações adequadas para essa população, demandando seu preparo em farmácias de manipulação e treinamento dos pais ou cuidadores quanto ao modo de obtenção, medida das doses e administração.[3-7]

Deve-se monitorizar, também, a programação das altas de pacientes que possuem prescrições contendo medicamentos de alto custo, antirretrovirais, antiepilépticos ou de baixo índice terapêutico, cujo uso demande conhecimento de suas precauções.

Outros benefícios surgem decorrentes do planejamento responsável das altas hospitalares, como prescrições de alta seguras e agilização dos procedimentos relacionados à obtenção dos medicamentos, evitando contratempos, como o adiamento da alta.[3] Problemas nas receitas médicas, como identificação incompleta do paciente (incluindo peso e idade) ou do medicamento, ilegibilidade, uso de abreviaturas, problemas na dosagem, entre outros, podem ocasionar ainda o risco do fornecimento de medicamentos inadequados ou não prescritos para o paciente. Isso pode fazer com que pais e cuidadores tenham que retornar ao hospital para esclarecer dúvidas ou até trocar receitas, e que o paciente acabe não recebendo o tratamento de que necessita. Desse modo, é recomendável que o farmacêutico confira a receita para garantir que não contenha erros antes de entregá-la aos pais ou cuidadores, observando as seguintes informações:[8-12]

- nome completo, idade do paciente, peso e endereço (para receitas contendo psico-fármacos);
- nome e apresentação correta do medicamento;
- posologia (dose, via de administração, frequência de dose e duração do tratamento);
- data e identificação do prescritor (assinatura e carimbo do médico).

Após a conferência desses itens, o farmacêutico ainda deve analisar:

- se a farmacoterapia está em conformidade com as informações coletadas durante o seguimento do paciente no decorrer da internação, verificando a indicação terapêutica e a posologia de todos os medicamentos prescritos;
- quais medicamentos poderão ser retirados nas Unidades Básicas de Saúde (UBSs) ou outras unidades dispensadoras públicas;
- quais medicamentos necessitarão de compra em drogaria, realizando uma estimativa de custo;
- a necessidade de elaboração de documentação para aquisição do medicamento junto aos programas governamentais;
- a necessidade de manipulação do medicamento em serviço externo, a estimativa de custo e em que período de tempo ele poderá ser preparado.

Christiansen e colaboradores (2008) realizaram um estudo da participação do farmacêutico no processo de alta hospitalar de pacientes pediátricos e observaram que 81% das prescrições avaliadas apresentavam ao menos um erro, sendo a maior parte deles em relação à identificação do paciente, cálculos de dose e concentração da formulação prescrita.[9]

Na orientação de alta aos pais ou cuidadores, deve-se transmitir as seguintes informações:

- Nome genérico e comercial (sempre que necessário) de cada medicamento. Informar se existem produtos genéricos ou similares. Se houver dúvida, explicar sobre o conceito de medicamentos genéricos, similares e de referência. Esclarecer possíveis diferenças de unidade posológica ou concentração entre produtos de fabricantes distintos.
- Indicações de uso de cada medicamento. É muito importante que os pais ou cuidadores tenham conhecimento do motivo pelo qual cada medicamento foi prescrito. Enfatizar os benefícios do medicamento antes de explicar sobre os eventos adversos, ou seja, evitar apresentar barreiras ao prosseguimento do tratamento antes que possam compreender seus benefícios.
- A duração do tratamento, ressaltando a data de início e término. Se o medicamento for de uso crônico, explicar que o tempo de tratamento será determinado pelo médico, reforçando a necessidade de acompanhamento médico.
- Regimes posológicos: esclarecer a dose, a frequência e a via de administração.
- Interações com alimentos ou medicamentos: explicar qual o efeito indesejável da interação com o alimento. Quando houver orientação para administração do medicamento em jejum, esclarecer seu significado prático (por exemplo, tomar 1 hora antes da ma-

Capítulo 16 | Orientação aos pais e cuidadores na ocasião da alta hospitalar do lactente

mada, ou 2 horas após a mamada). Caso haja interações medicamentosas, explicar as consequências terapêuticas e realizar as devidas recomendações, como alterações de horários de administração.

- Horários de administração: estabelecer os horários respeitando a rotina do paciente e cuidador. Perguntar sobre os horários das mamadas, de despertar, dormir e ir à creche. Considerar as informações sobre interação medicamentosa e com alimentos, para selecionar os horários mais adequados.
- Como proceder em caso de esquecimento: explicar que não se deve dobrar a dose, recomendando sua administração tão logo possível. Caso o horário seguinte à dose esquecida esteja próximo, aguardar e administrar somente essa dose.
- Conservação do medicamento: se indicado o armazenamento em ar ambiente, avisar para que seja mantido longe de fontes de calor e umidade, bem como longe do alcance de crianças e animais. Para medicamentos que necessitam de conservação em geladeira, reforçar que não sejam mantidos na porta ou dentro de isopor tampado.
- Modo de medida da dose: os pais ou cuidadores devem saber com clareza como fracionar a dose.

Dependendo da apresentação do medicamento e da via de administração, seguir as recomendações abaixo:

- **Medicamentos líquidos:** pedir ao cuidador para ler a dose prescrita e mostrar o volume correspondente no dosador oral (ou seringa). Se houver alguma dificuldade ou suspeita de que o cuidador não esteja seguro quanto à medida da dose, marcar a seringa, eliminando a graduação além daquela correspondente à dose prescrita (isso pode ser realizado raspando-se a graduação com régua ou tesoura). Explicar tantas vezes quantas necessárias para que o cuidador compreenda como utilizar as seringas. Deve-se ter atenção especial para volumes menores que 1 mL e prescritos com algarismo após as vírgulas (dose de 0,5 mL, por exemplo), pois muitos cuidadores podem interpretá-los apenas como números inteiros (leitura de 5 mL, em vez de 0,5 mL). Para volumes de doses inferiores a 0,5 mL, recomendar a utilização de seringas de 1 mL para a medida da dose.
- **Soluções ou suspensões orais em gotas:** para bebês e crianças pequenas, orientar o cuidador a não gotejar o medicamento direto na boca do bebê. Orientar que goteje em colherzinha e dê à criança. Caso o paciente receba o medicamento por sonda gástrica ou nasoenteral, orientar a gotejar o medicamento dentro do dosador oral ou seringa.
- **Fracionamento da dose a partir da diluição de comprimidos:** muitas vezes, na impossibilidade de manipulação de formulações orais líquidas ou na falta de condições financeiras para as despesas da manipulação, são prescritos comprimidos com orientação para diluição e fracionamento da dose. Nesse caso, é importante que os pais assimilem o procedimento para a medida da dose e que seja orientado o descarte da sobra da solução restante.

Ao final da orientação, solicitar ao cuidador que repita as informações fornecidas, esclarecendo possíveis dúvidas.[13-15]

Toda a orientação verbal fornecida deve ser disponibilizada aos pais ou cuidadores na forma de material informativo impresso, para auxiliar na assimilação das informações, como exemplificado pelas Figuras 16.1 e 16.2.[16,17] Individualizar os impressos aos pacientes ou cuidadores não alfabetizados, para facilitar a identificação dos medicamentos por meio de cores e horários de dose. Nesse caso, também marcar as doses de cada medicamento líquido para uso oral nas respectivas seringas ou dosadores orais, raspando a graduação do dosador além da dose prescrita. Recomenda-se etiquetar as embalagens ou frascos de cada medicamento com etiquetas de cores diferentes, de acordo com as estabelecidas no impresso fornecido aos pais, como exemplificado na Figura 16.3.

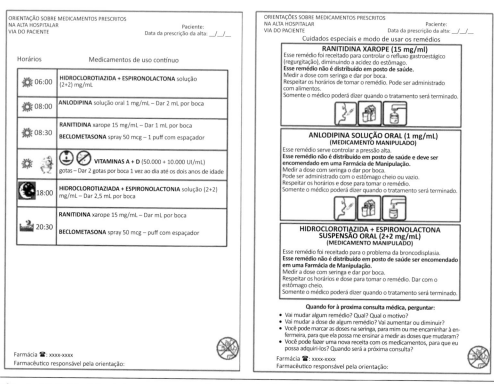

Figura 16.1 Modelo de impresso para orientação de alta (frente e verso).

O farmacêutico deve ter certeza de que os pais ou cuidadores entenderam as orientações fornecidas e serão capazes de administrar os medicamentos com segurança. Devem realizar tantas sessões de orientação quanto forem necessárias para o treinamento. Se possível, por alguns dias antes da alta, realizar o treinamento do cuidador com relação à identificação correta dos medicamentos, modo de administração e fracionamento das doses. Caso necessário, convocar outro familiar para receber a orientação e auxiliar no treinamento do cuidador.

Capítulo 16 | Orientação aos pais e cuidadores na ocasião da alta hospitalar do lactente

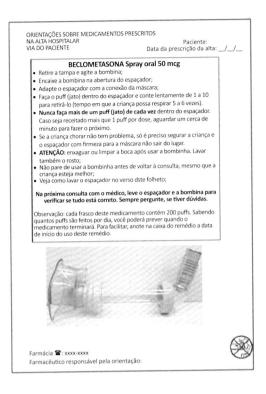

Figura 16.2 (A) Modelo de orientação de alta de beclometasona *spray* oral (frente). (B) Modelo de orientação de alta de beclometasona *spray* oral (verso).

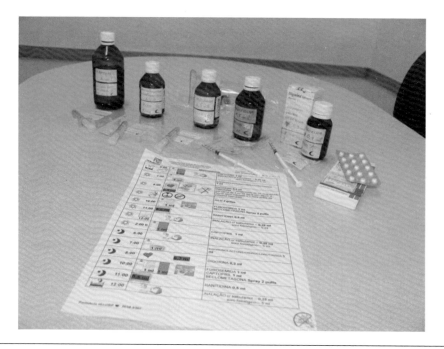

Figura 16.3 Impresso de orientação de alta destinado a pais ou cuidadores não alfabetizados, com frascos e caixas de medicamentos identificados com etiquetas coloridas, para facilitar na sua identificação e diferenciação.

■ REFERÊNCIAS BIBLIOGRÁFICAS

1. American Society of Healthsystem Pharmacists. Continuity of care in medication management: review of issues and considerations for pharmacy. American Journal of Health-System Pharmacy. 62: 1714-20, 2005.
2. Berger, B. A. Communication skills for pharmacists: building relationships, improving patient care. 1th ed, American Pharmaceutical Association Publications, 2002.
3. Marques LFG, Romano-Lieber NS. Segurança do paciente no uso de medicamentos após a alta hospitalar: estudo exploratório. Saúde Soc. São Paulo, 23 (4):1431-44, 2014.
4. U.S. Department of Health and Human Services. Agency for Healthcare Research and Quality. The Pharmacy Intervention for Limited Literacy (PILL) Study Research Team. How to Create a Pill Card. Disponível em: Universidade de São Paulo. Hospital Universitário. Divisão de Farmácia. Procedimento Operacional Padrão, POP 007: Conciliação medicamentosa. São Paulo: Divisão de Farmácia; 2016. 9p.
5. Universidade de São Paulo. Hospital Universitário. Divisão de Farmácia. Procedimento Operacional Padrão, POP 014: Medicamentos manipulados para alta hospitalar: orientação para obtenção. São Paulo: Divisão de Farmácia; 2016. 3p.
6. Universidade de São Paulo. Hospital Universitário. Divisão de Farmácia. Serviço de Farmácia Clínica. Procedimento Operacional Padrão, POP 034: Alta hospitalar: orientação. São Paulo: Divisão de Farmácia; 2016. 17p.
7. Universidade de São Paulo. Hospital Universitário. Divisão de Farmácia. Serviço de Farmácia Clínica. Procedimento Operacional Padrão, POP 035: Alta hospitalar: elaboração de impressos para orientação do paciente. São Paulo: Divisão de Farmácia; 2016. 10p.

8. Brasil. Ministério da Saúde. Protocolo de segurança na prescrição, uso e administração de medicamentos. Disponível em: http://www20.anvisa.gov.br/segurancadopaciente/index.php/publicacoes/item/seguranca-na-prescricao-uso-e-administracao-de-medicamentos. Acesso em: 20/05/2016.

9. Christiansen SR, Morgan JA, Hilmas E, Shepardson A. Impact of a Prescription Review Program on the Accuracy and Safety of Discharge Prescriptions in a Pediatric Hospital Setting. J Pediatr Pharmacol Ther. 13: 226-32, 2008.

10. Conselho Federal de Farmácia. Resolução n° 585 de 29 de agosto de 2013. Regulamenta as atribuições clínicas do farmacêutico e dá outras providências. Disponível em: http://www.cff.org.br/userfiles/file/resolucoes/585.pdf. Acesso em 02/06/2016.

11. Ricci, MCS. Atenção farmacêutica em Pediatria. In: Storpirtis, S, Mori, ALPM; Yochiy, A; Ribeiro, E; Porta, V. Farmácia clínica e atenção farmacêutica. 1ed. Rio de Janeiro, Guanabara Koogan: 377-393, 2008.

12. Youmans, S. L.; Schillinger, D. Functional Health Literacy and Medication Use: the pharmacist's role. Ann Pharmacother. 37(11):1726-9, 2003.

13. Houts, P. S. et al. The role of pictures in improving health communication: A review of research on attention, comprehension, recall, and adherence. Patient Education and Counseling. 61(2): 173–90, 2006.

14. McMahon, S. R., Rimsza, M. E.; Bay, R. C. Parents Can Dose Liquid Medication Accurately. Pediatrics, 100(3): 330-33, 1997.

15. Ranelli PL, Coward RT. Communication Between Pharmacists and Patients: The Role of Place of Residence in Determining the Expectations of Older Adults. Pharmacotherapy, 17(1): 148-162, 1997.

16. Kripalani S, Robertson R, Love-Ghaffari MH, Henderson LE, Praska J, Strawder A, Katz MG, Jacobson TA. Development of an illustrated medication schedule as a low-literacy patient education tool. Patient Education and Counseling. 66(3): 368-77, 2007.

17. Tabor PA, Lopez DA. Comply with us: Improving medication adherence. J Pharmacy Pract. 17(3): 167-81, 2004.

capítulo 17

Altamir Benedito de Sousa ▪ Sandra Cristina Brassica

Cálculos para a conferência de doses e exercícios

Na UTI Neonatal, é comum haver pacientes com restrição de líquido. Desta forma, os medicamentos devem ser administrados diluídos no menor volume possível, mas que seja seguro afim de não promover flebite. Ao avaliar uma prescrição, observar se há necessidade de restrição hídrica e se as soluções prescritas encontram-se no menor volume possível.

Todas as soluções parenterais, com ou sem eletrólitos, devem ser verificadas com relação a:

- **oferta hídrica (OH):** consiste no volume total da solução dividido pelo peso do paciente.

Exemplo:

SG 50%...............................5 mL
NaCl 20%............................1 mL
KCl 19,1%...........................1 mL
AD ....43 mL

} EV em 24 horas

Sendo o peso do paciente 1 quilo:

$$OH = \frac{\Sigma \text{ (volume SG50\% + volume NaCl 20\% + volume KCl 19,1\% + volume AD) mL}}{\text{Peso do paciente (kg)}}$$

$$OH = \frac{(5 + 1 + 1 + 43)]}{1} = 50 \text{ mL/kg}$$

- **Velocidade de infusão de glicose (VIG):** em mg/kg/min

Exemplo:

$$VIG = \frac{\left[\begin{array}{c}\text{Quantidade de glicose (mg) na solução/}\\ \text{Peso do paciente (kg)}\end{array}\right]}{24 \text{ horas} \times 60 \text{ minutos}}$$

$$VIG = \frac{[(500 \times 5) \div 1]}{1.440} = 1,7 \frac{mg}{kg}/min$$

- **Concentração de glicose:** recomenda-se até 12,5% para via periférica.

Conc glicose = (conc glicose (g/L) × volume glicose (mL))/Volume soro (mL)) × 100

Exemplo:

Conc glicose = (0,5 $(\frac{g}{L})$ × 5 mL) ÷ 50 mL) × 100

Conc glicose = 5%

- **Oferta de eletrólitos (Na, K, Ca, Mg etc.)**

Exemplo: Uma solução a 20% significa 20 g em 100 mL de solução. Assim, em 3 mL de KCl 19,1%, temos:

19,1 g —————————————— 100 mL
X ———————————————— 3 mL
X = 3 × 19,1 / 100 = 0,573 g de KCl

As ofertas de eletrólitos são calculadas dividindo-se o produto de sua concentração e o volume prescrito pelo peso do paciente.

O Quadro 17.1 ilustra as concentrações das soluções usuais em UTIN.

Quadro 17.1 Concentração dos eletrólitos.

Solução	mmol/1 mL	mEq/1 mL	mg/1 mL
Cálcio, gluconato 10%	0,224 (Ca)	0,46 (Ca)	8,92 (Ca)
Magnésio, sulfato 10%	0,41 (Mg)	0,81 (Mg)	9,86 (Mg)
Magnésio, sulfato 50%	2,05 (Mg)	4,05 (Mg)	49,5 (Mg)
Potássio, cloreto 19,1%	2,56 (K)	2,56 (K)	99,92 (K)
Potássio, fosfato 2 mEq/mL	1 (P)	2 (K) 2 (PO_4)	95 (PO_4) 34,1 (P) 78,2 (K)
Sódio, cloreto 20%	3,42 (Na)	3,42 (Na)	78,7 (Na)
Sódio, bicarbonato 8,4%	1 (Na)	1 (Na)	23 (Na)

Voltando ao soro prescrito.

SG 50%................................5 mL ⎫
NaCl 20%...........................1 mL ⎬ EV em 24 horas
KCl 19,1%...........................1 mL ⎪
AD ....43 mL ⎭

Sendo o peso do paciente 1 kg:

Oferta de sódio: $\dfrac{3,42 \ (\text{mEq/mL}) \times 1}{1 \ \text{kg}} =$

Oferta de sódio = 3,42 mEq/kg

As doses de todos os medicamentos prescritos devem ser verificadas. Os medicamentos administrados em infusão contínua, como por exemplo, sedações e drogas vasoativas, também precisam ser conferidos para checagem da diluição apropriada e velocidade de infusão, bem como da quantidade de formas farmacêuticas a serem dispensadas. Lembrar que, para tanto, o residente deverá observar, à beira do leito, quais são os dispositivos em uso para poder calcular o volume excedente para compor o *prime* do equipo.

Exemplos:

Vancomicina 16 mg EV 1 vez ao dia.

- **Dados:** Peso do paciente: 1 kg; idade pós-natal: 3 ddv.

  $\text{Dose}_{\text{vancomicina}} = \text{Dose (prescrita)} \div \text{peso (paciente em kg)}$

  $\text{Dose} = \dfrac{16 \ \text{mg}}{1 \ \text{kg}}$

Dopamina

$$\left. \begin{array}{l} \text{dopamina} \dots\dots\dots\dots\dots\dots\dots 14 \ \text{mg} \\ \text{SF qsp} \dots\dots\dots\dots\dots\dots\dots\dots\dots 2,4 \ \text{mL} \end{array} \right\} \text{EV em BIC 0,1 mL/h ou acm}$$

- **Dados:** apresentação em ampola. Dopamina 50 mg/10 mL; *prime* do equipo: 2 mL; peso do paciente: 0,75 kg.

  Dose = [[(dopamina/volume final da solução) × velocidade de infusão]/peso do paciente] ÷ 60 minutos

  $\text{Dose} = \left[\left[\left(\dfrac{14}{2,4} \times 0,1\right]\!/0,75\right]/60\right.$

  Dose = 0,0129 mg/kg/min

  $\text{Dose} = 12,9 \ \dfrac{\text{mcg}}{\text{kg}} \ /\text{min}$

Nos cálculos frequentemente é necessário realizar conversão de unidades. Para as unidades de peso:

1 kg = 1.000 gramas
1 grama (g) = 1.000 miligramas
1 miligrama (mg) = 1.000 microgramas
1 micrograma (mcg) = 1.000 nanogramas

Já para volumes:

1 litro (L) = 1.000 mililitros
1 decilitro (dL) = 0,100 litro
1 centilitro (cL) = 0,010 litro
1 mililitro (mL) = 0,001 litro

Uma vez que 1 mL apresenta praticamente o mesmo espaço que 1 cm^3, a farmacopeia americana estabeleceu que 1 mL é equivalente a 1 cm^3.

■ EXERCÍCIOS

a) A dose recomendada de amicacina em neonatos é de 15 mg/kg/dia, uma vez ao dia. Qual dose, em mg, deve ser administrada para um lactente de 1,7 kg? Sabendo que a apresentação de amicacina disponível é de 100 mg/2 mL, calcule o volume correspondente à dose.
Resposta: 25,5 mg, que corresponde a um volume de 0,51 mL.

b) A dose de aminofilina para o tratamento da apneia em recém-nascidos abaixo de 1,5 kg é 1 mg/kg/dose. Qual é a dose que deve ser administrada para um RN de 0,55 kg? Sabendo que a concentração da solução de aminofilina é de 24 mg/mL, qual é o volume correspondente à dose prescrita?
Resposta: 0,55 mg, volume de 0,023 mL.

c) A dose de fenobarbital para recém-nascidos é 3 a 5 mg/kg/dia. Quais são as doses mínima e máxima que devem ser administradas para um RN de 0,65 kg? Sabendo que as concentrações das soluções de fenobarbital disponíveis na farmácia são 100 e 10 mg/mL, qual é o volume correspondente à dose prescrita para cada uma das soluções? Qual das apresentações você recomendaria que fosse dispensada? Justifique sua resposta.
Resposta: Dose mínima: 1,95 mg/dia (volumes correspondentes às apresentações 0,02 mL e 0,2 mL, respectivamente); dose máxima: 3,25 mg/dia (volumes correspondentes às apresentações 0,032 mL e 0,325 mL, respectivamente). É recomendado utilizar a apresentação de menor concentração, ou seja, a ampola de 10 mg, uma vez que os volumes correspondentes a esta dosagem podem ser aspirados em uma seringa de 1 mL com maior exatidão.

d) Você foi solicitado a orientar um residente sobre a prescrição do medicamento fenitoína. A seguir, estão os dados para a prescrição:

Dose de manutenção: 5 mg/kg/dia divididos em 2 doses
Velocidade de infusão: máxima de 0,5 mg/kg/min
Concentração de infusão: 10 mg/mL
Sabendo que o paciente pesa 3 quilos, calcule os itens necessários para preencher as lacunas da prescrição a seguir. A apresentação é em ampola de 10 mg/mL, com 5 mL.
Fenitoína ___ mg ev 12/12 horas, em NaCl 0,9% qsp ___ mL. Infundir em ___ minutos.
Resposta: Fenitoína 7,5 mg ev 12/12 horas, em NaCl 0,9% qsp 0,75 mL. Infundir em 5 minutos. Observe que, como a concentração de infusão é igual à da apresentação, não há a necessidade de adicionar solução fisiológica.

e) Calcule a dose que está sendo prescrita para o paciente em mcg/kg/min e a quantidade de ampolas necessárias para atender as prescrições por 24 horas.
Salbutamol 26 mg em SF qsp 24 mL
Dados: velocidade de infusão: 2,5 mL/h; apresentação em ampola 0,5 mg/1 mL contendo 1 mL; *prime* do equipo: 25 mL; peso do paciente: 25 kg
Resposta:

$$\text{Dose} = \frac{\left\{\dfrac{\left[2,5\,\dfrac{\text{mL}}{\text{h}} * \left(26\,\dfrac{\text{mg}}{24}\,\text{mL}\right)\right]}{25}\text{kg}\right\}}{60}\text{ minutos}$$

Dose = 1,8 mcg/kg/minuto.

Capítulo 17 | Cálculos para a conferência de doses e exercícios **117**

Quanto à quantidade de ampolas correspondentes à dose prescrita, observe que não é possível preparar essa solução, uma vez que o volume de salbutamol é de 52 mL, e não 24 mL, conforme consta da prescrição. Nesse caso, deve-se pedir a correção e, a partir da nova prescrição, calcular a quantidade de ampolas necessárias.

f) Calcule a dose que está sendo prescrita para o paciente em mcg/kg/min e a quantidade de ampolas necessárias para atender às prescrições por 24 horas.
Salbutamol 26 mg em SF qsp 52 mL
Dados: velocidade de infusão: 2,5 mL/h; apresentação em ampola 0,5 mg/1 mL contendo 1 mL; *prime* do equipo: 25 mL; peso do paciente: 25 kg
Resposta:

$$\text{Dose} = \frac{\left\{ \dfrac{[2{,}5\,\frac{mL}{h} * (26\,\frac{mg}{52}\,mL)]}{25}\,kg \right\}}{60}\ \text{minutos}$$

Dose = 0,83 mcg/kg/minuto.
Perceba a diferença em relação ao exemplo anterior, ou seja, nesse caso, é possível preparar essa solução, uma vez que o volume de salbutamol prescrito (26 mg) corresponde a 52 mL.

$$\text{Quantidade de ampolas} = [(2{,}5\ mL * 24\ horas + 25\ mL) * (26\,\tfrac{mg}{52}\,mL)\}\ 0{,}5\ mg/mL$$

Deverão ser dispensadas 85 ampolas de salbutamol 0,5 mg/mL para o preparo dessa solução.

g) Calcule a dose que está sendo prescrita para o paciente em mcg/kg/hora de fentanila e mg/kg/h de midazolam. Calcule também a quantidade de ampolas necessárias de cada um, para atender às prescrições por 24 horas.
fentanila   50 mcg
midazolam   5 mg
SF qsp   4,8 mL
Dados: velocidade de infusão: 0,2 mL/h; apresentação em ampola fentanila 250 mcg/5 mL, midazolam 15 mg/3 mL; *prime* do equipo: 13 mL; peso do paciente: 3 kg.
Resposta:

Dose fentanila = $\{(50\,\tfrac{mcg}{4{,}8}\,mL) * 0{,}2\ mL]/3kg$

A dose é 0,69 mcg/kg/hora.

Dose midazolam = $\{(5\,\tfrac{mg}{4{,}8}\,mL) * 0{,}2\ mL]/3kg$

A dose é de 0,069 mg/kg/hora.

$$\text{Quantidade} = \frac{\dfrac{[0{,}2\ mL * 24\ horas + 13\ mL) * (50\,\frac{mg}{4{,}8}\,mL)]}{50}\,mcg}{mL}$$

Serão necessários 3,7 mL de fentanila, ou seja, uma ampola de 250 mcg/5 mL.

$$\text{Quantidade} = \frac{\dfrac{[0{,}2\ mL * 24\ horas + 13\ mL) * (5\,\frac{mg}{4{,}8}\,mL)]}{5}\,mg}{mL}$$

Serão necessários 3,7 mL de midazolam, ou 2 ampolas de 15 mg/3 mL.

Manual de Farmácia Clínica – Assistência Farmacêutica ao Neonato e Lactente

h) Um médico deve prescrever na NP de um lactente a dose de 1,65 kg e 3 mEq/kg de sódio. Para o preparo da NP, dispõe-se de NaCl 20%. Qual o volume necessário de NaCl 20% para preparar esta NP?

Resposta:

Lembre-se de que o cloreto de sódio a 20% apresenta 3,42 mEq/mL de Na^+ e 3,42 mEq/mL de Cl^-. Assim:

$$\text{Quantidade de NaCl 20\%} = (3\,\frac{mEq}{kg} * 1,65\,kg)/3,42$$

Logo, serão necessários 1,45 mL de NaCl 20%.

i) Qual é a oferta hídrica e de eletrólitos no soro de manutenção a seguir:

SG 50%............................43,2 mL
NaCl 20%...........................1,54 mL
KCl 19,1%..........................2,05 mL ⎫ EV em BIC em 24 horas
AD ....73,21 mL ⎭

Obs.: Peso do paciente 1,5 kg.

Resposta:

$$OH = \frac{\Sigma\,(\text{volume SG50\%} + \text{volume NaCl 20\%} + \text{volume KCl 19,1\%} + \text{volume AD})\,mL}{\text{Peso do paciente (kg)}}$$

$$OH = \frac{(43,2 + 1,54 + 2,05 + 73,21)}{1,5} = 80\,mL/kg$$

A oferta hídrica é então 80 mL/kg.

Sódio: 1 mL contém 3,42 mEq, assim, em 1,54 mL, temos 5,2 mEq. Dividindo-se a quantidade total de mEq pelo peso do paciente, temos 3,5 mEq/kg.

Potássio: 1 mL contém 2,56 mEq, portanto, em 2,05 mL, temos 5,2 mEq. Dividindo-se essa quantidade pelo peso do paciente, temos 3,5 mEq/kg.

j) O paciente CES, com 0 ddv, sexo M, peso: 985 g, deverá iniciar oferta de aminoácidos pediátricos, até a entrada de NP, na dose de 2 g/kg em 24 horas, mais glicose com VIG de 5. Sabendo-se que na instituição é padronizada uma solução de aminoácidos 10% e SG50%, calcule o volume (em mL) das soluções a serem administradas. Como deve ser feita esta prescrição?

Resposta:

$$\text{Aminoacidos: } \frac{2\,g}{kg} * 0,985\,kg = 1,97\,g$$

Como a solução é a 10%, 1,97 g representam 19,7 mL da solução.

VIG de 5 significa uma velocidade de infusão de glicose de 5 mg/kg/min:

$$\text{Volume de sol. glicosada} = \frac{5\,\frac{mg}{kg}}{min} * 0,985\,kg * 60\,\text{minutos} * 24\,\text{horas}$$

$$= 7092\,mg$$

Como a solução de glicose é a 50%, 7 g correspondem a 14 mL.

■ REFERÊNCIA CONSULTADA

1. Ansel HC, Stokolosa MJ. Cálculos Farmacêuticos – Porto Alegre: Artmed, 2008.

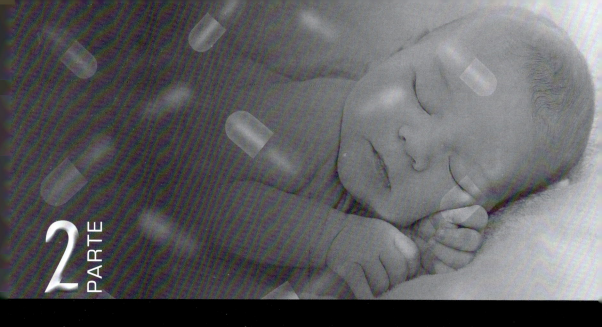

PARTE 2

Principais Enfermidades no Período Neonatal e Tratamento

capítulo **18**

Euler J. Kernbichler ▪ Sandra Cristina Brassica

Apneia da prematuridade

A apneia da prematuridade é definida como um intervalo de ausência de esforço respiratório que determinado neonato não tolerará sem ter bradicardia e cianose. Para os prematuros maiores, esse intervalo pode ser de 20 segundos e para os menores pode ser tão curto quanto 5 segundos.[1]

A frequência dos sintomas é inversamente proporcional à idade gestacional, e quase todos os prematuros com menos de 28 semanas de idade gestacional são afetados.[1]

Entender o desenvolvimento do sono no período fetal contribui para melhorar a eficácia da terapia. No feto humano, os movimentos respiratórios podem ser identificados entre as 10ª e 12ª semanas de gestação. A partir de 20 semanas, uma atividade periódica rítmica é presente, alternando com períodos sem nenhum movimento respiratório. Esse ciclo varia de 40 a 60 minutos.[2-3]

No prematuro, o sono ativo, ou seja, o equivalente ao sono REM, ocupa quase 90% do sono por volta de 31 semanas, e cai para 50% por volta do termo. Essa fase de sono é caracterizada por maior variabilidade respiratória e do volume-minuto, além de hipotonia. Os episódios de respiração irregular e apneia são mais comuns nessa fase de sono.

O prematuro apresenta outras particularidades, como ausência de resposta à hipóxia, com nenhum aumento do esforço respiratório, provavelmente indicando imaturidade do centro respiratório. Também se evidencia uma reduzida resposta à hipercapnia, indicando menor sensibilidade dos quimiorreceptores de CO_2. Esta resposta se eleva com o aumento da idade gestacional. A instabilidade da caixa torácica do prematuro também contribui para os períodos de hipoventilação e obstrução das vias aéreas.[2]

Diversas doenças estão associadas e contribuem para o desencadeamento ou agravamento da apneia e, entre as principais estão: sepse, distúrbios metabólicos (hipoglicemia, hipocalcemia, hipomagnesemia, acidose), enfermidades neurológicas, hipóxia postural e medicamentos.

A apneia é classificada em:

- **Central:** ausência de esforço inspiratório;
- **Obstrutiva:** presença de obstrução das vias aéreas superiores que torna o esforço inspiratório ineficaz;
- **Mista:** quando a apneia central e obstrutiva são concomitantes.

A apneia mista explica a maior parte dos episódios de apneia do prematuro.

O controle da apneia da prematuridade envolve várias medidas que se complementam:

■ MEDIDAS NÃO FARMACOLÓGICAS

- **Postura:** manter a cabeça em posição neutra, evitando a hipoventilação e a obstrução das vias aéreas superiores.
- **Posição prona:** no prematuro, esta posição propicia a estabilização da caixa torácica.
- **Suporte ventilatório:** O_2 inalatório, CPAP não invasivo, ventilação não invasiva e ventilação mecânica podem ser empregados de acordo com a necessidade.

■ TERAPIA FARMACOLÓGICA

Cafeína

É o medicamento de escolha para a apneia da prematuridade. A cafeína supera em vários aspectos qualquer outro medicamento alternativo, pois é eficaz, segura, com poucos efeitos colaterais e de baixo custo.[4,5,7]

No Brasil, recentemente, foi introduzida no mercado uma apresentação comercial na concentração de 10 mg/mL de cafeína base que pode ser usada tanto por via enteral como parenteral.

Ela atua competindo com os receptores de adenosina. A adenosina é produzida pelos neurônios e atua como via final para induzir o sono. Em períodos de hipóxia, age como uma forma de proteção para diminuir o metabolismo.

Além da redução dos episódios de apneia, a cafeína mostrou redução de broncodisplasia pulmonar, retinopatia da prematuridade e melhora do desenvolvimento neuropsicomotor. Está sendo considerada quase como um neuroprotetor do prematuro. Por isso, deve ser sempre considerada como única alternativa e não há argumentação razoável para a utilização de outras alternativas.[6]

A dose recomendada de cafeína é:[8]

- **Dose de ataque:** 10 mg/kg de cafeína base (equivalente a 20 mg de citrato de cafeína);
- **Dose de manutenção:** 2,5 a 5 mg/kg/dose 1 ×/dia de cafeína base (5 a 10 mg de citrato de cafeína).

Durante o tratamento, a determinação dos níveis séricos não é necessária, mas devem ser observados possíveis sinais de toxicidade, devido ao risco de erros de medicação.

O tratamento geralmente é mantido até aproximadamente 34 semanas de idade pós-natal, mas, devido aos benefícios da cafeína em médio e longo prazo, há uma tendência em prolongar o tempo de uso até próximo ao termo.

A meia-vida no prematuro é longa e pode ser detectada por até 4 a 5 dias após a última dose, e isso deve ser considerado na alta do prematuro.

Aminofilina e teofilina

Estes fármacos, no prematuro, são transformados em cafeína devido à uma imaturidade metabólica, no entanto, apresentam maior risco de toxicidade e a necessidade de controle dos níveis séricos, além do fracionamento da dose total diária.

A teofilina é usada por via enteral da dose de ataque de 4 mg/kg, seguida de 4 mg/kg/dia, dividida cada 6 a 8 horas. Os níveis séricos devem ser mantidos entre 7 e 12 mg/L.

A aminofilina pode ser usada por via parenteral ou enteral na dose de ataque de 5 mg/kg, com manutenção de 1 a 2 mg/kg/dose a cada 6 a 8 horas. A aminofilina tem fração disponível de 80% em relação à teofilina, isto é, 100 mg de aminofilina correspondem a 80 mg de teoflilina.

Os principais efeitos de intoxicação são vômitos, náuseas e refluxo gastresofágico, diarreia, irritabilidade, agitação, taquicardia e crises convulsivas.

Doxapram

Não está disponível no Brasil para uso em humanos, só veterinário. Não possui nenhum benefício ou vantagem em relação à cafeína e apresenta muitos efeitos colaterais, sendo, portanto, raramente usado, inclusive no exterior.

No seguimento dos pacientes que fazem uso de doxapram, é importante que o farmacêutico monitore a farmacoterapia, atentando, sobretudo, para possíveis sinais de toxicidade ou ineficácia da terapêutica.

■ REFERÊNCIAS BIBLIOGRÁFICAS

1. Elder, DE et al. Current definitions for neonatal apnea. J Pediatrics and Child Health. 49: E388--E396, 2013.
2. Estrellado-Cruz WL, Beckerman RC. Control of Ventilation and Apnea. In: Goldsmith and Karoktkin (org). Assisted Ventilation of Neonate 5th ed. Elsevier Saunders St Louis, Missouri, 2011.
3. Graven, D. Sleep and Brain Development. Clin Perinatol. 33: 693–706, 2006.
4. Kreutzer K, Bassler D. Caffeine for Apnea of Prematurity: A Neonatal Success Story. Neonatology. 105: 332-6, 2014.
5. Picone, S et al Caffeine citrate: when and for how long. A literature review. The Journal of Maternal--Fetal and Neonatal Medicine. 25(S3): 11–4, 2012.
6. Schmidt B, Anderson PJ, Doyle LW, et al. Survivial without disability to age 5 years after neonatal caffeine therapy for apnea of prematurity. JAMA. 307(3):275-82, 2012.
7. Schmidt B, Roberts RS, Davis P, et al; Caffeine for Apnea of Prematurity Trial Group. Long-term effects of caffeine therapy for apnea of prematurity. N Engl J Med. 357(19):1893-902, 2007.
8. Taketomo, CK.; Hodding, JH.; Kraus, DM. Pediatric Dosage Handbook, 20th ed, Ohio, Lexi-Comp, 2013.

Choque

Edna Maria Albuquerque Diniz ▪ Giselle Garcia Origo Okada ▪ Sandra Cristina Brassica

O choque no período neonatal é um quadro agudo e complexo de disfunção circulatória que resulta em desbalanço entre a oferta e a demanda de oxigênio aos tecidos, gerando aporte insuficiente de oxigênio e nutrientes. Esse estado de hipoperfusão tecidual, se prolongado, resulta em eventos bioquímicos que comprometem a integridade e o funcionamento celular, podendo, inclusive, ocasionar sua morte.[1]

No período neonatal, a sepse é a principal causa de choque, com uma prevalência aproximada de 7%, sendo maior e inversamente proporcional à idade gestacional do recém-nascido (RN), com mortalidade que varia de 10% a 18%.

Cerca de 30% dos recém-nascidos prematuros podem ter alteração de fluxo sistêmico, sem que haja alteração da pressão arterial média, porém, com elevada morbidade, aumentando o risco de patologias como enterocolite necrosante, hemorragia periventricular, retinopatia de prematuridade e alterações do desenvolvimento neuropisicomotor.

Apenas a alteração da pressão média arterial não representa a fisiologia do fluxo sistêmico do recém-nascido (RN); é necessária a soma de dados clínicos para caracterizar o choque no período neonatal.

Sabe-se que o miocárdio do RN é formado por predomínio de fibras menos contráteis, funcionando próximo à sua capacidade fisiológica; assim, sua habilidade em responder a situações de aumento da demanda por diversas causas pode ser limitada. Em RN prematuros, apenas 30% do miocárdio é formado por tecido contrátil, possuindo poucos receptores $\beta1$ e predomínio de receptores $\alpha1$. Isso faz com seu miocárdio responda à terapia com drogas inotrópicas com maior vasoconstrição periférica e, consequentemente, com aumento da pós-carga em relação ao inotropismo cardíaco.

ETIOLOGIA/FISIOPATOLOGIA

Para auxílio no diagnóstico etiológico do choque no período neonatal, é necessário um histórico detalhado sobre antecedentes familiares, perinatais e fatores pós-natais relacionados ao parto, assistência ao recém-nascido e sua evolução. Deve-se, ainda, investigar doenças maternas como: hipertensão arterial sistêmica, diabetes melito, hipotireoidismo, lúpus eritematoso sistêmico e infecção urinária. É necessário, também, atentar para intercorrências no periparto, como por exemplo, febre materna, tempo de rotura de membranas ovulares, pesquisa de *Streptococcus B* positiva no pré-natal, monitoramento fetal sugestivo de sofrimento fetal agudo, presença de líquido meconial, suspeita de descolamento prematuro da placenta e necessidade de anestesia geral na assistência materna.[1]

Devem também ser monitorados os dados clínicos do RN, como prematuridade, manobras de reanimação neonatal prolongadas, necessidade de cuidados intensivos no pós-parto, hipotermia terapêutica, cianose persistente, apesar do suporte ventilatório adequado e das alterações fenotípicas sugestivas de síndromes genéticas.

A etiologia frequentemente é multifatorial, e a infecção é o principal fator desencadeante, levando à síndrome da resposta inflamatória sistêmica com o aumento de citoquinas inflamatórias e, assim, à desregulação do tônus do músculo liso vascular. A lesão endotelial difusa resulta em vasodilatação periférica e perda de volume para o extravascular. O sistema cardiovascular se adapta, aumentando a frequência cardíaca para suprir a alta demanda dos tecidos (choque quente), podendo evoluir com aumento do consumo miocárdico e disfunção sistólica associada (choque frio).

A hipovolemia absoluta ocorre no RN, associada à perda aguda sanguínea (descolamento precoce da placenta, rotura de cordão), perda excessiva transepidérmica de água (gastrosquise, dificuldades que levam à baixa ingestão do leite materno) ou poliúria significativa (diabetes insípido).

A disfunção miocárdica é mais frequente em RNs prematuros. Devido à imaturidade das fibras miocárdicas, também pode ser a causa de choque em RN com cardiopatias congênitas, como a persistência de canal arterial e cardiopatias cianogênicas dependentes do canal arterial, e naqueles que sofreram asfixia perinatal grave. Neste último agravo, é frequente a associação da disfunção miocárdica com vasoplegia e hipovolemia.[2]

Nos casos de colapso agudo hemodinâmico, considerar cardiopatia congênita dependente de canal arterial, sendo imprescindível o início imediato de prostaglandina endovenosa contínua até a definição do diagnóstico.

QUADRO CLÍNICO

Além da alteração da pressão arterial média abaixo do percentil 10 para a idade gestacional correspondente, outros dados clínicos devem ser analisados, como taquicardia, diminuição do débito urinário, aumento ou diminuição do tempo de enchimento capilar, alteração do nível de consciência (irritabilidade, letargia ou hiporreatividade aos estímulos), diferença na amplitude de pulsos periféricos e centrais.

A dosagem de lactato sérico e a medida da saturação venosa central são exames complementares que auxiliam no diagnóstico. Frequentemente, quando há hipotensão, o fluxo sanguíneo para os órgãos vitais já está comprometido. Se as medidas de suporte e controle da causa não forem realizadas imediatamente (choque descompensado), surgem as lesões orgânicas graves, que determinarão a evolução para a disfunção de múltiplos órgãos.

Além da aferição da pressão arterial média (PAM), de preferência da forma invasiva, é importante verificar a pressão arterial sistólica (PAS) e a pressão arterial diastólica (PAD). A PAS reflete a força de contração e o débito do ventrículo esquerdo. Quando diminuída, provavelmente o volume sistólico está reduzido, o que depende da pré-carga, da contratilidade cardíaca e da pós-carga.

A PAD representa a pressão de sangue restante contra a parede dos vasos. Pode estar alterada em variações da volemia e na resistência vascular periférica (RVP). Estas pressões sofrem influência dos *shunts* intracardíacos provenientes da transição da circulação fetal para neonatal, em maior proporção em RNs com poucas horas de vida e idades gestacionais menores.

EXAMES COMPLEMENTARES

Além dos exames necessários para o auxílio no diagnóstico das causas do choque, como triagem infecciosa e culturas, é necessário o monitoramento de glicemia, eletrólitos, gasometria e lactato sérico, pois os distúrbios hidreletrolíticos e a hipóxia interferem na resposta terapêutica e no prognóstico do paciente.

A ecocardiografia transtorácica auxilia no diagnóstico e manejo terapêutico do choque. A medida de débito cardíaco de ventrículo esquerdo não é fidedigna quando há grandes *shunts* pelo canal arterial ou forame oval, levando à superestimativa do fluxo sanguíneo. Nestes casos, o fluxo da veia cava superior tem maior correlação com o fluxo sistêmico do neonato.

TRATAMENTO

Além do tratamento da causa básica do choque, como imediata introdução de antibioticoterapia na suspeita de infecção, deve-se administrar prostaglandina endovenosa contínua, na suspeita de cardiopatia congênita cianogênica dependente de cana arterial. As medidas de suporte ventilatório adequado devem ser estabelecidas para evitar hipóxia e devem ser corrigidos distúrbios hidreletrolíticos, acidose, variações extremas da glicemia e temperatura corporal. Concomitantemente às medidas básicas de suporte, é preciso estabelecer um acesso endovenoso seguro e ressuscitação volêmica imediata, com introdução precoce de drogas vasoativas.[2]

Soluções isotônicas: consiste na administração de solução fisiológica na dose de 10 a 20 mL/kg por 10 minutos, como expansor de volume. Não há evidências de que as terapias com cristaloides, coloides ou albumina sejam mais eficazes ou mais seguras nessa faixa etária. Além disso, a solução salina possui menor custo e menor risco de complicações infecciosas.

Agentes inotrópicos positivos

Aminas simpatomiméticas

Aminas simpatomiméticas, como por exemplo, dopamina, dobutamina e adrenalina. Possuem rápido início de ação e sua dose pode ser titulada, no entanto, apresentam meia-vida curta e devem ser administradas continuamente.

Dopamina

A dopamina é uma catecolamina que atua seletivamente em receptores, de acordo com a dose empregada. Doses baixas, entre 1 e 5 µg/kg/min, são predominantemente dopaminérgicas, estimulando receptores periféricos DA_1 e DA_2, com aumento do fluxo sanguíneo renal e, consequentemente, do débito urinário, e também do fluxo sanguíneo mesentérico e coronariano, com pequeno efeito sobre o débito cardíaco. Em doses intermediárias, de 5 a 15 µg/kg/min, a dopamina tem efeito inotrópico positivo e cronotrópico em receptores β1 e β2, aumentando o fluxo sanguíneo renal, o ritmo cardíaco, a contractilidade, o débito cardíaco e a pressão arterial. Enquanto, em doses altas, ou seja, maiores que 15 µg/kg/min, estimula predominantemente os receptores adrenérgicos α1 e α2, além dos receptores de serotonina, provocando vasoconstrição e aumento da resistência vascular periférica.[3]

Nos recém-nascidos prematuros, a dopamina pode estimular os receptores α mesmo em pequenas doses. Nesses pacientes a dopamina já foi utilizada em doses maiores que 25 µg/kg/minuto e não foram observados eventos adversos vasoconstritores.

Em crianças, a farmacocinética da dopamina difere da dos adultos, apresentando-se de forma não linear.

Dobutamina

A dobutamina é uma catecolamina sintética. Constitui uma mistura racêmica e seus enantiômeros estimulam receptores diferentes no músculo cardíaco. O enantiômero (+) estimula predominantemente os receptores β1 e, em menor extensão, o enantiômero (–) estimula os receptores α1. Essa estimulação resulta em aumento da força de contração e do ritmo cardíaco.

Além disso, a dobutamina possui efeito agonista nos receptores α1 e β2 nos vasos, diminuindo a resistência vascular sistêmica, mas com pouco efeito sobre a resistência vascular pulmonar.

A dose utilizada varia entre 2 e 20 mcg/kg/minuto.[3]

Adrenalina

A adrenalina estimula os receptores α, β1 e β2, aumentando a contração do miocárdio e seu consumo de oxigênio e, em doses maiores, aumenta a resistência vascular periférica.

Há pouca evidência científica sobre o seu emprego para neonatos. Geralmente, seu uso é reservado aos pacientes que não respondem ao tratamento com a dopamina em associação com a adrenalina. É usada também na sepse.

Sua dose inicial é de 0,05 a 0,1 µg/kg/min. A dose máxima já utilizada relatada foi de 2,6 µg/kg/min.[3]

Milrinona

A milrinona é um inibidor seletivo da fosfodiesterase-3, que aumenta o AMP cíclico intracelular no músculo cardíaco e, consequentemente, aumenta sua força de contração, melhorando a função diastólica e diminuindo a resistência vascular pulmonar e sistêmica.

Também possui pouca evidência disponível para neonatos e lactentes.

Alguns estudos com poucos pacientes recomendam uma dose de ataque de 50 a 70 µg/kg por 15 minutos, seguida de infusão contínua na dose de 0,25 a 0,75 µg/kg/min.[3]

Corticosteroides

Embora não exista uma evidência de alto nível, os corticosteroides têm sido utilizados principalmente nos RNPTE que apresentam hipotensão refratária à expansão volêmica e aos vasopressores.

O corticosteroide de escolha é a hidrocortisona que estabiliza a pressão arterial por meio de vários mecanismos, como por exemplo, pela indução de receptores adrenérgicos cardíacos e pela inibição do metabolismo das catecolaminas. Sua dose é variável. O esquema mais comum, baseado em ensaios clínicos, é de 1 mg/kg e, quando se observa um aumento da resposta aos agentes adrenérgicos e da pressão arterial, essa dose pode ser repetida a cada 12 horas por 2 ou 3 dias, ou 1 mg/kg/dose a cada 8 horas por 5 dias.

Vasopressina

A vasopressina é um análogo sintético hormonal que possui ação vasoconstritora. Há poucas informações disponíveis sobre seu emprego nessa faixa etária. Um ensaio clínico que comparou a vasopressina com a dopamina descreveu doses entre de 0,01 a 0,04 UI/kg/h para o tratamento de RNPTE, podendo ser aumentada em 0,01 UI/kg/hora.[3,4]

O tratamento do choque requer o emprego de medicamentos para os quais pequenas variações na dose promovem alterações hemodinâmicas significativas. Esses medicamentos devem ser monitorados por toda a equipe de cuidado e cabe ao farmacêutico no transcorrer do seguimento:

- Avaliar cuidadosamente a dose prescrita visando evitar erros;

- garantir informações para o correto preparo e segurança na administração;
- verificar em cada prescrição a presença de outros medicamentos que possam alterar a biodisponibilidade desses fármacos por interações e incompatibilidades, sugerindo alterações pertinentes;
- checar as doses infundidas;
- monitorizar a eficácia da terapêutica;
- realizar ações de famacovigilância.

REFERÊNCIAS BIBLIOGRÁFICAS

1. Cloherty, JP; Eichenwald, EC; Satrk, AR. Manual of neonatal care, 6th Ed, Philadelphia, Lippinctt&Wilkins, 2008.
2. Koda-Kimble, MA; Young, LY; Kradjan, WA; Guglielmo, BJ; Alldredge, BK; Corelli, RL. Applied Therapeutics: The Clinical use of drugs, 18th ed. Philadelphia, Lippincott Williams &Wilkins, 2005.
3. Taketomo, CK.; Hodding, JH.; Kraus, DM. Pediatric Dosage Handbook, 20th ed, Ohio, Lexi-Comp, 2013.
4. Rios DR, Kaiser JR. Vasopressin versus dopamine for treatment of hypotension in extremely low birth weight infants: a randomized, blinded pilot study. J Pediatr. 2015 Jul;167(1):215.

capítulo 20

Marco Antônio Cianciarullo ▪ Sandra Cristina Brassica

Convulsão neonatal

As convulsões no período neonatal constituem uma expressão clínica geralmente preocupante de uma disfunção do sistema nervoso central. Está entre as patologias neurológicas mais frequentes do período neonatal, com frequência de 1,5 a 3,5 por 1.000 nascidos-vivos, nos recém-nascidos a termo. Representam uma emergência neurológica, pelo risco de lesão cerebral, portanto, devem ser identificadas e tratadas rapidamente.[1]

Frequentemente, as convulsões estão correlacionadas a patologias que envolvem o cérebro, tais como encefalopatia hipóxico-isquêmica, infecções do sistema nervoso, más-formações do sistema nervoso central, erro inato do metabolismo com repercussão neurológica, distúrbios hidreletrolíticos ou metabólicos. Estão associadas a um alto risco de morbidade, e são definidas por atraso no desenvolvimento neuropsicomotor, atraso cognitivo, epilepsia e mortalidade.[1-3]

A crise convulsiva decorre de descarga elétrica síncrona e excessiva de um grupo de neurônios. Os mecanismos prováveis de crises convulsivas são:

1. falência da bomba de sódio e potássio ATP dependente, que decorre da diminuição da produção de ATP por hipóxia, isquemia e hipoglicemia;
2. excesso de neurotransmissores excitatórios que também ocorre por hipóxia, isquemia e hipoglicemia;
3. alterações da membrana neuronal, com aumento da permeabilidade ao sódio; ocorre na hipocalcemia e na hipomagnesemia.

Para a abordagem diagnóstica da etiologia das convulsões neonatais, é necessária uma metodologia cuidadosa e sistemática:[4]

- Anamnese familiar e obstétrica com história gestacional, história do parto, período expulsivo, história familiar, consanguinidade, sorologias para infecções congênitas (TORCHS) e história de uso de drogas lícitas ou ilícitas que podem trazer abstinência ao recém-nascido.
- Exame físico cuidadoso com fácies, perímetro cefálico, avaliação da musculatura (trofismo e tônus), dismorfias e especial atenção ao exame neurológico.
- Exames laboratoriais: hemograma completo, glicemia, níveis séricos de sódio, potássio, cálcio, magnésio e gasometria.
- *Screening* infeccioso: dosagem de proteína C reativa, hemocultura, análise do líquido cefalorraquidiano (bacterioscopia, coloração de Gram, quimiocitológico e cultura), eventualmente urina tipo 1 e urocultura.
- Eletroencefalograma (EEG): deve ser realizado o mais breve possível. É o exame mais importante, pois, além do diagnóstico elétrico de convulsão, confirmando o achado clínico, por vezes traz o diagnóstico, quando de etiologias específicas, servindo também como elemento de comparação para outros exames subsequentes.
- USG transfontanela.

Em uma segunda etapa de investigação, na ausência de confirmação diagnóstica, solicitamos outros exames complementares:

- gasometria arterial com dosagem de lactato sérico;
- dosagem de amônia sérica;
- cromatografia de aminoácidos e de ácidos graxos de cadeia longa;
- tomografia computadorizada de crânio;
- ressonância magnética de crânio;
- fundo de olho;
- polissonografia;
- potencial evocado visual e auditivo;
- biópsia muscular.

Convulsões neonatais requerem imediato tratamento, à medida que podem comprometer o futuro neurológico do paciente. O tratamento visa à causa da convulsão, quando identificada. Na medida do possível, deve-se evitar novos episódios.

A correção dos distúrbios metabólicos mais frequentes, tais como hipoglicemia, hipocalcemia, hipomagnesemia e hiponatremia ou hipernatremia, são relativamente simples na maioria dos casos, embora existam situações em que as correções são mais difíceis. Por outro lado, há situações em que não se identifica uma causa ou etiologia que explique a crise convulsiva e, nestes casos, o tratamento deverá ser iniciado de maneira sintomática e não específica.

É indicado iniciar o uso de anticonvulsivantes quando as crises persistem, mesmo após a correção de distúrbios metabólicos ou quando o perfil etiológico sugere a persistência do quadro convulsivo, como nos quadros de encefalopatia hipóxico-isquêmica, meningites ou más-formações do sistema nervoso central.[4,5]

Na Figura 20.1, tem-se o algoritmo de tratamento das convulsões no período neonatal e, na Tabela 20.1, os medicamentos utilizados e suas respectivas dosagens.

O fenobarbital é um medicamento que possui índice terapêutico estreito, ou seja, o valor da dose tóxica mediana é bastante próximo do valor da dose eficaz mediana. Por isso, existe a preocupação com a sua toxicidade. Para minimizar ou evitar a toxicidade deste medicamento, foi montado um fluxograma com os sinais de alerta para intoxicação (Figura 20.2) pelas equipes de Farmácia e Neonatologia.

Capítulo 20 | Convulsão neonatal

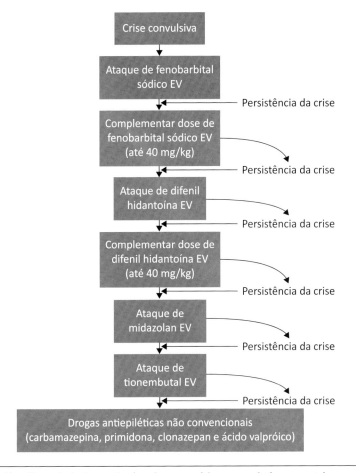

Figura 20.1 Algoritmo de tratamento da crise convulsiva no período neonatal.

Tabela 20.1 Medicamentos utilizados no tratamento das convulsões no período neonatal.

Medicamento	Dose de ataque/via	Dose de manutenção	Via de administração
Fenobarbital sódico	20-40 mg/kg (EV)	3-5 mg/kg/dia 12 horas após ataque	EV ou VO
Difenilhidantoína	20-40 mg/kg (EV)	5-7 mg/kg/dia (Absorção errática VO)	EV ou VO
Midazolam	0,2-0,4 mg/kg (EV)	0,1-0,5 mg/kg/hora	EV contínuo
Tionembutal	2-5 mg/kg (EV)	0,5-5 mg/kg/hora	EV contínuo
Carbamazepina	10 mg/kg (VO)	15-20 mg/kg/dia	VO
Primidona	20 mg/kg (VO)	15-20 mg/kg/dia	VO
Clonazepam	0,1-0,4 mg/kg (VO)	0,1 mg/kg/dia	VO
Ácido valproico	20 mg/kg (EV ou VR)	20 mg/kg/dia	VO

Fonte: Extraída de Taketomo, 2013.[6]

Tal fluxograma auxilia na prevenção de intercorrências na vigência da terapia com o medicamento.

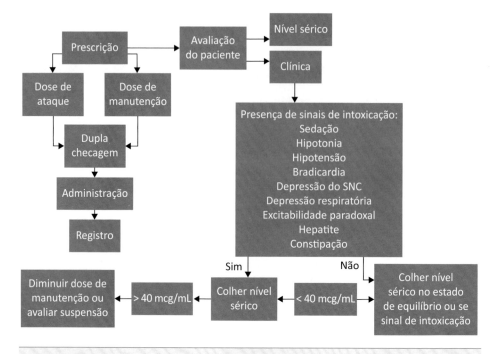

Figura 20.2 Fluxograma de segurança do paciente.

■ REFERÊNCIAS BIBLIOGRÁFICAS

1. Ferriero, D M. Neonatal Brain injury. N Engl J Med. 351(19): 1985-95, 2004.
2. Glass, H C.; Wirrell, E. Controversies in neonatal seizure management. J Child Neurol. 24(5): b591-9, 2009.
3. Volpe, JJ Neurology of the newborn. 5th Ed. Philadelphia: WB Saunders, 2008.
4. Cianciarullo, M.A. Meningite Bacteriana Neonatal. In Editores: Gilio, AE; Escobar, AMU; Grisi, S. Pediatria geral: neonatologia, pediatria clinica, terapia intensiva Hospital Universitário da Universidade de São Paulo. pp. 714-8, 2011.
5. Koda-Kimble, MA; Young, LY; Kradjan, WA; Guglielmo, BJ; Alldredge, BK; Corelli, RL. Applied Therapeutics: The clinical use of drugs, 18th ed. Philadelphia, Lippincott Williams & Wilkins, 2005.
6. Taketomo, C. K.; Hodding, J. H.; Kraus, D. M. Pediatric Dosage Handbook. Lexi-Comp. 20th ed. Ohio, 2013.

capítulo 21

Silvia Maria Ibidi ▪ Sandra Cristina Brassica

Deficiência de G6PD

A glicose-6-fosfato desidrogenase (G6PD) é uma enzima que catalisa a primeira reação na via das pentoses para a produção do dinucleotídeo de adenina e nicotinamida-fosfato na forma reduzida (NADPH). O NADPH é um doador de prótons em várias reações enzimáticas, principalmente para a regeneração da glutationa, além de proteger as células do estresse oxidativo. A glutationa, em sua forma reduzida, é essencial para a redução do peróxido de hidrogênio e das espécies reativas de oxigênio e à manutenção da hemoglobina.[1]

A deficiência de glicose-6-fosfato desidrogenase é a alteração enzimática hereditária mais comum nos eritrócitos humanos. A mutação no gene da G6PD resulta em variantes com diferentes níveis de atividade enzimática. As variantes da deficiência de G6PD são agrupadas em cinco classes (Quadro 21.1).

Quadro 21.1 Classes de deficiência de G6PD.

I	Deficiência grave associada à anemia hemolítica crônica não esferocítica.
II	Deficiência grave com cerca de 1% a 10% de atividade enzimática residual, associada à anemia hemolítica aguda.
III	Deficiência moderada com cerca de 10% a 60% de atividade enzimática.
IV	Atividade normal.
V	Atividade aumentada.

Fonte: adaptado de Fiorelli G, Cappellini MD, 2008.[2]

Manual de Farmácia Clínica – Assistência Farmacêutica ao Neonato e Lactente

Na maior parte dos indivíduos, a deficiência é assintomática, mas suas manifestações clínicas mais comuns são icterícia, em neonatos, e anemia hemolítica. Em muitos casos, a hemólise pode ser precipitada por medicamentos ou infecções (Quadro 21.2).

Quadro 21.2 Medicamentos associados à hemólise em pacientes com deficiência de G6PD.

Classe terapêutica	Princípio ativo
Associação definida	
Antimicrobianos	dapsona, nitrofurantoína, primaquina, sulfametoxazol e trimetroprima
Analgésicos	dipirona
Associação possível	
Antimicrobianos	cloranfenicol, cloroquina, ciprofloxacina
Analgésicos	ácido acetilsalicílico
Miscelânea	ácido ascórbico
Associação duvidosa	
Analgésicos	paracetamol

Fonte: adaptado de Fiorelli G, Cappellini MD, 2008.[2] Taketomo, CK., et al; 2013.[3]

A determinação dos medicamentos associados à deficiência enzimática não é simples. Vários fatores podem causar confusão, como por exemplo:

- idade;
- dose e tempo de exposição;
- alteração nos processos de absorção, distribuição, biotransformação e eliminação;
- efeito do medicamento ou seu metabólito sobre a enzima;
- polifarmácia;
- a hemólise induzida pode não resultar em anemia clinicamente significativa e reticulocitose;
- variabilidade individual;
- administração de medicamentos associados à hemólise em pacientes com condição clínica preexistente que favoreça esse processo.

Os sintomas da hemólise (icterícia e anemia) geralmente ocorrem 24 a 72 horas após o início da terapia medicamentosa. Depois da suspensão do medicamento, os valores de hemoglobina voltam à normalidade dentro de 8 a 10 dias.

Em recém-nascidos, a principal manifestação clínica relaciona-se à hiperbilirrubinemia, que pode ser grave. É a principal causa conhecida de encefalopatia por bilirrubina ou kernicterus.

Nas outras faixas etárias, a deficiência de G6PD apresenta-se mais frequentemente sob a forma de anemia.

■ EXPOSIÇÃO A MEDICAMENTOS

Neonatos e lactentes podem ser expostos, por meio do aleitamento materno, a medicamentos que podem causar hemólise em pacientes com diagnóstico de deficiência de G6PD. Por isso, o farmacêutico deve orientar as mães desses pacientes para que evitem utilizar medicamentos associados à hemólise.

Recomenda-se que tais informações sejam fornecidas por escrito em linguagem clara e acessível. A Figura 21.1 ilustra um exemplo de orientação impressa. Esse modelo foi elaborado pelas equipes de Farmácia e Neonatologia do Hospital Universitário da USP e é fornecido aos responsáveis pelo paciente. Os pais são orientados a apresentar esse informativo em qualquer evento de doença de mãe e filho ao profissional que irá atendê-los.

Capítulo 21 | Deficiência de G6PD — 137

Meu nome é

_____

O que é a deficiência de G6PD
É uma doença hereditária caracterizada pela diminuição de uma substância (enzima), denominada G6PD nas células vermelhas do sangue (hemácias). Esta substância protege as células. O principal sintoma é a anemia que geralmente é desencadeada por infecções ou pela exposição a determinados medicamentos (citados abaixo)

Em caso de dúvida procure sempre orientação médica ou farmacêutica

e tenho deficiência de G6PD

Lista dos medicamentos que não devem ser usados em pacientes com deficiência de GGPD

Nome genérico	Nome comercial	Nome genérico	Nome comercial
Ácido acetil salicílico	AAS, Aspirina Prevent, Coristina D, Hebrin, Fontol, Sonrisal, Doril, Bufferin, Superhist	Eritromicina	Eritrex A, Pantomicina, Ilosone, Eritroben, Rubromicin, Valmicin
Ácido ascórbico ou vitamina C	Cebion,Cewin, Citrovit, Redoxon, Vick Pyrena, Energoplex, Dactil OB, Energil C, Thiaminose, Targifor C	Fenazopiridina ou fempiridina	Pyridium
Azul de metileno ou metiltionínio	Visodin, Oftazul, Pilulas de Witts'a, Vislin, Proctosan, Mictasol, Azul de Metileno, Pilulas de Lussen, Visalmin	Fitomenadiona ou vitamina K	Kanakion, Kavit, Vitak
Cloranfenicol	Dexaclor, Dexafenicol, Epitezan, Fibrase, Vixmicina, Quemicetina, Fenidex, Sintomicetina	Furazolidona	Giarlan, Funed Furazolidona, Colistase
Dapsona	FURP-dapsona	Nitrofurantoína quinina	Macrodantina, Hantina, Panifunil, Monotrean, Monotrean B6
Dimercaprol	Dimercaprol	Sulfacetamida	IsoptoCetapred, Sulnil, Vagi-sulfa, Paraqueimol, Queimalive
Dipirona	Novalgina, Dorflex, Anador, Difebril, Dorciflex, Doriless, Buscopan Composto, Doriless, Lisador, Neosaldina	Sulfametoxazol + trimetoprima	Bactrin, Dientrin, Infectrin, Bactropin, Bactrox, Clotrizol, Bacris, Saptiolan, Triglobe, Assepium, Metoprin, Espectroprima, Dispeptrin
		Sulfasalazina	Sulfassalazina, Azulfin

Os medicamentos abaixo, quando necessário, devem ser utilizados com cautela em pacientes com deficiência de G6PD:

Nome genérico	Nome comercial	Nome genérico	Nome comercial
Paracetamol	Tylenol, Naldecon, Resfenol, Resprin	Diclofenaco	Cataflan, Voltaren, Flogan, Asten, Biofenac

Não se esqueça
1 – Há muitos medicamentos comercializados que contêm várias substâncias. Sempre procure saber se não existe alguma das substâncias citadas na coluna "nome genérico" no "remédio" que foi receitado.
2 – As mães que amamentam estes bebês com deficiências de G6PD também não poderão ingerir os medicamentos acima citados, enquanto estiverem oferecendo leite de peito.
3 – Não tome medicamentos sem o conhecimento do seu médico, pode ser perigoso para sua saúde.

Figura 21.1 Impresso utilizado para a orientação de lactantes mães de recém-nascidos com deficiência de G6PD no Hospital Universitário da USP.

■ REFERÊNCIAS BIBLIOGRÁFICAS

1. Cloherty, JP; Eichenwald, EC; Satrk, AR. Manual of neonatal care, 6th Ed, Philadelphia, Lippinctt&Wilkins, 2008.
2. Fiorelli G, Cappellini MD. Glucose-6-phosphate dehydrogenase deficiency. Lancet. 37: 64-74, 2008.
3. Taketomo, CK.; Hodding, JH.; Kraus, DM. Pediatric Dosage Handbook, 20th ed, Ohio, Lexi-Comp, 2013.

capítulo 22

Marco Antônio Cianciarullo

Displasia broncopulmonar

Os avanços nos cuidados perinatais à luz das novas tecnologias e dos novos conhecimentos científicos e de estratégias de tratamento mais eficazes, como o uso de corticosteroide antenatal, de surfactante exógeno em associação a novas modalidades de suporte ventilatório, proporcionaram maior sobrevida de recém-nascidos cada vez mais imaturos, principalmente com peso inferior a 1.000 gramas. No entanto, a sobrevida destes prematuros extremos implica elevada incidência de displasia broncopulmonar (DBP).[1,3,4,5,14]

A incidência da DBP varia de 15% a 50% em recém-nascidos com peso de nascimento inferior a 1.500 gramas e esta incidência aumenta com o decréscimo da idade gestacional (Gráfico 22.1).

Northway e colaboradores,[6] em 1967, descreveram o processo de lesão pulmonar crônica e o denominaram displasia broncopulmonar. Desde a sua descrição original, o quadro clínico e patológico desta doença vem se modificando como resultado do desenvolvimento de práticas clínicas, que incluem administração de corticosteroides antenatais, terapia com surfactante pós--natal e ventilação mecânica "gentil". E, de fato, a apresentação clássica grave da DBP de Northway não é frequentemente vista.

O quadro típico da nova DBP afeta lactentes menores e mais prematuros que o estudo original.

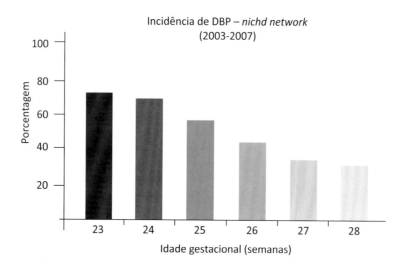

Gráfico 22.1 Incidência de DBP de acordo com a idade gestacional de nascimento.
Fonte: Stoll et al. (2010).[7]

DBP CLÁSSICA *VERSUS* NOVA DBP

A DBP descrita no final da década de 1960 e que hoje denominamos DBP Clássica ou velha DBP que ocorria caracteristicamente em recém-nascidos de baixo peso ao nascimento (peso < 2.500 gramas) e com idade gestacional superior a 32 semanas, que necessitavam de ventilação mecânica agressiva e prolongado uso de oxigênio para tratamento de insuficiência respiratória, secundária a:

- Síndrome da Angústia Respiratória Aguda (SDRA);
- Síndrome da Aspiração Meconial (SAM);
- Hérnia Diafragmática Congênita (HDC);
- Hipertensão Pulmonar (HP).

O mecanismo fisiopatológico principal desta forma de DBP seria uma lesão decorrente do processo de agressão do suporte ventilatório e, a seguir, a reparação ao dano tecidual, que se apresentava na forma de edema alveolar e intersticial precoce, inflamação e fibrose.

A nova DBP, descrita na década de 1990, surge não como uma nova doença, mas como consequência da mudança do perfil do paciente, com a sobrevida de recém-nascidos cada vez mais imaturos. Ocorrem predominantemente em recém-nascidos pré-termos extremos, com idade gestacional inferior a 30 semanas e peso inferior a 1.000 gramas, secundário à SDRA ou à própria imaturidade pulmonar. Esses recém-nascidos não necessariamente foram submetidos à ventilação mecânica e até receberam diferentes níveis de suporte ventilatório.

O quadro clínico, a histologia e a fisiopatologia da DBP no prematuro extremo são diferentes daqueles descritos na DBP clássica, e por isso foi denominada nova DBP. A principal diferença é o acometimento do pulmão deste paciente no seu estágio de desenvolvimento pulmonar canalicular ou sacular.

Atualmente, a DBP ocorre predominantemente em recém-nascidos pré-termos extremos, com a incidência de que necessitam de ventilação mecânica inversamente proporcional à idade gestacional e ao peso de nascimento. A DBP que ocorria em recém-nascidos com idade gestacional superior a 32 semanas é extremamente rara nos dias atuais.

Ao nascimento do recém-nascido pré-termo extremo, o estágio de desenvolvimento pulmonar é muito imaturo, o que resulta em grande vulnerabilidade à lesão pulmonar. Por exemplo, o pulmão do recém-nascido com 24 semanas de idade gestacional está no estágio de desenvolvimento pulmonar apenas na fase canalicular. A progressão para o estágio sacular somente ocorrerá quando atingir 30 semanas de idade gestacional (Figura 22.1).

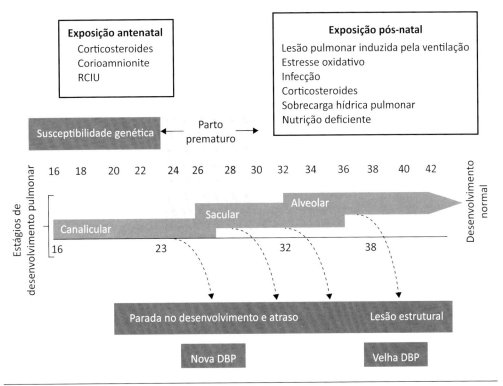

Figura 22.1 Estágios do desenvolvimento pulmonar, fatores desencadeantes e tipos de lesões pulmonares.
Fonte: Baraldi, Filippone (2007).[8]

Esses pulmões imaturos e vulneráveis são facilmente lesados por terapias pós-natais, como ventilação mecânica e oxigênio, ou por inflamação e infecção que, frequentemente, progride para lesão pulmonar crônica. Além disso, o pulmão imaturo, quando exposto a influências nocivas, como hiperóxia e inflamação, promove o bloqueio do desenvolvimento normal pulmonar, como resultado da perturbação e desregulação de sua maturação morfológica. Essa desregulação aparece como inibição do desenvolvimento acinar, causando redução do número de alvéolos, redução da área de superfície de troca gasosa e decréscimo de capilares. E o desenvolvimento alveolar está intimamente relacionado ao desenvolvimento vascular. A inibição do crescimento vascular prejudica a alveolização.

Considerando que o progresso do desenvolvimento alveolar normal do pulmão responde à secreção de fatores de crescimento angiogênicos, como o fator de crescimento vascular endotelial, o óxido nítrico (NO), o fator de crescimento angiogênico pulmonar, na DBP estes fatores estão diminuídos.

■ DIAGNÓSTICO E CLASSIFICAÇÃO QUANTO À GRAVIDADE DA DBP

O diagnóstico de DBP deve ser considerado em qualquer recém-nascido que permanece dependente de oxigênio com concentração acima de 21% por um período maior ou igual a 28 dias. Esses recém-nascidos serão classificados quanto à gravidade da DBP – leve, moderada ou

Manual de Farmácia Clínica – Assistência Farmacêutica ao Neonato e Lactente

grave –, de acordo com a idade gestacional ao nascimento e à época da reavaliação diagnóstica – idade gestacional corrigida ou idade cronológica, em função da concentração de oxigênio, como mostra a Tabela 22.1.

Tabela 22.1 Definição de displasia broncopulmonar – critérios de diagnóstico e classificação quanto à gravidade.

RN dependente de O_2 suplementar aos 28 dias de vida	Idade gestacional	
	< 32 semanas	≥ 32 semanas
Época de reavaliação	36 semanas de IG corrigida ou à alta hospitalar	56 dias de vida ou à alta hospitalar
DBP Leve	Ar ambiente	
DBP Moderada	Em FiO_2 < 0,30	
DBP Grave	Em FiO_2 ≥ 0,30 e/ou CPAP ou VM	

Fonte: Baraldi E, 2007.[8]

ETIOPATOGENIA

O desenvolvimento pulmonar está programado no feto para ser suficientemente maduro e se adaptar rapidamente à respiração ao nascimento a termo. Esse desenvolvimento inclui não só elementos estruturais, mas também maturação funcional. Então, o nascimento prematuro expõe o pulmão a eventos perinatais que podem influenciar tanto seu desenvolvimento estrutural como o funcional (Figura 22.2).[5,9,10] Entre os eventos, temos:

1. toxicidade ao oxigênio, com liberação de radicais livres;
2. ventilação mecânica induzindo volutrauma e barotrauma;
3. reação inflamatória com liberação de mediadores inflamatórios relacionados à infecção materna e/ou neonatal;
4. deficiências nutricionais;
5. deficiência de fatores antioxidantes;
6. sobrecarga hídrica;
7. sobrecarga circulatória associada à persistência do canal arterial;
8. diminuição dos fatores de crescimento pulmonar;
9. predisposição genética.

ESTRATÉGIAS PARA MINIMIZAR A LESÃO PULMONAR NO PREMATURO EXTREMO

Como os fatores que desencadeiam a lesão pulmonar no recém-nascido prematuro, os cuidados para evitar tais lesões devem ser iniciados ainda no período pré-natal e, se o parto prematuro for inevitável, estender os cuidados para o período neonatal.[11] As estratégias estão descritas nos Quadros 22.1 e 22.2.

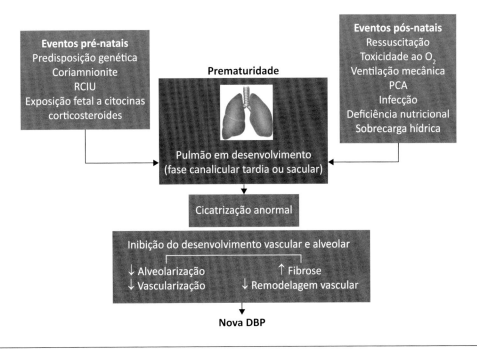

Figura 22.2 Etiopatogenia da DBP.
Fonte: Modificada de Wu (2012).[5]

Quadro 22.1 Estratégia para minimizar a lesão pulmonar em recém-nascidos pré-termos extremos: cuidados pré-natais.

Diagnóstico precoce de infecção materna que levam à corioamnionite

Parto prematuro inevitável: corticosteroides antenatal:

- estimula a maturação pulmonar
- aumenta a produção de surfactante
- acelera o desenvolvimento de estruturas alveolares e capilares
- diminui a gravidade da síndrome de desconforto respiratório
- diminui a necessidade de ventilação mecânica

Fonte: Suguihara, Lessa (2005).[12]

Quadro 22.2 Estratégia para minimizar a lesão pulmonar em recém-nascidos pré-termos extremos: cuidados pós-natais.

Terapia com surfactante
- Recruta alvéolo
- Previne atelectasia

Assistência ventilatória não invasiva
- Previne colapso alveolar
- Permite respiração homogênea
- Diminui incidência de apneia obstrutiva
- Aumenta a excreção de surfactante

(continua)

Quadro 22.2 Estratégia para minimizar a lesão pulmonar em recém-nascidos pré-termos extremos: cuidados pós-natais. *(continuação)*

Assistência ventilatória invasiva
- Mantém a oxigenação e ventilação adequadas
- Ventilação gentil para minimizar as lesões pulmonares

Antioxidantes: vitamina A
- Tem efeito antioxidante
- Reduz a incidência de DBP

Fonte: Suguihara, Lessa (2005).[12]

■ TRATAMENTOS ADJUVANTES

Fluidoterapia

Existe uma correlação entre a sobrecarga hídrica excessiva e o aumento do risco e da intensidade da DBP. Situações em que o fluxo sanguíneo pulmonar está aumentado com a persistência do canal arterial (PCA), pelo excesso de administração de fluidos ou da insuficiência renal associada ao uso de drogas nefrotóxicas propiciam edema intersticial e alveolar. Esse edema pulmonar reduz a complacência pulmonar, gerando a necessidade do aumento do suporte respiratório.

A restrição hídrica, principalmente na primeira semana de vida, está associada a uma menor incidência de PCA e ao desenvolvimento de DBP.

Diuréticos

Outra opção para diminuir o fluido pulmonar são os diuréticos.

A furosemida, além de ter efeito diurético, tem efeito direto na reabsorção de fluido pulmonar, causando melhora na função pulmonar por curto período de tempo.[1]

Em recém-nascidos com menos de três semanas de idade e desenvolvendo DBP, os resultados da administração da furosemida foram inconsistentes ou não detectáveis. Além disso, o uso precoce de furosemida está associado ao aumento da incidência de PCA em prematuros, pois estimula a produção de prostaglandina E_2 nos rins.

Em prematuros com mais de três semanas de idade, com DBP com uso crônico de furosemida, foi demonstrada melhora na oxigenação e complacência pulmonar. No entanto, seu uso de forma prolongada causa distúrbios eletrolíticos decorrentes da excreção de sódio, potássio e cálcio, além de nefrocalcinose, desmineralização óssea e ototoxicidade. Mas nos casos em que o edema pulmonar está presente como consequência da permeabilidade da microvasculatura pulmonar, que se manifesta clinicamente por estertores finos e sibilos, o uso da furosemida está bem difundido. A posologia está descrita no Quadro 22.5.

Outros diuréticos comumente utilizados no tratamento de recém-nascidos com DBP são os tiazídicos, como hidroclorotizida e espironolactona. Eles atuam no túbulo distal, inibindo a ação da aldosterona.

Há pouca ou nenhuma evidência que sustente a administração destes diuréticos quanto à necessidade de suporte ventilatório, tempo de hospitalização e resultados em longo prazo. E esses dois diuréticos podem também causar perdas excessivas de cálcio, nefrocalcinose e desmineralização óssea em prematuros. A posologia está descrita no Quadro 22.5.

No Brasil, a furosemida, a hidroclorotiazida e a espironolactona não possuem especialidade farmacêutica líquida de uso oral. Para o tratamento dos pacientes são manipuladas soluções extemporâneas.[10]

Antioxidantes

Prematuros extremos frequentemente apresentam baixa concentração plasmática de vitamina A, existindo maior correlação com a incidência de DBP. Um estudo multicêntrico, publicado em 1999, demonstrou que a administração suplementar de vitamina A na dose de 5.000 UI, por via intramuscular, três vezes por semana, e por quatro semanas, diminuiu o risco de DBP e aumentou a sobrevida desses pacientes. Portanto, recomenda-se a reposição da vitamina A em recém-nascidos prematuros e gestantes com deficiência dessa vitamina.

Broncodilatadores

Os recém-nascidos com DBP apresentam maior incidência de hiper-reatividade brônquica e diminuição da função pulmonar, a exemplo dos asmáticos. Por esse motivo, existe o potencial destas medicações para tratamento em prematuros. No entanto, estudos randomizados duplo--cego, usando salbutamol inalado e beclometasona para a prevenção de DBP, não demonstraram redução da mortalidade, duração da ventilação mecânica ou suplementação com oxigênio em prematuros. Portanto, essa terapia não deve ser recomendada para uso de rotina da DBP.

Corticosteroides

Os corticosteroides são agentes altamente efetivos no controle do processo inflamatório. Embora exista evidência da indução da maturidade pulmonar pelo uso de corticosteroides antenatais, não há evidências de que esta medicação reduza a incidência de DBP.

O uso de dexatemasona, em períodos curtos de tratamento, tem mostrado melhora na ventilação mecânica em recém-nascidos prematuros com DBP estabelecida, facilitando a extubação e reduzindo o tempo de ventilação mecânica. No entanto, apesar dos benefícios em curto prazo, podem levar a efeitos colaterais importantes em médio e longo prazo, tais como parada no crescimento somático e cerebral; sangramento gastrintestinal, com risco de perfuração intestinal; hiperglicemia e glicosúria, levando à diurese osmótica, hipertensão arterial sistêmica e, principalmente, a um risco de anormalidade no sistema nervoso central, por alterações anatômicas, estruturais e funcionais. É, portanto, indicado sempre avaliar seu risco e benefício. A posologia está descrita no Quadro 22.3.

Quadro 22.3 Posologia das medicações utilizadas na DBP.

Diuréticos

Droga: Furosemida
Dose: 1-2 mg/kg/dia   Via: EV   Intervalo: 8/8h ou 6/6h
Início: após o 7º dia de vida, de acordo com cada caso.
Duração do tratamento: até estabilização do quadro respiratório, controle das repercussões hemodinâmicas do PCA, cerca de 2 a 4 semanas.

Drogas: Hidroclorotiazida e espironolactona
Doses: hidroclorotiazina: 2-4 mg/kg/dia   Via: VO   Intervalo: 12/12h
          espironolactona: 1-3 mg/kg/dia   Via: VO   Intervalo: 12/12h
Início: com a estabilização do quadro respiratório e o controle das repercussões hemodinâmicas do PCA. Na sua introdução, deve-se reduzir pela metade a dose de furosemida e posterior suspensão após dois dias.
Duração do tratamento: normalmente mantido nos primeiros 6 meses de vida.

Broncodilatadores

Droga: Fenoterol
Dose: 1 gota de fenoterol em 5 mL de soro fisiológico.
          Via: Inalatória   Intervalo: 8/8h ou 6/6h
Duração do tratamento: retirada progressiva, após a suspensão do oxigênio.

(continua)

Manual de Farmácia Clínica – Assistência Farmacêutica ao Neonato e Lactente

Quadro 22.3 Posologia das medicações utilizadas na DBP. *(continuação)*

Corticosteroides

Droga: dexametasona
Dose de ataque: 0,1 mg/kg   Via: Oral ou EV   Intervalo: 1 vez ao dia
12 horas após o ataque: 0,05 mg/kg   Via: Oral ou EV   Intervalo: 12/12h por 4 doses
                           0,075 mg/kg   Via: Oral ou E   Intervalo: 1 vez ao dia por 3 doses
                           0,05 mg/kg   Via: Oral ou EV   Intervalo: 1 vez ao dia por 5 doses
Obs.:   1) Após extubação, retirar o corticosteroide em 24h.
         2) Deve-se utilizar ranitidina para proteção gástrica até 24h após suspensão.

Outros

Droga: Anticorpo monoclonal específico para VSR (palivizumabe)
Dose: 15 mg/kg/dose   Via: IM   Intervalo: 1 ×/mês
Duração do tratamento: Completar até 5 doses no período de sazonalidade do vírus.

Fonte: adaptado de Taketomo, *et al.*, 2013.[13] http://www.ncbi.nlm.nih.gov/pubmed/25762933.[11]

Terapias futuras

Com a descoberta dos fatores de crescimento que participam do desenvolvimento pulmonar e vascular fetal e neonatal, tais como fator de crescimento do tecido conectivo (CTGF), fator de crescimento endotelial vascular (VEGF), fator de crescimento de transformação beta (TGF-β), angiopoetinas e endotelina, existe a possibilidade do desenvolvimento dessas substâncias para o uso futuro, para melhorar o desenvolvimento pulmonar desses recém-nascidos.

■ REFERÊNCIAS BIBLIOGRÁFICAS

1. Cotton R, Suarez S, Reese J. Unexpected extra-renal effects of loop diuretics in the preterm neonate. Acta Paediatr. 2012 Aug;101(8):835-45. doi: 10.1111/j.1651-2227.2012.02699.x. Epub 2012 May 28.
2. Jobe, A.H.; Kallapur, S.G.; Kramer, B.W. Perinatal Events and Their Influence on Lung Development and Function. In The Newborn Lung: neonatology Question abs Controversies. Bancalari, E; Polin, R.A. pp. 57-89, 2012.
3. Rivera, L.; Siddaiah, R.; Oji-Mmuo, C.; Silveyra, G.R; Silveyra, P. Biomarkers for Bronchopulmonary Dysplasia in the Preter Infant. Front Pediatr. 33(4): 1-17, 2016.
4. Robin B, Kim YJ, Huth J, Klocksieben J, Torres M, Tepper RS, Castile RG, Solway J, Hershenson MB, Goldstein-Filbrun A. HYPERLINK "http://www.ncbi.nlm.nih.gov/pubmed/14966817"Pulmonary function in bronchopulmonary dysplasia. Pediatr Pulmonol. 37(3):236-42, 2004.
5. Wu, S. Molecular Bases for Lung Development, Injury, and Repair. In The Newborn Lung: neonatology Question abs Controversies. Bancalari, E.; Polin, R.A. pp.3-27, 2012.
6. N Engl J Med. 1967 Feb 16;276(7):357-68.
7. Stoll, B.J.; Hansen, N.I., et al., for the Eunice Kennedy Shriver National Institute of Child Health and Human Development Neonatal Research Network. Pediatrics 2010: 126(3), 443-45.
8. Baraldi E, Filippone M. Chronic lung disease after premature birth. New England J Med 2007;357:1946-55.
9. Sosenko, I.R.S.; Bancalari, E. New Development in the Pathogenesis and Prevention of Bronchopulmonary Dysplasia. In The Newborn Lung: neonatology Question abs Controversies. Bancalari, E; Polin, R.A. pp. 217-33, 2012.
10. Souza, Gilberto Barcelos. Manipulação magistral de medicamentos em pediatria. São Paulo: Pharmabooks, 2003.
11. Iyengar A, Davis JM. Drug therapy for the prevention and treatment of bronchopulmonary dysplasia. Front Pharmacol. 2015 Feb 16;6:12. doi: 10.3389/fphar.2015.00012. eCollection 2015.

12. Suguihara, C.; Lessa, A.C. Como minimizer a lesão pulmonar no prematuro extremo: propostas. J. Pediatr. 81(1 supl); S69 – S78, 2005.
13. Taketomo, C. K.; Hodding, J. H.; Kraus, D. M. Pediatric Dosage Handbook. Lexi-Comp. 20th ed. Ohio, 2013.
14. Thompson, A.; Bhandari, V. Pulmonary Biomarkers of Bronchopulmonary Dysplasia. Biomarker Insights. 3: 361-73, 2008.

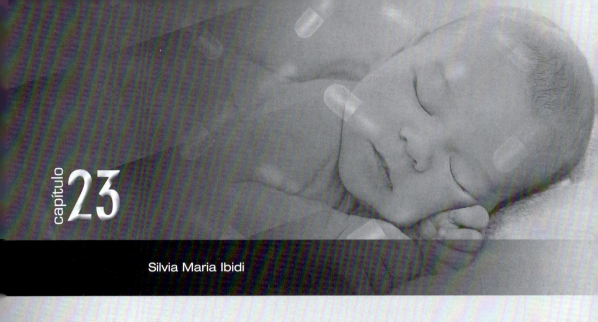

capítulo 23

Silvia Maria Ibidi

Doença hemorrágica do recém-nascido

A primeira descrição da doença hemorrágica do recém-nascido (DHRN), realizada em Boston, ocorreu ainda no século XIX, mas apenas anos mais tarde, em 1952, identificou-se o papel da deficiência da vitamina K na sua gênese.

A Academia Americana de Pediatria (AAP) recomenda o seu uso como cuidado rotineiro a todos os recém-nascidos (RN), desde 1961. Na década de 1970, seu uso foi questionado e abandonado nos RN saudáveis, o que provocou o ressurgimento da DHRN na década de 1980. A questão mais polêmica, entretanto, surge quando Golding e colaboradores[1] envolvem o uso da vitamina K, mais precisamente o uso intramuscular (IM) da fitomenadiona, com o desenvolvimento de câncer infantil, como leucemia, entre outros. Estudos de vários países não demonstraram qualquer relação entre a profilaxia com vitamina K e câncer.[2]

A denominação de DHRN, consagrada durante anos, tem sido modificada para hemorragia ou sangramento da deficiência de vitamina K (*vitamin K deficiency bleeding*), que é necessária para a gama-carboxilação dos resíduos de ácido glutâmico das proteínas dependentes de vitamina K. Esses resíduos incluem não só os fatores de coagulação II, VII, IX e X, mas também as proteínas C e S (inibidores da coagulação), além da osteocalcina. Há três formas de apresentação clínica da DHRN: a precoce, a clássica e a tardia.

A doença hemorrágica precoce é a que ocorre nas primeiras 24 horas de vida e se relaciona com o uso de anticonvulsivantes, drogas para o tratamento da tuberculose ou uso inadvertido de dicumarínicos. Manifesta-se clinicamente pela presença de céfalo-hematoma, sangramento cutâneo e gastrintestinal, podendo ocorrer hemorragias graves como as intracranianas, as torácicas e abdominais, frequentemente fatais. Os sangramentos podem ocorrer intraparto ou mesmo logo após o nascimento. Os prematuros abaixo de 34 semanas de idade gestacional são especialmente vulneráveis.

A doença hemorrágica clássica foi considerada sinônimo da DHRN, certamente por ter sido a primeira a ser identificada. Manifesta-se após as primeiras 24 horas e até o sétimo dia de vida, com sangramentos cutâneos, gastrintestinais ou em mucosas, podendo ser nasais ou em feridas cirúrgicas, geralmente de pouca gravidade. Podem ocorrer casos graves como hemorragia intracraniana, que é incomum. Sua incidência é de 0,25% a 1,7% dos RNs previamente saudáveis que não fizerem uso de profilaxia.

A doença hemorrágica tardia manifesta-se entre 2 e 12 semanas de vida, com pico de incidência entre 4 e 6 semanas. A hemorragia intracraniana aguda é a forma de apresentação em cerca da metade dos casos, com evolução frequentemente fatal ou com desenvolvimento de sequelas neurológicas. A convulsão é a principal forma de apresentação nesses casos. O sangramento cutâneo é o segundo mais comum, seguido pelo gastrintestinal e de membranas mucosas, em incisões cirúrgicas ou após injeções intramusculares. Associa-se, frequentemente, a doenças hepáticas, sendo observado algum grau de colestase em grande número destes pacientes, podendo ser, na verdade, a primeira manifestação clínica dessas doenças.

As alterações laboratoriais incluem o prolongamento do tempo de protrombina (TP) e do de tromboplastina parcial ativada (TTPa), não havendo correlação entre a intensidade dessas alterações e os níveis plasmáticos de vitamina K. Medidas da atividade dos fatores de coagulação, das proteínas induzidas pela deficiência de vitamina K e da própria vitamina K não são disponíveis na prática clínica. As dosagens de hemoglobina e hematócrito permitem avaliar a extensão das perdas. A investigação de doença hepática é imperativa nos casos de DHRN tardia.

Alguns fatores estão envolvidos na patogênese da DHRN. A absorção da vitamina K, que é lipossolúvel, depende da presença de sais biliares e de produtos da lipólise pancreática. Nos RNs, limitações neste processo levam a uma menor absorção, o que é mais acentuado nos prematuros.

Outra forma de vitamina K é a vitamina K_2 denominada menaquinona, cuja fonte é a síntese, por algumas bactérias intestinais, como os bacteroides e as enterobactérias. As bifidobactérias não sintetizam essa vitamina, o que particulariza o metabolismo no RN. As menaquinonas são armazenadas no fígado, e nos RN o estoque de menaquinonas no fígado é praticamente ausente.

A vitamina K não é adequadamente transportada pela placenta, sendo elevado o gradiente entre as concentrações plasmáticas da mãe e do sangue do cordão. Ao nascimento, as concentrações plasmáticas de vitamina K são muito reduzidas e os fatores de coagulação não atravessam a placenta, o que explica o risco de sangramento dependente da deficiência de vitamina K.

A vitamina K está amplamente distribuída na natureza. Os vegetais são fonte da filoquinona, também denominada fitomenadiona ou fitonadiona, anteriormente chamada de vitamina K_1. As folhas verdes, alguns legumes e óleos vegetais são as melhores fontes de filoquinona. Peixes, carnes bovinas e cereais contêm pequena quantidade. O leite humano contém aproximadamente 3 μg/L, concentração baixa, mas considerada adequada às necessidades dos RNs de termo, sem outras alterações.

Comparando, o leite de vaca contém 6 a 9 μg/L e as fórmulas lácteas cerca de 10 vezes ou mais. Acredita-se que, de fato, as dietas ofereçam quantidades acima da recomendação, que é de 1 μg/kg/dia, exceção feita ao leite humano que apresenta a oferta adequada.

■ PROFILAXIA DA DHRN

A administração da vitamina K é recomendada a todos os RN na primeira hora de vida, para prevenção das diferentes formas de sangramento pela deficiência de vitamina K, o que é efetivo em diferentes doses e vias de administração.

A prevenção da forma clássica da DHRN nos RNs sem risco pode ser realizada de forma igualmente eficaz, com a administração pela via oral de 2 mg ou pela via IM de 1 mg de vitamina K. Os RNs de risco, que são os filhos de mães que usaram drogas anticonvulsivantes, os RNs com peso igual ou inferior a 2,5 mil gramas ao nascimento, com distúrbios respiratórios ou que tenham sido encaminhados para terapia intensiva, devem receber a vitamina K (K_1 ou filoquinona) parenteral (IM) assim que possível, logo após o nascimento.

A prevenção da forma tardia da DHRN nas crianças em aleitamento materno deve ser realizada pela administração única, intramuscular, da vitamina K ou da administração pela via oral, ao nascimento, com repetição de mais duas doses pela via oral, sendo a primeira com uma a duas semanas e a segunda com quatro semanas de vida.

Deve-se dar preferência ao uso das filoquinonas emulsificadas com ácido glicocólico e lecitina (micelares), cuja segurança do uso intravenoso é útil nos casos de tratamento da doença instalada. A forma não emulsificada não demonstra segurança para o uso intravenoso, pois pode causar reação anafilática, sendo não recomendada. Isto é um importante fator limitante para a profilaxia, mais especialmente no tratamento do RN que sangra, uma vez que administrar medicamentos pela via intramuscular em qualquer paciente com sangramento é proscrito, em virtude da formação de hematomas e da absorção comprometida.[3,4,5]

O uso de vitamina K pelas gestantes que usam drogas anticonvulsivantes tem sido objeto de estudo e não há evidências que confirmem ou refutem sua utilidade em prevenir a hemorragia em seus RN. Recomenda-se o uso de 10 mg via oral durante os últimos 10 a 20 dias de gestação, ou pelo menos quatro horas antes do parto, sempre que possível, especialmente nos nascimentos abaixo de 34 semanas.

Os únicos RN que, com estas recomendações, não estariam protegidos, seriam aqueles com doença hepática grave ainda não diagnosticada e que poderiam desenvolver a DH tardia. A Figura 23.1 esquematiza a prevenção recomendada.

Nos RN que permanecerem internados e que estejam em jejum ou em uso de antibioticoterapia de amplo espectro, deve-se prescrever 1 mg de vitamina K semanalmente.

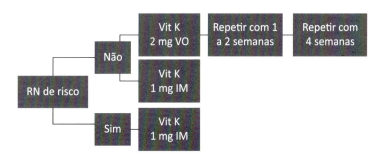

Figura 23.1 Algoritmo de profilaxia da DHRN.

■ TRATAMENTO

O tratamento deverá ser pouco utilizado, uma vez que a prevenção adequada é eficaz. Utiliza-se a vitamina K na dose de 2 mg pela via intravenosa (IV) e, para isso, o uso de formas emulsificadas micelares é seguro. As vitaminas emulsificadas com emulsificantes não iônicos podem levar ao choque anafilático, se administradas pela via intravenosa.

O sangramento ativo deverá cessar em até quatro horas após a administração da vitamina K. A falha terapêutica deve levar à suspeita de outra origem, como doenças hepáticas ou do sistema de coagulação. Caso o sangramento seja intenso, poderá exigir a reposição de fatores de coagulação ou plasma fresco e até de concentrado de hemácias.

■ REFERÊNCIAS BIBLIOGRÁFICAS

1. Golding J, Greenwood R, Birminghan K, Mott M. Childhood cancer, intramuscular vitamin K, and pethidine giving during labour. BMJ, V 305, p. 341-96, 1992.

152 Manual de Farmácia Clínica – Assistência Farmacêutica ao Neonato e Lactente

2. Ibidi, SM. Prevenção da doença hemorrágica. In Pediatria Geral: neonatologia, pediatria clínica, terapia intensiva. Hospital Universitário da Universidade de São Paulo. Atheneu: 551-4, 2011.
3. HYPERLINK "http://www.ncbi.nlm.nih.gov/pubmed/?term=Laubscher%20B%5BAuthor%5D&cauthor=true&cauthor_uid=23192459"Laubscher B, Bänziger O, 2- Schubiger G. Prevention of vitamin K deficiency bleeding with three oral mixed micellar phylloquinone doses: results of a 6-year (2005-2011) surveillance in Switzerland. HYPERLINK "http://www.ncbi.nlm.nih.gov/pubmed/23192459"Eur J Pediatr. 172(3):357-60, 2013.
4. Mihatsch W, Braegger C, Bronsky J, Campoy C, Domellöf M, Fewtrell M, Mis NF, Hojsak I, Hulst J, Indrio F, Lapillonne A, Mlgaard C, Embleton N, van Goudoever J. ESPGHAN Committee on Nutrition.Prevention of Vitamin K Deficiency Bleeding in Newborn Infants: A Position Paper by the ESPGHAN Committee on Nutrition. HYPERLINK "http://www.ncbi.nlm.nih.gov/pubmed/27050049"J Pediatr Gastroenterol Nutr. 63(1):123-9, 2016.
5. Vaz, FAC, Ibidi, SM. Doença hemorrágica do recém-nascido. In Neonatologia. Vaz. FAC e cols. Manole: 247-53, 2011.

capítulo 24

Virginia Spinola Quintal ▪ Sandra Cristina Brassica

Doença metabólica óssea

A doença metabólica óssea (DMO), também conhecida como osteopenia, é um distúrbio caracterizado por alterações de mineralização esquelética, decorrentes do deficiente acréscimo do conteúdo mineral ósseo (CMO). No recém-nascido pré-termo (RNPT), o CMO é inversamente proporcional ao peso de nascimento e à idade gestacional. Um CMO diminuído também está relacionado ao aporte inadequado de cálcio e fósforo na vida extrauterina.[1,2]

A enfermidade acomete principalmente recém-nascidos prematuros, em especial aqueles com idade gestacional inferior a 32 semanas. Os recém-nascidos de muito baixo peso (peso inferior a 1.500 gramas) possuem alto risco de osteopenia e, consequentemente, de fraturas. Estima-se que ocorra em 16% a 24% dos recém-nascidos de muito baixo peso, se medidas profiláticas não forem tomadas.[3,4]

Os recém-nascidos prematuros têm necessidades maiores de cálcio e fósforo que crianças e adultos. Isso se deve ao processo de mineralização óssea que ocorre no terceiro trimestre de gestação, predominantemente da 34ª à 36ª semana de gestação. Nesse período, o acúmulo total de cálcio e fosforo é de 20 e 10 g, respectivamente, o que representa uma taxa de 100 a 120 mg/kg/dia de cálcio e 50 a 65 mg/kg/dia de fósforo. Assim, as crianças nascidas antes do termo perdem uma parte ou todo o período de crescimento e mineralização óssea, necessitando receber uma nutrição adequada que lhes assegure aporte suficiente destes minerais, a fim de manterem suas taxas de crescimento.[5,6,7]

■ FISIOPATOLOGIA

O fator principal para o desenvolvimento da DMO é a presença de estoques baixos de cálcio, fósforo e vitamina D em recém-nascidos pré-termo ao nascimento. Além disso, existem fatores de risco relacionados a esta patologia: muito baixo peso ao nascer, restrição de crescimento intrauterino, uso de nutrição parenteral por período prolongado, terapia com furosemida ou corticosteroides, displasia broncopulmonar, retardo na introdução da alimentação, baixa oferta mineral na dieta, longos períodos de imobilização, terapia materna com fenitoína, deficiência de vitamina D materna e insuficiência renal.

Cerca de 99% do cálcio e 80% do fósforo presentes no corpo encontram-se nos ossos. O processo de homeostase desses minerais é regulado pelo paratormônio (PTH) e pela 1,25(OH)$_2$ vitamina D, o calcitriol renal (Figura 24.1). Quando os níveis de cálcio ionizado diminuem, o PTH estimula a reabsorção de cálcio e a excreção de fósforo na reabsorção renal, também ativando a síntese do calcitriol renal.[5,7,8]

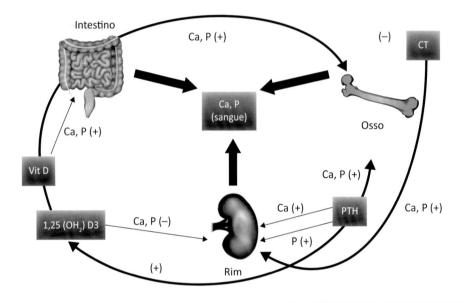

Figura 24.1 Homeostase metabólica do cálcio e do fósforo.
Fonte: Modificada de Bikle (1993).[5]

Entretanto, na DMO ocorre a síndrome da deficiência de fósforo. Nesta, a diminuição do fósforo estimula o aumento da produção da 1,25-vitamina D, resultando em aumento da absorção intestinal de cálcio e de fósforo, mas também em inibição da liberação de PTH. Como consequências, ocorrerá a diminuição das perdas renais de fósforo e o aumento da excreção de cálcio, levando à hipercalciúria e hipofosfatúria. Esta inibição de PTH teria um efeito protetor na mobilização óssea, no entanto, o efeito da 1,25-vitamina D continua presente, estimulando a mobilização de cálcio e de fósforo pela ativação dos osteoclastos. A oferta deficiente, continuada, de mineral, leva a uma mobilização cada vez maior de cálcio e de fósforo, com consequente intensificação da perda óssea (Figura 24.2).[1,9]

■ QUADRO CLÍNICO E LABORATORIAL

A doença metabólica óssea não tem apresentação clínica característica. Suas manifestações surgem entre a sexta e a décima segunda semana de vida pós-natal. Pode-se observar desde um atraso no crescimento longitudinal com manutenção do perímetro cefálico, sintomas de dor à movimentação ou manipulação, até o quadro de raquitismo, com alterações bioquímicas, radiológicas e fraturas espontâneas.

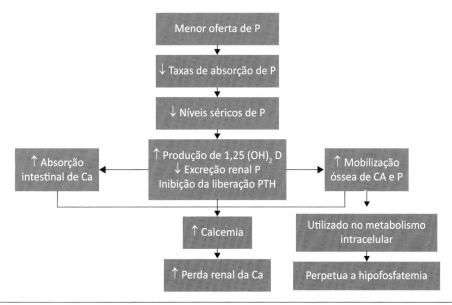

Figura 24.2 Fisiopatologia da deficiência de cálcio e fósforo no pré-termo.
Fonte: Modificada de Rowe (1987).[5]

No RN com deficiência mineral, observa-se hipofosfatúria importante, decorrente do aumento da reabsorção tubular de fósforo até valores próximos de 100%. Enquanto a excreção esperada seria de 2,0 a 2,3 mmol/L, para o RNPT, os valores encontrados chegam próximos de zero. A deficiência de fósforo é definida pela presença de hipofosfatúria (< 1 mg/kg/dia) entre a terceira e a quinta semanas de vida. A taxa de reabsorção renal de fósforo tem sido considerada por alguns autores como o melhor índice para se obter uma suplementação adequada de fósforo ao RN. Valores de reabsorção tubular superiores a 95%, indicam uma suplementação inadequada.

Além disso, observa-se uma fração de excreção de cálcio elevada, sendo maior que 4 mg/kg/dia. A hipercalciúria paradoxal observada nos RNPTs com risco de DMO indica que, apesar da deficiência do mineral, ela é inferior à deficiência do fósforo e apenas uma parte do cálcio é assimilada com formação da hidroxiapatita do osso; o restante é excretado. O objetivo da suplementação mineral é aumentar a fosfatúria de, pelo menos, 1 a 2 mmol/L, com diminuição da calciúria para valores semelhantes ao fósforo urinário.

As alterações urinárias antecedem as séricas e as alterações radiológicas, e são realizadas em amostra urinária obtida por coleta de seis horas. Outra análise urinária seria a relação cálcio/creatinina. Essa relação é, em média, igual a 0,22 nos primeiros seis meses de vida. Na DMO, os resultados são superiores a 0,60, devido ao aumento da excreção do cálcio.

Quanto às alterações bioquímicas séricas, ocorre aumento de fosfatase alcalina e diminuição da concentração sérica de fósforo.

A fosfatase alcalina é uma enzima glicoproteica produzida por vários tipos de tecidos, mas 90% de sua origem é óssea e reflete o *turnover* ósseo. Os seus níveis se elevam em todos os RN nas primeiras duas a três semanas de vida e se mantêm elevados se a oferta mineral for insuficiente.

A hipofosfatemia manifesta-se entre 7 e 14 dias de vida. Ela, por si só, é pouco sensível para detecção da diminuição do CMO, portanto, seria mais apropriado, segundo a literatura, que fosse rotina a associação de níveis baixos de fósforo com níveis elevados de fosfatase alcalina. Esta associação apresenta uma sensibilidade de 100% e especificidade de 70%.

Nos pacientes acometidos pela doença metabólica óssea, encontram-se:

- aumento da fosfatase alcalina (> 900 UI);
- diminuição do fósforo sérico (< 4,0 mg/dL);
- PTH normal ou aumentado;
- diminuição da excreção urinária de fósforo urinário e/ou aumento da excreção urinária de Ca e/ou relação Ca/Cr > 0,6.

■ DIAGNÓSTICO POR IMAGEM

Radiografia de ossos longos

É o método mais utilizado para avaliação da mineralização óssea, porém, as alterações tais como rarefação óssea e fraturas só são visíveis quando o conteúdo mineral ósseo for inferior a 50% do valor normal.

Geralmente, as alterações são detectadas tardiamente, em torno da décima semana de vida, e refletem um processo de remodelação anormal, não sendo um método bom para a detecção precoce do risco de DMO. É utilizada quando não se dispõe da densitometria óssea.[10,11,12]

Densitometria óssea

A densitometria por DXA (*dual energy X-ray absorptiometry*) tem sido o método de escolha, de grande precisão e acurácia, para avaliar medidas de conteúdo mineral ósseo, em estudos de seguimento, particularmente nos RNPTs alimentados ou não com leite humano. Requer menor tempo de exposição à radiação.

Os primeiros estudos sobre a densitometria óssea são de 1998, quando Rigo e colaboradores (1998) demonstraram que os valores obtidos de CMO tinham correlação positiva com o peso, a idade gestacional e a área óssea do recém-nascido.[12]

A partir daí, foram publicadas curvas de CMO segundo o peso de nascimento, a fim de contribuir para a avaliação da composição corpórea em diferentes condições clínicas e patologias ósseas.

Atualmente, estudos têm sido realizados com a utilização da DXA para a determinação da composição corpórea, que inclui o CMO e a densidade mineral óssea do corpo inteiro do recém--nascido. Desta forma, pode ser possível um acompanhamento na evolução do peso e um acréscimo mineral por períodos de tempo variáveis, dependendo da idade gestacional do pré-termo avaliado, conforme Quintal e colaboradores (2014),[11] além da necessidade da terapêutica complementar de minerais.

■ TERAPÊUTICA

Em primeiro lugar, devem ser adotadas as medidas preventivas a seguir, para que ocorra o melhor acréscimo mineral possível, desde que consideradas as limitações de cada paciente.

- Início da alimentação enteral sempre que as condições clínicas do paciente permitirem, e preferencialmente com o leite de sua mãe ou, na sua falta, leite humano pasteurizado do banco de leite.
- Evitar, sempre que possível, o uso de medicamentos, como diuréticos de alça e glicocorticoides e longos períodos de imobilização.
- Emprego de aditivos do leite materno para os pacientes com peso < 1.500 gramas ou idade gestacional < 32 semanas, quando a oferta láctea atingir um volume mínimo de 100 mL/100 kcal.
- Suplementação de vitamina D na dose de 200 a 400 IU/dia.
- Suplementação de cálcio e fósforo: significa adicionar à dieta cálcio e fósforo, desde que o paciente apresente sinais de risco para DMO, com as determinações bioquímicas urinárias indicando hipofosfatúria e/ou hipercalciúria, ou alterações que indiquem haver DMO (alterações séricas, radiológicas ou de DXA).

A literatura recomenda que se deve garantir o aporte de 200 a 250 mg/kg/dia de cálcio e 110 a 125 mg/kg/dia de fósforo, considerando o conteúdo do leite adicionado ao da solução de cálcio e fósforo.

A American Academy of Pediatrics recomenda que a ingesta oral de cálcio seja de 140 a 160 mg/100 kcal, enquanto a European Society of Paediatric Gastroenterology and Nutrition (ESPGAN) recomenda 70 a 140 mg/kg/dia por 100 kcal. Atualmente, podemos usar as seguintes recomendações: cálcio de 100 a 160 mg/kg/dia e fósforo de 95 a 108 mg/kg/dia, por 100 kcal.[8,13,14]

Infelizmente, embora necessitem de altas doses de cálcio e fósforo, muitas vezes, não é possível ofertar esses íons na nutrição, uma vez que o leite humano e as fórmulas lácteas também não possuem suas quantidades demandadas, tornando-se necessário administrar separadamente o cálcio e o fósforo.

No país, as especialidades farmacêuticas contendo cálcio e fósforo não são recomendadas para uso nessa faixa etária, em particular nos neonatos, devido à presença de flúor em suas formulações.

Em nosso serviço, para o tratamento desses pacientes, temos utilizado duas soluções diferentes, uma contendo fósforo e a outra contendo citrato de cálcio na dosagem de 103 mg/mL (21,6 mg/mL de cálcio elementar).[15]

A formulação da solução de fósforo encontra-se no Quadro 24.1.

Quadro 24.1 Composição da solução de fósforo a 39 mg/mL.

Fosfato de potássio dibásico anidro ou K_2HPO_4	157 mg
Fosfato de sódio monobásico anidro ou NaH_2PO_4	414,36 mg
Água purificada q.s.p.	3 mL

Essa solução é adicionada ao leite, no momento da administração, e deve sempre ser diluída devido a sua alta osmolaridade. Para cada 10 mL de leite humano, recomenda-se a adição de 0,1 mL de solução de fósforo a 39 mg/mL. Essa proporção foi demonstrada segura com relação à osmolaridade e fornece maior incremento na concentração de fósforo no leite.

Há, na literatura, a indicação do uso de fosfato tricálcico na concentração de 25 mg/mL de fósforo. No entanto, essa solução é pouco estável, em virtude da baixa solubilidade do trifosfato de cálcio, além de menos concentrada em fósforo. A sua solubilidade em água, à temperatura ambiente, é de 2,5 mg/100 mL.

A duração da suplementação de cálcio e fósforo vai depender da maturidade do paciente e das intercorrências durante a internação. Poderá ser suficiente até a criança completar 40 semanas de idade gestacional corrigida, porém, a realização da DXA nessa idade é de grande importância para uma avaliação adequada da mineralização óssea do pré-termo, para o planejamento da reposição mineral e o acompanhamento em curto e médio prazos, pelo menos durante o primeiro ano de vida.

Se a DXA não for disponível, serão necessários os controles séricos e a radiografia dos ossos longos. Via de regra, os RNPTs com peso inferior a 1.500 gramas ao nascimento, e principalmente os de peso inferior a 1.000 gramas, necessitam de suplementação mesmo após a alta hospitalar.

Apesar de a doença metabólica óssea da prematuridade normalmente ser assintomática e descrita como autolimitada, existe a contínua preocupação de que a submineralização durante esse período crítico possa aumentar o risco de fratura na infância. Talvez um ponto ainda mais importante, é de que ela possa resultar em redução do pico de massa óssea, que é um fator relevante de predição do risco de osteoporose na vida adulta.

■ REFERÊNCIAS BIBLIOGRÁFICAS

1. Bozzetti V, Tagliabue P. Metabolic Bone Disease in preterm newborn: an update on nutritional issues. Italian Journal of Pediatrics. 35: 20, 2009.
2. Catache M, Leone CR. Análise crítica dos aspectos fisiopatológicos, diagnósticos e terapêuticos da doença metabólica óssea em recém-nascidos de muito baixo peso. J Pediatr (Rio J) 77(Supl. 1):S53--S62, 2001.
3. Embleton N, Wood CL. Growth, bone health, and later outcomes in infants born preterm. J Pediatr (Rio J); 90:529-32, 2014.
4. Harrison CM, Johnson K, McKechnie E. Osteopenia of prematurity: a national survey and review of practice. Acta Paediatr. 97(4):407-13, 2008.
5. Rowe JC, Goetz CA, Carey DE, Horak E. Achievement of in útero retention of calcium and phosphorus accompanied by high calcium excretion in very low birth weight infants fed a fortified formula. J Pediatr. 110: 581-5, 1987.
6. Stacy E. Rustico, MD, Andrew C. Calabria, MD, and Samuel J. Garber. Metabolic bone disease of prematurity. J Clin Transl Endocrinol. 2014 Sep; 1(3): 85-91.
7. Schepper JD, Cools F, Vandenplas Y, et al. Whole body bone mineral content is similar at discharge from the hospital in premature infants receiving fortified breast milk or preterm formula. J Pediatr Gastroenterol Nutr. 41(2): 230-4, 2005.
8. Steichen JJ, Gratton TL, Tsang RC. Osteopenia of prematurity: the cause and possible treatment. Pediatrics. 96(3): 528-34, 1980.
9. Bikle DD. Regulation of bone mineral homeostasis. An integrated view. In: Primer on the Metabolic Bone Diseases and Disorders of Mineral Metabolism. 2a ed. Ed. Favus, MJ. 1993. Cap.15: 76-80.
10. Baim S, Wilson CR, Lewiecki EM. Precision assessment and radiation safety for dual-energy x-ray absorptiometry: position paper of the International Society for Clinical Densitometry. J Clin Densitom. 8(4): 371-8, 2005.
11. Quintal SQ, Diniz EMA, Caparbo VF, Pereira RMR. Bone densitometry by dual-energy X-ray absorptiometry (DXA) in preterm newborns compared with full-term peers in the first six months of life. J Pediatr (Rio J) 90:556-62, 2014.
12. Rigo J, Nyamugabo K, Picaud JC, et al. Reference values of body composition obtained by dual energy X-ray absorptiometry in preterm and term neonates. J Pediatr Gastroenterol Nutr. 27(2):184-90, 1998.
13. Rigo J, Senterre J. Nutritional needs of premature infants: current issues. J Pediatr. 149(5):S80-8, 2006.
14. Sociedade Brasileira de Pediatria. Seguimento ambulatorial do prematuro de risco, 2012.
15. Sousa, AB; Sakai, MC; Takagi, C.A.; Friedrich, M. Physicochemical analysis of pasteurized human milk and commercial premature formulas fortified with phosphorus solution or commercial fortifier. Rev Ciênc Farm Básica. 30(1): 31-4, 2009.

Enterocolite necrosante

Denise Gomes Miyazato ▪ **Sandra Cristina Brassica**

A enterocolite necrosante (ECN) é uma das emergências gastrintestinais mais comuns no período neonatal, predominando nos recém-nascidos prematuros de muito baixo peso. Acomete principalmente o íleo e o cólon e caracteriza-se por necrose isquêmica da mucosa intestinal, associada à inflamação. Apresenta alta mortalidade. Os pacientes que sobrevivem podem manifestar várias sequelas, como por exemplo, síndrome do intestino curto e prejuízos do crescimento e neurodesenvolvimento, o que compromete sua qualidade de vida.[1,2]

A ECN raramente ocorre em recém-nascidos a termo e, quando se manifesta nesses pacientes, geralmente é secundária a outras doenças, como asfixia perinatal, cardiopatia congênita, sepse e policitemia.

Vários fatores estão associados à ocorrência da ECN, como:

- prematuridade;
- alimentação enteral;
- colonização bacteriana anormal e infecção;
- hipoxemia-isquemia;
- medicamentos;
- transfusão de concentrado de hemácias.

Os recém-nascidos prematuros são particularmente suscetíveis à ECN, devido à imaturidade do trato gastrintestinal, com consequente diminuição de sua motilidade e da diminuição da função da barreira, com menor acidez gástrica e menor produção de muco, imunidade intestinal imatura e autorregulação circulatória ineficiente. Quanto menor a idade gestacional, maior a incidência de ECN.

A nutrição enteral com fórmula láctea artificial representa um importante fator de risco para a ECN. A osmolaridade alta das fórmulas, a falta de fatores imunoprotetores na composição e o aumento rápido e excessivo no volume da dieta enteral estão associados com o desenvolvimento dessa patologia. Por outro lado, o uso de leite humano constitui um fator protetor.[3]

O uso empírico de antibióticos tem impacto considerável sobre a microbiota intestinal, sendo associado à menor densidade bacteriana e à ocorrência de padrões bacteriológicos potencialmente patogênicos. Estudos recentes sugerem um aumento do risco de ECN e óbito nos recém-nascidos prematuros que receberam antibioticoterapia precoce e prolongada.[1,4-6]

Asfixia perinatal, apneia recorrente, síndrome do desconforto respiratório, cardiopatias congênitas, persistência do canal arterial, exsanguineotransfusão e exposição fetal à cocaína relacionam-se à ocorrência da ECN ao produzir isquemia intestinal. Ainda não se sabe se a isquemia é um evento primário ou secundário na patogênese da enterocolite.

A administração de medicamentos hiperosmolares pode acarretar dano à mucosa e resultar em ECN. Assim, o uso de formulações muito concentradas e contendo vários aditivos deve ser evitada, principalmente nas primeiras semanas de vida.

Antagonistas dos receptores de histamina tipo 2, como a ranitidina, têm sido associados à ECN. O provável mecanismo seria a diminuição do pH, uma vez que a acidez inibe o crescimento bacteriano. Medicamentos ou condições que alteram as citocinas ou os radicais livres também contribuem para o desenvolvimento da ECN.

As transfusões com concentrados de hemácias têm sido estudadas como fatores de risco para a ocorrência da ECN por meio de reações inflamatórias intestinais, de forma semelhante à que ocorre no pulmão do adulto, após a transfusão. Entretanto, não existe ainda uma compreensão clara da etiopatogenia da ECN pós-transfusão de concentrado de hemácias.

O tratamento da ECN consiste na interrupção da alimentação, na administração de nutrição parenteral total e na antibioticoterapia de amplo espectro por via endovenosa.

Entre os microrganismos frequentemente associados à ECN encontram-se as enterobactérias *Escherichia coli*, *Klebsiella* e *Pseudomonas*, *Staphylococcus* coagulase-negativo, *Clostridium* e rotavírus.

Uma revisão recente da Cochrane sobre o uso de antimicrobianos para o tratamento da ECN avaliou diferentes esquemas antimicrobianos e concluiu que ainda não é possível determinar um regime antimicrobiano específico para essa condição. Outro dado importante desse trabalho foi a detecção de um evento adverso, a estenose, associado ao emprego da clindamicina.[1]

Autmizguine e colaboradores (2015) compararam prematuros com diagnóstico de ECN e que receberam antimicrobianos para a cobertura de anaeróbios (metronidazol, clindamicina, cefoxitina, carbapenêmicos, piperacilina e tazobactama, entre outros) com prematuros que não utilizaram cobertura para anaeróbios. Os autores observaram menor mortalidade no grupo tratado, mas também detectaram maior ocorrência de estenoses intestinais associadas ao emprego desses antimicrobianos anaeróbicos.

A OMS recomenda que neonatos com suspeita de ECN devem ser tratados inicialmente com ampicilina ou penicilina por via parenteral e gentamicina por 10 dias, mas reconhece que a evidência que suporta essa indicação é frágil. O esquema de antibioticoterapia a ser seguido deve basear-se nos padrões de sensibilidade e resistência bacteriana dos germes isolados. Antibióticos com cobertura para anaeróbios devem ser associados quando houver piora clínica rápida e progressiva, pneumatose intestinal, pneumoperitônio e/ou isolamento de anaeróbios na hemocultura. Se o paciente apresentar má evolução, o tratamento poderá prolongar-se por, no mínimo, 14 dias.[3]

Cerca de um terço dos recém-nascidos com ECN necessitam, ainda, de intervenção cirúrgica, o que aumenta consideravelmente a morbimortalidade pela doença.

Segundo Vandenplas e colaboradores (2011) diversas cepas probióticas reduzem o risco de ECN. Estudos recentes relatam que a administração de lactobacilos e bifidobactérias reduz a incidência de ECN, especialmente em unidades hospitalares com uma alta incidência dessa condição. A utilização de probióticos na prevenção da ECN baseia-se no conhecimento de que imprimir uma microbiota intestinal normal é provavelmente o principal fator no desenvolvimento da função barreira do tecido linfoide associado ao intestino e do sistema imune no período neonatal. No entanto, algumas questões ainda precisam ser elucidadas, como o tipo de cepa a ser utilizada, a dose, o período e a segurança da administração em recém-nascidos prematuros, até que possamos considerar o uso rotineiro dos probióticos.[7,8]

Outras estratégias para prevenção da ECN têm sido propostas, como o uso de preparações orais de imunoglobulinas, a suplementação com aminoácidos que favorecem o crescimento do epitélio intestinal (arginina e glutamina), a administração de fator de crescimento epitelial e a utilização de eritropoetina. Entretanto, não há evidências que suportem o uso rotineiro dessas medidas.

■ REFERÊNCIAS BIBLIOGRÁFICAS

1. Autmizguine J, Hornik CP, Benjamin DK, Laughon MM, Clark RH, Cotton CM, Cohen-Wolkowiez M, Smith PB. Anaerobic Antimicrobial Therapy After Necrotizing Enterocolitis in VLBW Infants. Pediatrics. 135 (1): e1 118-25, 2015.
2. Koda-Kimble, MA; Young, LY; Kradjan, WA; Guglielmo, BJ; Alldredge, BK; Corelli, RL. Applied Therapeutics: The Clinical use of drugs, 18th ed. Philadelphia, Lippincott Williams & Wilkins, 2005.
3. WHO. Recommendations for management of common childhood conditions: evidence for technical update of pocket book recommendations: newborn conditions, dysentery, pneumonia, oxygen use and delivery, common causes of fever, severe acute malnutrition and supportive care. Switzerland, WHO Publications, 2012.
4. Grady NG, Petrof EO, Claud EC. Microbial therapeutic interventions. Semin Fetal Neonatal Med. 2016 Dec;21(6):418-23. doi: 10.1016/j.siny.2016.04.005. Epub 2016 Apr 25.
5. Shah D, Sinn JKH. Antibiotic regimens for the empirical treatment of newborn infants with necrotising enterocolitis. Cochrane Database of Systematic Reviews 2012, Issue 8. Art. No.: CD007448. DOI: 10.1002/14651858.CD007448.pub2
6. Cotten CM, Taylor S, Stoll B, Goldberg RN, Hansen NI, Sanchez PJ, et al. Prolonged duration of initial antibiotic treatment is associated with increased rates of Necrotizing Enterocolitis and death for extremely low birth weight infants. Pediatrics. 123:58-66, 2009.
7. Lin HC, Hsu CH, Chen HL, Chung MY, Hsu JF, Lien RI, Tsao LY, Chen CH, Su BH. Oral probiotics prevent necrotizing enterocolitis in very low birth weight preterm infants: a multicenter, randomized, controlled trial. Pediatrics. 122 (4): 693-700, 2008.
8. Vandeplas, I; Veereman-Wauters, G; De Greef, E; Peeters, S; Casteels, A; Mahler; T., Devreker, T., Hauser, B. Probióticos e prebióticos na prevenção e no tratamento de doenças em lactentes e crianças. J. Pediatr 87(4): 292-300, 2011.

capítulo **26**

Michele da Silva Jordan Faleiros ▪ Sandra Cristina Brassica

Hipertensão pulmonar

A hipertensão pulmonar é uma síndrome na qual a adaptação da circulação pulmonar para a vida extrauterina não ocorre, determinando que o fluxo pulmonar permaneça baixo devido à vasoconstrição e à alta resistência vascular pulmonar, com *shunt* direita-esquerda através do forame oval e do canal arterial. Sua incidência é estimada em 1,9 casos por 1.000 nascidos nos Estados Unidos, 0,4 a 0,68 por 1.000 nascidos-vivos no Reino Unido, e 2 por 1.000 nascidos-vivos no Brasil, com mortalidade ao redor de 11%.[1,2]

Para entender a fisiopatologia da hipertensão pulmonar persistente neonatal, é imprescindível entender a circulação fetal e sua transição para a circulação neonatal. Durante a vida intrauterina, a placenta realiza as trocas gasosas e menos de 10% do débito cardíaco do ventrículo direito vai para os pulmões. A circulação pulmonar intrauterina é um território de alta resistência e baixo fluxo sanguíneo. Assim, o sangue que chega ao átrio direito bem oxigenado atravessa o forame oval em direção ao átrio e, posteriormente, o ventrículo esquerdo, atingindo a circulação sistêmica. Pelo mesmo motivo, a maior parte do débito do ventrículo direito passa pelo canal arterial e vai para a aorta e, portanto, para a circulação sistêmica.[3]

Após o nascimento, durante as primeiras respirações, ocorre uma redução rápida e sustentada da resistência vascular pulmonar e as trocas gasosas passam a ser realizadas pelos pulmões. A falha nesta transição resulta na hipertensão pulmonar persistente do recém-nascido, caracterizada pela resistência vascular pulmonar aumentada, pela manutenção dos *shunts* pelo forame oval e canal arterial, com fluxo direita-esquerda e hipoxemia, que, por sua vez, piora a vasoconstrição pulmonar.

A etiologia da hipertensão pulmonar persistente neonatal (HPPN) é multifatorial. Condições maternas como obesidade, diabetes, asma, etnia negra ou asiática, uso de medicações como anti-inflamatórios não hormonais e inibidores da recaptação de serotonina e tabagismo materno estão associados a uma maior incidência de HPPN.

Nos EUA, a condição mais comumente associada à HPPN é a síndrome de aspiração meconial (42%), seguida da forma idiopática (27%). Também são condições associadas: síndrome do desconforto respiratório, sepse, asfixia e hipoplasia pulmonar secundária à hérnia diafragmática congênita. No Brasil, a prevalência da forma idiopática chega a 70%, provavelmente devido à alta incidência do parto cesárea, já que bebês nascidos de cesárea fora de trabalho de parto têm uma chance significativamente maior de desenvolver HPPN, em relação àqueles nascidos do parto normal.

■ QUADRO CLÍNICO

Deve-se suspeitar de HPPN em recém-nascidos com labilidade de oxigenação e cianose progressiva. Geralmente o grau de hipoxemia é desproporcional ao grau de desconforto respiratório e aos achados radiológicos. Também se observa a diferença de oxigenação pré e pós-ductal, que reflete o *shunt* direita-esquerda através do canal arterial. Pode ser evidenciada por meio de uma diferença menor que 20 mmHg na PaO_2 pré e pós-ductal ou, de forma não invasiva, uma diferença maior que 5% na oximetria de pulso pré e pós-ductal.

Deve-se realizar um ecodopplercardiograma, método não invasivo que não somente permite avaliar a presença dos *shunts* através do canal arterial e do forame oval, mas também excluir a cardiopatia congênita, além de avaliar a contratilidade miocárdica.

■ TRATAMENTO

Medidas gerais

- ▪ Manutenção da temperatura corporal. Sabe-se que a hipotermia é um dos fatores causais da HPPN. Entretanto, atualmente, nos casos de asfixia perinatal com encefalopatia hipóxico-isquêmica, está indicada a hipotermia terapêutica por 72 horas. Apesar de poder haver piora da HPPN com a hipotermia terapêutica, os dados disponíveis não são consistentes entre os estudos para recomendar ou contraindicar a hipotermia terapêutica nos casos de HPPN.
- ▪ Correção de distúrbios eletrolíticos e metabólicos.
- ▪ Correção da hiperviscosidade sanguínea.
- ▪ Suporte ventilatório de acordo com a necessidade, seja através de cateter nasal, halo de oxigênio, CPAP nasal ou ventilação mecânica.

Cabe destacar que o oxigênio estimula a produção de óxido nítrico (NO) e promove a vasodilatação pulmonar. Entretanto, oxigênio em excesso pode produzir radicais superóxido que, combinados com NO, formam peroxinitrito, um potente vasoconstritor.

No que concerne à ventilação mecânica, é importante promover um recrutamento alveolar adequado, evitando-se, no entanto, a superdistensão alveolar, que pode aumentar a resistência vascular pulmonar e piorar o comprometimento hemodinâmico.

- ▪ Surfactante exógeno, nos casos de doença parenquimatosa pulmonar, como síndrome do desconforto respiratório ou de aspiração meconial.
- ▪ Manipulação mínima, visto que os recém-nascidos com HPPN são extremamente lábeis e instáveis.
- ▪ Sedação, se necessário, na menor dose e menor tempo possíveis. A curarização deve ficar reservada aos casos com grande dificuldade de se estabelecer uma ventilação adequada e aos não responsivos à sedação.
- ▪ Suporte hemodinâmico. Agentes inotrópicos e vasopressores devem ser introduzidos precocemente, a fim de otimizar a função cardíaca, estabilizar a pressão arterial sistêmica e reduzir o *shunt* extrapulmonar.

Capítulo 26 | Hipertensão pulmonar

165

A dopamina é efetiva em aumentar a pressão arterial. Porém, em altas doses, pode ter um efeito vasoconstritor pulmonar. A dobutamina contribui para aumentar o débito cardíaco e reduzir a sobrecarga do ventrículo esquerdo. A epinefrina é a droga com o maior efeito inotrópico, mas leva a um efeito vasoconstritor adrenérgico, tanto na circulação sistêmica quanto na pulmonar. A norepinefrina melhora a oxigenação e reduz a resistência vascular pulmonar em bebês com HPPN, provavelmente por ativar receptores alfa e estimular a liberação de NO.[4]

Óxido nítrico (NO)

O óxido nítrico inalatório é considerado o tratamento padrão. Ele atinge o espaço alveolar e se difunde através da musculatura lisa das artérias pulmonares adjacentes, caindo na corrente sanguínea, onde se liga à hemoglobina e perde sua ação. Assim, é um vasodilatador pulmonar seletivo.

Ele se difunde preferencialmente para os segmentos ventilados dos pulmões, aumentando a perfusão destas áreas, com melhora na relação ventilação/perfusão e da oxigenação. Quando a resposta é positiva, a melhora da oxigenação é evidente em poucos minutos. Observa-se resposta em aproximadamente 70% dos pacientes, com melhores resultados na forma idiopática da HPPN.

O óxido nítrico estimula a guanilato-ciclase, convertendo o trifosfato de guanosina (GTP) em monofosfato cíclico de guanosina (GMPc). O aumento do GMPc leva à redução do influxo de cálcio intracelular e ao relaxamento da musculatura lisa.

A dose inicial recomendada é de 20 partes por milhão (ppm). Concentrações mais altas não são mais efetivas e estão associadas à maior incidência de metahemoglobinemia e à formação de dióxido de nitrogênio. Há relatos de que concentrações acima de 5 ppm já melhoram a oxigenação.

Para evitar vasoconstrição rebote, deve-se fazer uma redução gradual de 5 ppm por hora até se chegar a 5 ppm e, então, de 1 ppm a cada 4 horas, até a suspensão completa.

O NO é contraindicado em prematuros abaixo de 34 semanas. Também há relatos de que ele inibe a agregação plaquetária e não deve ser usado em casos com hemorragia intracraniana significativa.[5]

Sildenafil

É um inibidor da fosfodiesterase-5. Essa enzima, presente na vasculatura pulmonar, degrada o GMPc e regula o tônus vascular pulmonar. Outros inibidores da fosfodiesterase-5 são dipiridamol, zaprinast e pentoxifilina, usados com menor frequência por terem importantes efeitos sistêmicos. O zaprinast é precursor dos inibidores da fosfodiesterase-5, como o sildenafil, no entanto não teve utilização na clínica.

O sildenafil reduz seletivamente a resistência vascular pulmonar, com poucos efeitos sistêmicos. É seguro, efetivo e de fácil administração. Entretanto, seu efeito vasodilatador se estende a áreas pouco ventiladas, alterando a relação ventilação/perfusão e aumentando o *shunt* intrapulmonar, o que piora a oxigenação.

Atualmente, tem sido utilizado:

- como adjuvante ou para facilitar o desmame do óxido nítrico inalatório;
- como vasodilatador, quando o óxido nítrico é contraindicado ou indisponível;
- no tratamento da hipertensão pulmonar, em pacientes broncodisplásicos e cardiopatas.

Não há grandes estudos randomizados e controlados sobre a eficácia e a segurança do sildenafil para o tratamento da hipertensão pulmonar, mas há alguns estudos que incluem um pequeno número de pacientes e variados esquemas de dosagem, além de evidência de estudos em animais. Alguns desses estudos utilizam a forma farmacêutica parenteral.[4,6]

No Brasil, a apresentação injetável não é comercializada, utilizando-se a suspensão oral. A dose não foi estabelecida e há pouca disponibilidade de informação, mas para o tratamento da hipertensão pulmonar tem sido utilizada, por via oral, de 0,5 a 3 mg/kg/dose, divididos em três ou quatro tomadas diárias.[7]

A dose frequentemente é limitada no período perinatal pelos efeitos colaterais, particularmente intolerância à dieta e refluxo gastresofágico.

Milrinona

É um inibidor da fosfodiesterase-3, enzima que degrada o AMP cíclico e leva à vasoconstrição pulmonar. Melhora a contratilidade miocárdica, aumenta o relaxamento cardíaco e reduz a hipertensão pulmonar. Causa vasodilatação sistêmica e pulmonar e reduz a pós-carga de ambos os ventrículos.

Por não se tratar de um vasodilatador seletivo da circulação pulmonar, é comum a ocorrência de hipotensão arterial sistêmica. Portanto, frequentemente é necessária a associação de drogas vasopressoras durante o tratamento com a milrinona. Outra estratégia seria não utilizar dose de ataque.

■ PERSPECTIVAS TERAPÊUTICAS

Prostaciclinas

O sistema da prostaglandina também está envolvido na regulação do tônus vascular pulmonar. Ela causa vasodilatação por meio de uma via paralela e complementar ao NO, ativando a adenilato-ciclase, que transforma o trifosfato de adenosina (ATP) em monofosfato cíclico de adenosina (AMPc) e determina o relaxamento da fibra muscular.[6]

O uso de prostaglandinas e análogos é um tratamento estabelecido para crianças e adultos com hipertensão pulmonar primária. O epoprostenol possui uma meia-vida muito curta (ao redor de 3 minutos), o que facilita a titulação da droga de acordo com seu efeito terapêutico ou os efeitos colaterais. O treprostinil tem uma meia-vida mais longa e permite a administração subcutânea.

A apresentação inalatória tem a vantagem de promover a vasodilatação enquanto melhora a relação ventilação/perfusão. Apresenta uma meia-vida sistêmica de 6 a 10 minutos e seus efeitos farmacodinâmicos pulmonares são mais prolongados, ao redor de 30 minutos. Assim, seria administrada a cada 2 horas, enquanto o paciente estiver acordado. Ainda há pouca informação acerca de seus benefícios em longo prazo. O seu efeito colateral mais temido é a broncoconstrição, que pode tornar necessária a suspensão do medicamento ou o pré-tratamento com broncodilatadores. Também foi descrita hemoptise em pacientes em ventilação mecânica.

Inibidores do receptor de endotelina

A endotelina causa vasoconstrição e proliferação vascular. O bosentan, um inibidor não seletivo do receptor de endotelina-1, melhora a hipertensão pulmonar em adultos. Recentes estudos sugerem que ele pode melhorar a HPPN e que seus efeitos colaterais são menos frequentes nas crianças que nos adultos.[6]

Nos RNs, os níveis plasmáticos de endotelina 1 são altos e têm uma correlação linear com a gravidade da doença, o que incentiva seu uso em estudos, mas os dados ainda são insuficientes para recomendar seu uso no tratamento da HPPN. As doses recomendadas seriam de 1 mg/kg/dia, dividido em duas doses, avançando para 2 mg/kg/dia, se não ocorrer elevação das transaminases hepáticas.

Inibidores da Rho-kinase

A Rho-kinase é uma proteína que previne a vasodilatação, por inibir a desfosforilação da miosina nas células musculares lisas. O fasudil e o Y-27632 são inibidores da Rho-kinase que causam uma vasodilatação potente em estudos animais. Estes estudos sugerem que essa classe de medicamentos pode ter um papel importante no tratamento da HPPN.

Superóxido dismutase

A superóxido dismutase remove os radicais superóxido, gerados pelo estresse oxidativo, que causam vasoconstrição pulmonar por se ligarem e competirem com o NO. O uso endotraqueal da superóxido dismutase humana recombinante induz à vasodilatação pulmonar, melhora a oxigenação e diminui o estresse oxidativo em estudos animais de HPPN.

Adenosina

O nucleotídeo de adenosina e seu trinucleotídeo ATP aumentam o AMP intracelular e são potentes vasodilatadores seletivos pulmonares. A infusão intravenosa de adenosina em RN com HPPN mostrou melhora significativa na oxigenação.

L-citrulina

A hipóxia reduz a produção de NO por desconectar a NO-sintetase, enzima responsável por produzir NO a partir de L-arginina. A administração oral de L-citrulina aumenta os níveis de L-arginina e, consequentemente, de NO, atenuando a hipertensão pulmonar induzida pela hipóxia, com menos efeitos colaterais que a administração de L-arginina.

Estimuladores e ativadores da guanilato-ciclase ("doadores de NO")

A resistência e tolerância ao NO pode limitar a produção da guanilato ciclase e limitar a vasodilatação. Nesta circunstância, foram desenvolvidos os "doadores de NO", o Riociguat (estimulador da guanilato-ciclase) e o Cinaciguat (ativador da guanilato-ciclase), que aumentam os níveis de GMP-cíclico e, portanto, a vasodilatação. O Riociguat é aprovado desde 2013 para o tratamento de algumas formas de hipertensão pulmonar em adultos.[2]

O tratamento, baseado na atuação nas várias vias envolvidas no mecanismo de controle do tônus vascular pulmonar, pode melhorar a sua eficácia e possibilitar o uso de doses menores de cada substância, aumentando as taxas de sucesso do tratamento e reduzindo os efeitos colaterais.

A Figura 26.1 ilustra os mecanismos envolvidos no controle do tônus vascular pulmonar e os locais de ação dos medicamentos.

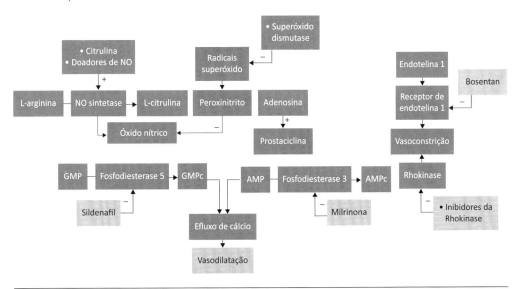

Figura 26.1 Mecanismos envolvidos no controle do tônus vascular pulmonar e os locais de ação dos medicamentos.
Fonte: adaptada de Cabral (2013).[2]

■ REFERÊNCIAS BIBLIOGRÁFICAS

1. Alvaro, RE and Rigatto, H. Cardiorespiratory adjustments at birth. In: Avery's Neonatology: pathophysiology and management of the newborn. Edited by Mhairi G. McDonald, Mary M. K. Seshia, Martha D. Mullett. 6th ed. Lippincott Willians & Wilkins, 2005,

2. Cabral, JEB, Belik, J. Persistent pulmonary hypertension of the newborn: recent advances in pathophysiology and treatment. J Ped. 89: 226-42, 2013.

3. Storme, L; Aubry, E; Rakza, T et al. Pathophysiology of persistent pulmonary hypertension of the newborn: impact of the perinatal environment. Archives of Cardiovascular Disease.106, 169-77, 2013.

4. Keller RL. Pulmonary Hypertension and Pulmonary Vasodilators. Clin Perinatol. 2016 Mar;43(1):187-202. doi: 10.1016/j.clp.2015.11.013.

5. Kumar, P; Comitee on Fetus and Newborn. Use of inhaled nitric oxide in preterm infants. Pediatrics 133(1): 164-70, 2014.

6. Lakshminrusimha, S., Mathew, B., Leach, CL. Pharmacologic strategies in neonatal pulmonary hypertension other than nitric oxide. Seminars in Perinatology. 40: 160-73, 2016.

7. Taketomo, CK.; Hodding, JH.; Kraus, DM. Pediatric Dosage Handbook, 20th ed, Ohio, Lexi-Comp, 2013.

Capítulo 27

Marco Antônio Cianciarullo ▪ Sandra Cristina Brassica

Infecções fúngicas neonatais

A sobrevida dos recém-nascidos pré-termos, particularmente com idade gestacional inferior a 28 semanas, tem propiciado um aumento da infecção fúngica.

A candidemia é atualmente a terceira causa mais frequente de sepse neonatal tardia, em UTI neonatal, depois do _Staphylococcus_ e da _E. coli_, com incidência de 1,6% a 9% em recém-nascidos de muito baixo peso e 14% a 20%, em extremo baixo peso.[1,2]

Quanto à etiologia, a _Candida albicans_ é o fungo mais frequentemente isolado, estimando-se em 75% das infecções fúngicas neonatais, mas outras espécies podem estar envolvidas, porém, com menor frequência: _Candida tropicalis_ (10%); _Candida parapsilosis_ (6%); _Candida lusitaniae_ e _Candida glabrata_. A _Malassezia furfur_ está associada à infusão de nutrição parenteral prolongada contendo lipídios, por meio de cateter central, e tende a ser epidêmica.[3]

Para a ocorrência de infecção fúngica invasiva, é necessária e obrigatória a colonização prévia do recém-nascido. A incidência de colonização em recém-nascidos de muito baixo peso é de 48% aos 7 dias de vida e 64% aos 14 dias de vida, incluindo as transmissões verticais e horizontais.[1]

A colonização pode ocorrer por transmissão vertical pela exposição inicial à flora materna, por meio de sua passagem pelo canal do parto. Nos recém-nascidos de cesáreas, esta colonização é mais lenta. O recém-nascido pode ser colonizado ou infectado intraútero, pela placenta ou via ascendente. Neste caso, o principal agente etiológico é a _Candida albicans_, com comprometimento da cavidade oral, trato gastrintestinal, períneo e regiões intertriginosas.[2]

Após o nascimento, o processo de colonização pode ocorrer por transmissão horizontal, por meio do contato direto com a mãe, familiares e profissionais envolvidos na assistência ao recém-nascido ou por meio de dispositivos invasivos. A ocorrência de infecção a partir da colonização do recém-nascido é dependente do grau de maturidade do seu sistema imune e da virulência dos microrganismos a que é exposto. A internação prolongada e o uso de antimicrobianos de largo espectro alteram a flora normal do trato gastrintestinal; o retardo na introdução de alimentação enteral favorece a colonização de fungos; e o uso de equipamentos como cateteres e sondas quebram a barreira cutânea e/ou mucosa. Todos esses fatores favorecem a colonização e, posteriormente, a infecção.[4]

A infecção fúngica, em geral, é diagnosticada na terceira semana de vida. As manifestações clínicas sistêmicas são inespecíficas, à semelhança a da sepse neonatal bacteriana: instabilidade térmica, hipoatividade, apneia, piora respiratória, resíduo gástrico, hiperglicemia, hipotensão, bradicardia, taquicardia, queda de saturação da hemoglobina, distensão abdominal, piora da doença respiratória preexistente e piora radiológica. Pode haver comprometimento sistêmico com envolvimento de órgãos e sistemas (Tabela 27.1).[5,6]

A piora clínica insidiosa, em vigência do uso de antibióticos de largo espectro, sem causa aparente detectável, associada a fatores de risco, deve levar à suspeita de infecção fúngica.

Tabela 27.1 Sítios de envolvimento e respectivas manifestações.

Sítio de envolvimento	Manifestações clínicas
Pele	Dermatites fúngicas invasivas
	Abscesso
Ocular	Endoftalmite
Sistema Nervoso Central	Meningite
	Abscesso cerebral
Rins	Infecção urinária
	Abscesso renal
	Fungomas
Peritônio	Perfuração intestinal espontânea
	Peritonite
Osteoarticular	Osteomielite
	Artrite
Pulmão	Pneumonia
	Pleurite
Endovascular	Endocardite
	Tromboflebite séptica

Fonte: Rowen, J, 2001.[9]

PROFILAXIA ANTIFÚNGICA

Tem sido preconizado o uso de fluconazol para a prevenção da colonização e infecção por *Candida sp* em recém-nascidos de extremo baixo peso. Em um estudo multicêntrico que envolveu mais de 4 mil recém-nascidos, com pesos inferiores a 1.500 gramas e 1.000 gramas, a redução da infecção fúngica sistêmica foi de 83%.[7]

Quanto à segurança da profilaxia com fluconazol e o risco de resistência fúngica aos antifúngicos utilizados atualmente, nenhuma resistência significante foi relatada. No entanto, a Infectious Disease Society of America (IDSA) recomenda a profilaxia dos prematuros de extremo baixo peso em serviços de alta incidência de candidíase invasiva (5% a 10%), quando todas as outras medidas não farmacológicas já tenham sido implantadas.

TRATAMENTO DA INFECÇÃO SISTÊMICA

O tratamento empírico das suspeitas de infecção fúngica é difícil de ser indicado. Se a anfotericina traz toxicidade, o retardo do início do tratamento, por sua vez, proporciona maior risco de mortalidade e hemorragias intraventriculares, doença pulmonar crônica, retinopatia da prematuridade e atraso no desenvolvimento neuropsicomotor.[8]

O início precoce do tratamento e a retirada de cateteres centrais continuam sendo os grandes preditores de sucesso da terapêutica.

Atualmente, existem quatro classes de medicamentos antifúngicos para o tratamento de infecção fúngica invasiva (Tabela 27.2).

Tabela 27.2 Classes de antifúngicos para o tratamento de infecção fúngica invasiva.

Polienos

- Anfotericina B deoxicolato (convencional)
- Anfotericina B – formulações lipídicas
  1. Complexo lipídico da anfotericina B
     (anphotericin B lipid complex – ABLC)
  2. Suspensão coloidal de anfotericina B
     (amphotericin B colloidal dispersion – ABCD)
  3. Anfotericina lipossomal
     (lipossomal amphotericin B; L – amphotericin B)

Triazoles

- Fluconazol
- Itraconazol
- Voriconazol
- Posoconazol
- Ravuconazol

Piridina fluorinada

5 – Fluocitosina

Equinocandinas

- Caspofungina
- Micafungina
- Anidulafungina

Fonte: Neofax(R)2011. A Manual of Drugs Used in Neonatal Care. 24 th ed. Thomson Reuters, 2011.

Manual de Farmácia Clínica – Assistência Farmacêutica ao Neonato e Lactente

Todos esses medicamentos são efetivos e bem tolerados. A anfotericina B deoxicolato, anfotericina B, suas formulações lipídicas, fluconazol; 5-fluocitosina e, agora a caspofungina, são utilizados em Neonatologia. A micafungina ainda não foi liberada para uso pediátrico nos Estados Unidos, entretanto, no Japão e na Europa foi aprovado seu uso pediátrico, inclusive para recém-nascidos, no tratamento da candidíase invasiva.[6,9,10,11]

Anfotericina B deoxicolato (convencional)

É macrolídeo polieno, que age ligando-se ao ergosterol da membrana celular, resultando no aumento da sua permeabilidade com lise e morte celular.

Como não é absorvida por via oral, é utilizada por via endovenosa combinada com deoxicolato, que melhora a sua solubilidade. Na corrente sanguínea, a anfotericina B se dissocia do deoxicolato para se ligar às proteínas plasmáticas, distribuindo-se posteriormente aos tecidos. Apresenta pequena penetração no líquor e no sistema nervoso central, mesmo na presença de inflamação meníngea.

Os principais efeitos colaterais da anfotericina B incluem nefrotoxicidade, hepatoxicidade, mielotoxicidade e, menos frequente, cardiotoxicidade. Reações adversas relacionadas à administração rápida não têm sido relatadas, no entanto, a administração rápida ou com concentração superior a 0,1 mg/mL pode promover convulsões e calafrios.

A nefrotoxicidade é cumulativa e induz a alterações hidreletrolíticas sistêmicas e se caracteriza por acidose tubular renal com perda urinária de potássio e, consequentemente, hipopotassemia. Pode haver hipomagnesemia e flebite no sítio de infusão. As posologias estão descritas na Tabela 27.3.

■ FORMULAÇÕES LIPÍDICAS DA ANFOTERICINA B

São menos nefrotóxicas que a convencional, porém, ainda causam elevação dos níveis séricos de creatinina e distúrbios hidreletrolíticos. Pelo menor efeito tóxico, as doses são mais elevadas e o tempo de tratamento é mais curto (Tabela 27.5). No entanto, o alto custo dessas apresentações restringe a indicação de tratamento dos pacientes refratários ao tratamento convencional ou que apresentem intolerância à formulação convencional.

Tabela 27.3 Antifúngicos de uso sistêmico em recém-nascidos.

Anfotericina B					
Característica química (nome comercial)	Via	Posologia	mg/kg/dia	Intervalo (horas)	Tempo de tratamento
Convencional (Amphocin®; Fungizon®)	EV	Dose	1,0-1,5	24/24h	25-30 mg/kg (dose acumulada)
Complexo lipídico (Abelcet®)	EV	Dose	5,0	24/24h	14 dias após HMC negativa
Lipossomal (AmBisome®)	EV	Dose	5-7	24/24h	14 dias após HMC negativa
Suspensão coloidal (Amphocil®; Anphotec®)	EV	Dose preconizada	3 a 5	24/24h	14 dias após HMC negativa
		Iniciar	1,0		
		Aumentos Diários	1,0		

Capítulo 27 | Infecções fúngicas neonatais

No Brasil, o Ministério da Saúde fornece a anfotericina B complexo lipídico mediante comprovação de infecção fúngica. Para tanto, é necessário encaminhar à SVS/MS um relatório médico detalhado, cópia dos resultados dos exames (cultura e função renal) e ficha de solicitação, disponível no *site*, devidamente preenchida com indicação, dose e duração do tratamento. A instituição solicitante deverá ser cadastrada junto ao Sistema de Insumos Estratégicos.

■ FLUCONAZOL

É um antifúngico de ação fungostática pelo seu efeito na inibição da enzima responsável pela síntese do ergosterol da membrana celular. Está disponível para uso oral e endovenoso (Tabela 27.4). É bem absorvido pelo trato gastrintestinal; liga-se pouco às proteínas plasmáticas e se distribui rapidamente ao tecido, inclusive pelo sistema nervoso central. Por ser excretado de forma inalterada e em altas concentrações na urina, o fluconazol é uma boa escolha para o tratamento das infecções urinárias.

Tabela 27.4 Antifúngicos de uso sistêmico em recém-nascidos.

Droga	Via	Situações clínicas	Posologia	mg/kg/dose
Fluconazol	EV/VO	1) Infecções sistêmicas	Ataque	12-25
			Manutenção	6-12
		2) Profilaxia		3 mg
Idade gestacional		≤ 29 semanas		> 30 semanas
Idade pós-natal (dias)		0-14 dias	> 14 dias	0-7 dias / > 7 dias
Intervalo (horas)		48/48h	24/24h	48/48h / 24/24h

Os efeitos adversos mais relatados são hepatotoxicidade com elevação reversível das transaminases, podendo haver aumento da bilirrubina direta, mesmo na ausência de elevação das transaminases em recém-nascidos com profilaxia por seis semanas. Somem com a interrupção do tratamento.

■ OUTROS TRIAZÓLICOS

Itraconazol, voriconazol, posoconazole e ravuconazol não estão recomendados para o uso em Neonatologia. Com relação ao voriconazol, há relato de dois casos na literatura de recém-nascidos de extremo baixo peso (peso de nascimento de 600 gramas e 540 gramas) que evoluíram com aspergilose cutânea refratária a tratamento com anfotericina B. Estes recém-nascidos receberam voriconazol por 18 dias e 55 dias, respectivamente, com sucesso na resposta terapêutica. No entanto, a posologia deste medicamento não está estabelecida e há risco de toxicidade retiniana.

■ 5-FLUOCITOSINA

Este medicamento é convertido a fluorouracil que, inibindo a timidilato-sintetase, altera a síntese do DNA e a síntese proteica do fungo. É bem absorvido pelo trato gastrintestinal e liga-se pouco às proteínas plasmáticas. Tem sido utilizado em associação à anfotericina B ou às formulações lipídicas, pelo seu sinergismo e boa penetração no sistema nervoso central.

A 5-fluocitosina está disponível somente para a administração via oral, o que limita seu uso em prematuros extremos que, frequentemente, não toleram medicamentos orais. A posologia está descrita na Tabela 27.5.

Tabela 27.5 Antifúngicos de uso sistêmico em recém-nascidos.

Droga	Via	Posologia	Intervalo
5-fluocitosina	VO	12,5-37,5 mg/kg/dose	6/6h

Este medicamento não está mais disponível no Brasil, necessitando de importação, quando indicado.

A importação de medicamentos é disciplinada pela Resolução nº 8 da Diretoria Colegiada da Anvisa, de 28 de fevereiro de 2014, de acordo com a Instrução Normativa nº 1, de 28 de fevereiro de 2014. A 5-fluocitosina possui registro perante a Anvisa.

■ EQUINOCANDINAS

São medicamentos que interferem na biossíntese da parede celular do fungo, pela inibição da enzima 1,3-β-D-glucano-sintetase. O 1,3-β-D-glucano-sintetase é componente da parede celular de muitos fungos filamentosos e de leveduras.

Têm ação diferente de outros antifúngicos, pois agem na parede celular e não na membrana. Consequentemente, não ocorrem efeitos na membrana do hospedeiro e a tolerância ao medicamento é melhor.

As equinocandinas são fungicidas contra todas as espécies de *Candida*, inclusive aquelas resistentes ao fluconazol. No entanto, são fungostáticas contra *Aspergilus sp*. Com alta taxa de ligação as proteínas plasmáticas (superior a 95%), têm distribuição para todos os tecidos, inclusive para o sistema nervoso central.

■ CASPOFUNGINA

Seu uso tem sido limitado a casos refratários de infecção sistêmica pelas candidas ou como terapêutica de "salvação", ou, ainda, em associação a outros antifúngicos. Outras indicações são abscessos intra-abdominais, peritonite, infecção pleural e alguns pacientes intolerantes à anfotericina B.

Tem ação discutida na *Candida parapsilosis* e *Criptococcus neoformans*, por estes fungos apresentarem resistência intrínseca à caspafungina.

É metabolizada no fígado e excretada lentamente na urina e nas fezes. Não é necessário ajustar a dose na insuficiência renal.

Sua eficácia é equivalente à anfotericina B, com efeitos tóxicos substancialmente menores. Sua posologia está descrita na Tabela 27.6.

Quanto aos efeitos colaterais, foram observados febre, náuseas, vômitos, flebite, tromboflebites, mas observou-se também hipercalcemia, hipocalemia, hipermagnesemia, hiperfosfatemia e aumento das transaminases e da bilirrubina direta, isoladamente.

Tabela 27.6 Antifúngicos de uso sistêmico em recém-nascidos.

Anfotericina B					
Característica química (nome comercial)	Via	Posologia	mg/kg/dia	Intervalo (horas)	Tempo de tratamento
Micafungina (Mycamine®)	EV	Inicial	7-10	24/24h	4-5 dias*
Caspafungina (Cancidas®)	EV	Dose	25 mg/m² ou 2 mg/kg	24/24h	14 dias após HMC* negativa

*Tempo de tratamento ainda não estabelecido.

▪ MICAFUNGINA

É uma equinocandina com atividade fungicida concentração dependente contra a maioria das espécies de candida, incluindo as resistentes ao fluconazol.

É um medicamento aprovado na Europa e no Japão para uso pediátrico e neonatal, no tratamento da candidíase invasiva ou para uso profilático contra infecções por candida em pacientes neutropênicos e com transplantes de medula óssea.

▪ REFERÊNCIAS BIBLIOGRÁFICAS

1. Benjamin, DK; Garges, H; Steinbeck, WJ. Candida blood-stream infection in neonates. Sem Perinatol. 27(5) 375-83, 2003.
2. Benjamin, DK; Pode, C; Steinbeck, WJ, et al. Neonatal candidemia and end-organ damage: a critical appraisal of the literature using meta-analytic techniques. Pediatr 112 (3), 634-40, 2003.
3. Carter, JE.; Laurin, JA; Evans, TN; Estrada, B. Nonatal Candida parapsilosis meningitis and empyema related to epidural migration of a central venous catheter. Clin Neurol Neuross. 110: 614-18, 2008.
4. Garland, JS; Uhig, MR. Strategies to prevent bacterial and fungical infection in the neonatal intensive care unit. Clin Perinatol. 36: 1-13, 2009.
5. Kaufman, DA; Manzoni, P. Strategies to prevent invasive candida infectionin extremely pre-term infants. Clin Perinatol. 37: 611-28, 2010.
6. Manzar, S.; Kamat, M.; Pyati, S. Caspafungin for refratary candidemia in neonates. Pediatr Infect Dis J. 25: 282-3, 2006.
7. Manzoni, P.; Stolfi, l, et al. A multicenter randomized trial of prophylactic fluconazole in preterm neonates. N Engl J med. 356, (24); 2483-95, 2007.
8. Moylett, EH. Neonatal Candida meningitis. Sem Pediatr Inf Dis. V. 14(2): 115-22, 2003.
9. Rowen, JL; Fungal Infectious in the neonatal intensive care unit. Sem Pediatr Inf Dis. V. 12(2): 107-14, 2001.
10. Sims, CR; Ostosky-Zeicher, L. Neonatal fungal infectious. In Ohls, RK; Yoder, MC. Hematology, Immunology and infectious disease. Neonatology Question and Controversies. 262-78, 2008.
11. Steinback, WJ. Benjamin, DK. New agents under development in children and neonates. Curr Opin Infect Dis. V. 18: 484-9, 2005.

capítulo 28

Infecções perinatais

Giselle Garcia Origo Okada ▪ **Sandra Cristina Brassica**

As infecções adquiridas pelo feto devido à transmissão vertical são denominadas infecções congênitas ou perinatais. Quando a infecção ocorre ainda no útero, é denominada congênita e, se ocorre durante o parto ou após o nascimento é denominada perinatal. Tais infecções são a causa importante de morbidade e mortalidade fetal.

A maior parte dos recém-nascidos portadores dessas infecções é assintomática no período neonatal, no entanto, podem apresentar manifestações clínicas tardias e evoluir a óbito/aborto, além de morbidades e sequelas importantes. A maior parte dessas infecções se manifesta na primeira infância.

A seguir, serão discutidas as infecções pelo vírus da imunodeficiência humana (HIV), pelo *Treponema pallidum*, *Toxoplasma gondii* e citomegalovírus. Essas infecções representam um grande problema de saúde pública e necessitam de atenção multiprofissional.

O Brasil tem adotado ações para eliminar a transmissão vertical de doenças. O país tornou-se signatário junto à OPAS e à OMS para a eliminação da transmissão vertical do HIV e da sífilis nas Américas.

28.1 Profilaxia da transmissão vertical do HIV

A taxa de transmissão do HIV de mãe para filho durante a gravidez, sem qualquer tratamento, é de aproximadamente 20%. A infecção ocorre intraútero, peri ou pós-parto, sendo mais frequente durante o parto.[4]

178 Manual de Farmácia Clínica – Assistência Farmacêutica ao Neonato e Lactente

Quando todas as medidas preventivas são adotadas, a chance de transmissão vertical cai para menos de 1%. O Ministério da Saúde recomenda às gestantes o uso de medicamentos antirretrovirais durante o período de gravidez e no trabalho de parto, além da realização de cesárea para as mulheres que têm carga viral elevada ou desconhecida.[1,2,3]

Para o recém-nascido, a recomendação é de substituição do aleitamento materno por fórmula infantil e uso de antirretrovirais.

O Protocolo Clínico e Diretrizes Terapêuticas para Prevenção da Transmissão Vertical de HIV, Sífilis e Hepatites Virais do Ministério da Saúde recomenda que o RN exposto receba a primeira dose do zidovudina (AZT) solução oral ainda em sala de parto, ou no máximo, nas primeiras quatro horas após o nascimento. E acrescenta que:

- Para recém-nascidos cujas mães não utilizaram antirretrovirais (ARV) durante o pré-natal ou têm carga viral desconhecida ou maior que 1.000 cópias/mL no último trimestre de gestação, deve-se acrescentar a nevirapina (NVP) ao esquema da profilaxia, com início o mais precoce possível, nas primeiras 48 horas de vida, conforme o Quadro 28.1.
- Recomenda-se a não amamentação e substituição do leite materno por fórmula láctea infantil após as devidas orientações.
- O recém-nascido deve ter alta da maternidade com consulta marcada em serviço especializado para seguimento de crianças expostas ao HIV. A data da primeira consulta não deve ser superior a 30 dias, a partir da data do nascimento.

Quadro 28.1 Esquema posológico de AZT e NVP no RN, por via oral.

AZT[a]	
(a) Por quatro semanas até definição do diagnóstico	RN com 35 semanas ou mais: 4 mg/kg/dose de 12/12h
	RN entre 30-35 semanas: 2 mg/kg/dose de 12/12h, por 14 dias, e 3 mg/kg/dose de 12/12h, a partir do 15º dia
	RN com menos de 30 semanas: 2 mg/kg/dose de 12/12h
NVP[b]	Peso de nascimento > 2 kg: 12 mg (1,2 mL)/dose via oral
(b) Indicada nos casos de carga viral materna desconhecida ou maior que 1.000 cópias/mL no último trimestre de gestação, ou ainda no caso de gestantes que não tenham utilizado TARV na gestação	Peso de nascimento 1,5-2 kg: 8 mg (0,8 mL)/dose via oral
	Peso de nascimento < 1,5 kg: não usar NVP
	1ª dose nas primeiras 48h de vida
	2ª dose 48h após a 1ª dose
	3ª dose 96h após a 2ª dose

Fonte: PCDT para manejo da infecção pelo HIV em crianças e adolescentes, 2018.[2]

O referido protocolo ainda recomenda que recém-nascidos que não possam receber medicamentos por via oral devem receber AZT injetável, nas doses indicadas no Quadro 28.2. No entanto, nesse caso, uma vez que não há apresentação injetável da NVP, utiliza-se somente o AZT, conforme Quadro 28.2.

Quadro 28.2 Posologia do AZT injetável.

Idade do recém-nascido	Posologia do AZT injetável
< 30 semanas IG	1,5 mg/kg/dose de 12/12h
30-35 semanas IG	Primeiros 14 ddv: 1,5 mg/kg/dose de 12/12h A partir do 15º ddv: 2,3 mg/kg/dose de 12/12h
≥ 35 semanas IG	3 mg/kg/dose de 12/12h

Para a garantia de adesão e, consequentemente, da eficácia da profilaxia, as mães devem ser orientadas, preferencialmente por escrito. A Figura 28.1 ilustra o informe disponibilizado para as mães, com orientações sobre a profilaxia com o AZT.

ORIENTAÇÕES SOBRE MEDICA-
MENTOS PRESCRITOS NA ALTA
HOSPITALAR VIA DO PACIENTE

Paciente:
Data de prescrição de alta: __/__/__

ZIDOVUDINA 10 mg/mL (AZT) xarope.
DAR   mL   POR BOCA A CADA   HORAS.
Esse tratamento deverá ser mantido por 6 semanas (42 dias)

CUIDADOS ESPECIAIS E MODO DE USAR OS REMÉDIOS

ZIDOVUDINA

Esse remédio serve para diminuir a carga viral evitando a transmissão para o bebê.

Pode ser administrado antes das mamadas, ou 1 (uma) hora após as mesmas.

Observar eventuais sinais de vermelhidões na pele, diarreia, enjôo e vômitos.

Assegurar o acompanhamento por pediatria capacitado para o atendimento de crianças verticalmente expostas ao HIV. Ou seja, a criança deve ter alta da maternidade com consulta agendada em serviço especializado para seguimento de crianças expostas ao HIV.

HORÁRIOS

🌅	
☀	
🌇	
🌙	

Farmácia HU-USP ☎: 3091-9367
Farmacêutico responsável pela orientação:

Figura 28.1 Orientação para a profilaxia de recém-nascidos com AZT.

28.2 Sífilis congênita

A sífilis congênita ocorre por meio da disseminação hematogênica do *Treponema pallidum* da mãe para o feto, predominantemente por via transplacentária. Os principais fatores que determinam a probabilidade de transmissão vertical do *Treponema pallidum* são o estágio da sífilis na mãe e a duração da exposição do feto no útero. A taxa de transmissão vertical em mulheres não tratadas é de 70% a 100%, nas fases primária e secundária da doença, e de aproximadamente 30% nas fases tardias da infecção materna.[4]

A sífilis congênita é prevenível quando se identificam e se tratam adequadamente as gestantes infectadas e seus parceiros sexuais. A maioria dos pacientes é assintomática ao nascimento, mas os sinais e sintomas podem se iniciar nos primeiros três meses de vida. Cerca de 40% dos conceptos infectados evoluem para aborto, óbito fetal ou natimorto.

■ SÍFILIS CONGÊNITA PRECOCE

Surge até o segundo ano de vida e deve ser diagnosticada por meio de avaliação epidemiológica criteriosa da situação materna, avaliação clínico-laboratorial e estudos de imagem na criança. Entretanto, o diagnóstico da criança representa um processo complexo, devido ao fato de que mais da metade das crianças são assintomáticas ao nascimento e, naquelas com expressão clínica, os sinais e sintomas são discretos ou pouco específicos.

Manual de Farmácia Clínica – Assistência Farmacêutica ao Neonato e Lactente

Não existe uma avaliação complementar para determinar com precisão o diagnóstico da infecção na criança. Além da prematuridade e do baixo peso ao nascimento, as principais manifestações clínicas são: hepatomegalia com ou sem esplenomegalia, lesões cutâneas, como por exemplo, pênfigo palmoplantar, condiloma plano, periostite, osteíte ou osteocondrite (com alterações características ao estudo radiológico), pseudoparalisia dos membros, sofrimento respiratório com ou sem pneumonia, rinite serossanguinolenta, icterícia, anemia e linfadenopatia generalizada, principalmente epitroclear. Outras características clínicas incluem: petéquias, púrpura, fissura peribucal, síndrome nefrótica, hidropsia, edema, convulsão e meningite.

Entre as alterações laboratoriais, incluem-se: anemia, trombocitopenia, leucocitose, podendo ocorrer reação leucemoide, linfocitose, monocitose e leucopenia.

■ SÍFILIS CONGÊNITA TARDIA

Surge após o segundo ano de vida. As principais manifestações clínicas incluem: tíbia em "lâmina de sabre", articulações de Clutton, fronte "olímpica", nariz "em sela", dentes incisivos medianos superiores deformados (dentes de Hutchinson), dentes molares em "amora", rágades periorais, mandíbula curta, arco palatino elevado, ceratite intersticial, surdez neurológica e dificuldade no aprendizado.

Em casos de sífilis congênita tardia, deve ser realizada sempre uma investigação para a exclusão de sífilis adquirida (agressão ou abuso sexual). O Quadro 28.3 resume as manifestações clínicas de acordo com a evolução e os estágios.

Quadro 28.3 Manifestações clínicas da sífilis congênita.		
Evolução	Estágios da sífilis congênita	Manifestações clínicas
Sífilis congênita (antes de dois anos de idade)	Precoce	Hepatomegalia com ou sem esplenomegalia, icterícia; lesões cutâneas (pênfigo palmoplantar, condiloma plano), petéquias, púrpura, periostite, osteíte ou osteocondrite, pseudoparalisia dos membros, sofrimento respiratório com ou sem pneumonia, rinite serossanguinolenta, anemia e linfadenopatia generalizada (epitroclear), fissura peribucal, síndrome nefrótica, hidropsia, edema, convulsão e meningite.
Sífilis congênita (após dois anos de idade)	Tardia	Tíbia em "lâmina de sabre", articulações de Clutton, fronte "olímpica" e nariz "em sela", dentes incisivos medianos superiores deformados (dentes de Hutchinson), molares em "amora", rágades periorais, mandíbula curta, arco palatino elevado, ceratite intersticial, surdez neurológica e dificuldade no aprendizado.

Fonte: Brasil, 2006.[5] São Paulo.Secretaria de Estado da Saude, 2016.[5]

Nenhum recém-nascido deve receber alta da maternidade até que pelo menos a sorologia materna para sífilis seja conhecida, uma vez que parte considerável dos casos de sífilis maternas é diagnosticada nesse momento. Isso também possibilita a pesquisa, o diagnóstico e o tratamento da sífilis congênita. Assim, todos os filhos de mães que apresentarem sorologia reagente para sífilis na gestação ou no parto devem realizar teste não treponêmico.

Todos os recém-nascidos que se enquadrem na definição de sífilis congênita devem ser submetidos às condutas discriminadas no algoritmo da Figura 28.2, incluindo o tratamento adequado a cada situação.

Capítulo 28 | Infecções perinatais 181

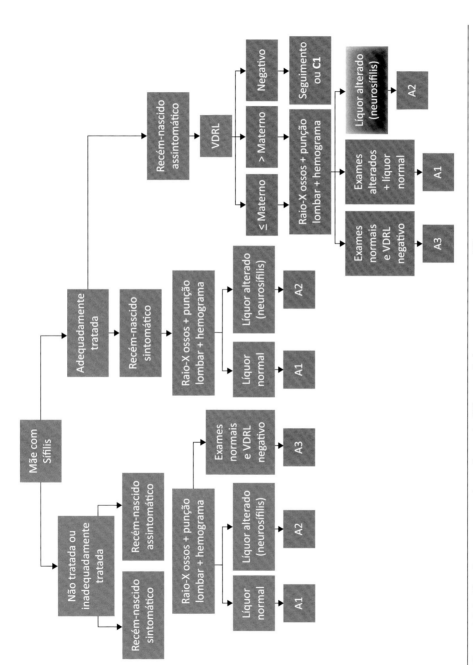

Figura 28.2 Algoritmo para condutas frente à sífilis congênita e gestante com sífilis.
Fonte: adaptada de Brasil 2015.[1]

Manual de Farmácia Clínica – Assistência Farmacêutica ao Neonato e Lactente

A penicilina é o medicamento de escolha para todas as apresentações da sífilis congênita. Não há relatos consistentes na literatura de casos de resistência treponêmica à penicilina. A análise clínica do caso indicará o melhor esquema terapêutico.

Assim, de acordo com a Figura 28.2, nos recém-nascidos de mães com sífilis não tratada ou inadequadamente tratada utilizam-se os esquemas a seguir:

Esquema A1: Se houver alterações clínicas e/ou sorológicas e/ou radiológicas e/ou hematológicas, o tratamento deverá ser feito com penicilina G cristalina na dose de 50.000 UI/kg/dose, por via intravenosa, a cada 12h (nos primeiros 7 dias de vida) e a cada 8h (após 7 dias de vida), durante 10 dias. Na falta da penicilina G cristalina, pode-se utilizar penicilina G procaína 50.000 UI/kg, a cada 24h (dose única diária), via intramuscular, durante 10 dias. Se houver perda maior do que um dia na aplicação da penicilina G procaína, a criança deverá reinicializar o tratamento.

Esquema A2: Os recém-nascidos que apresentam alteração liquórica, ou quando não foi possível a coleta do liquor, recebem penicilina G cristalina na dose de 50.000 UI/kg/dose por via EV, a cada 12h, na primeira semana de vida, e de 8 em 8h a partir da segunda semana, pelo período de 10 dias.

Esquema A3: Se não houver alterações clínicas, radiológicas, hematológicas e/ou liquóricas e a sorologia de sangue periférico do recém-nascido for negativa, o tratamento deverá ser feito com penicilina G benzatina, na dose única de 50.000 UI/kg, por via intramuscular. O acompanhamento é obrigatório, incluindo o seguimento com titulações de teste não treponêmico (VDRL) sérico, após a conclusão do tratamento. Na impossibilidade de garantir o seguimento clínico laboratorial, o recém-nascido deverá ser tratado com o esquema A1.

Esquema C1: Se for assintomático e o teste não treponêmico (VDRL) não for reagente, proceder apenas ao seguimento clínico-laboratorial. Na impossibilidade de garantir o seguimento, realizar o tratamento com penicilina G benzatina, na dose única de 50.000 UI/kg, via intramuscular.

As penicilinas cristalina e procaína são os medicamentos de escolha para tratamento da sífilis congênita, embora alguns estudos mostrem que a penicilina cristalina determina níveis liquóricos mais altos e constantes, quando comparada com a procaína, sendo, por isso, o fármaco de escolha para tratar a neurossífilis.

A penicilina benzatina tem pouca penetração liquórica, podendo não atingir ou manter níveis treponemicidas no SNC. Além disso, relatos de falha terapêutica com o uso de penicilina benzatina na sífilis congênita são relativamente frequentes.

Dessa maneira, não se recomenda o uso da penicilina benzatina para tratar o caso suspeito ou confirmado de sífilis congênita. Não há também indicação de uso de outros antibióticos com resultados eficazes no tratamento da sífilis congênita.

O esquema de tratamento atualmente recomendado pelo Ministério da Saúde é o descrito anteriormente.

Na indisponibilidade de penicilina cristalina, penicilina G benzatina e penicilina G procaína, constituem-se opções terapêuticas: ceftriaxona 25 a 50 mg/kg/ dia, IV ou IM, por 10 dias. Ressalta-se, contudo, que os dados são insuficientes com relação à eficácia de tratamentos não penicilínicos para sífilis congênita. Assim, os recém-nascidos, lactentes ou crianças com sífilis congênita deverão ser seguidos em intervalos mais curtos (a cada 30 dias) e avaliados quanto à necessidade de retratamento, devido à possibilidade de falha terapêutica.[5]

Para os todos os recém-nascidos com critérios de sífilis congênita, tratados no período neonatal, deve-se realizar seguimento ambulatorial mensal até o 6º mês de vida; bimensal, do 6º ao 12º mês; e semestral, até 24 meses, com exames clínicos minuciosos. No período de seguimento, deverão se realizados testes não treponêmicos (VDRL), com titulação, nos seguintes meses de vida: 1, 3, 6, 12, 18 e 24, exceto após a obtenção de dois exames consecutivos não reagentes. A partir dos 18 meses, deve-se realizar teste troponêmico. Nos casos de neurossífilis, os exames de líquor devem ser repetidos a cada seis meses, até a normalização bioquímica, citológica e sorológica.

Para esses pacientes, é importante realizar avaliação neurológica, oftalmológica e auditiva a cada 6 meses de vida, até o segundo ano de vida.

28.3 Toxoplasmose congênita

A toxoplasmose congênita é uma doença infecciosa que resulta da transferência transplacentária do *Toxoplasma gondii*, parasita intracelular obrigatório, para o concepto, decorrente de infecção primária da mãe durante a gestação ou por recrudescência local ou sistêmica, devido à parasitemia recorrente, como por exemplo, em mães imunodeprimidas.[7]

Na infecção materna primária, a taxa de transmissão se aproxima a 40%. O parasita atinge preferencialmente tecidos do SNC e túnicas oculares do feto, provocando necrose, calcificações e múltiplos processos inflamatórios. Faz parte do pré-natal o acompanhamento sorológico da gestante e, diante da suspeita e/ou diagnóstico da infecção materna, a introdução imediata de tratamento à base de rovamicina (espiramicina), para evitar ou diminuir a transmissão vertical.

■ MANIFESTAÇÕES CLÍNICAS

A maior parte dos RNs são assintomáticos ou manifestam infecção subclínica. Cerca de 15% têm como único sinal clínico a coriorretinite e 15% a 20% dos RNs são sintomáticos ao nascimento. As manifestações podem ser:

- Generalizadas, predominantemente viscerais, como: anemia, icterícia, hepatomegalia, esplenomegalia, baixo peso ao nascer, petéquias, colestase, diarreia, vômitos, pneumopatia.
- Neurológicas e oftalmológicas: meningite, calcificações intracranianas, microcefalia, hidrocefalia, retardo neuropsicomotor, crises convulsivas, opstótono, surdez, dificuldade de deglutição, retinocoroidite, uveíte, catarata, glaucoma, estrabismo.

Em lactentes com toxoplasmose congênita não tratada, é comum a ocorrência de sequelas tardias e essas são mais graves nos recém-nascidos sintomáticos que nos assintomáticos.

■ DIAGNÓSTICO

São realizados vários exames nos recém-nascidos com suspeita de toxoplasmose congênita, como: hemograma, função hepática, líquor, sorologias e, se possível, *polymerase chain reaction* (PCR), que pode ser realizado no sangue, na urina e no líquor.

O diagnóstico da toxoplasmose congênita só pode ser confirmado ou descartado por meio do acompanhamento da evolução dos títulos de IgG, ao longo do primeiro ano de vida.

Ainda é importante a realização de exame oftalmológico e exames de imagem de SNC, como radiografia, ultrassonografia e tomografia computadorizada.

■ TRATAMENTO

Dada à dificuldade diagnóstica da toxoplasmose congênita, deve-se iniciar o tratamento desde o nascimento para todos os recém-nascidos com suspeita de toxoplasmose congênita, independentemente da presença de sinais e sintomas, devendo ser mantido por, no mínimo, 12 meses.

Os medicamentos usados para o tratamento da toxoplasmose encontram-se no Quadro 28.4. Esses medicamentos são disponíveis sob a forma farmacêutica de comprimido e não possuem apresentação oral líquida. Apenas o ácido folínico possui apresentação injetável.

Para seu emprego nessa população, podem ser preparadas suspensões extemporâneas de pirimetamina 2 mg/mL e sulfadiazina 100 mg/mL. No caso do ácido folínico, é possível fracionar o comprimido ou manipular cápsulas ou envelopes de 5 ou 10 mg, que podem ser dissolvidas em água imediatamente antes da administração.

Quadro 28.4 Esquema de tratamento da toxoplasmose congênita no primeiro ano de vida.

Medicamento	Posologia	Observações
Pirimetamina	Dose de ataque: 2 mg/kg/dia 1 ×/dia, durante 2 dias. Dose de manutenção: 1 mg/kg/dia 1/dia, por 2-6 meses. Em seguida, 1 mg/kg/dia, 3 ×/sem, até os 12 meses de vida.	
Sulfadiazina	100 mg/kg/dia divididos em 2 doses. 12/12h.	
Ácido folínico	10 mg/dia, 3 ×/sem, mantida por mais uma semana após a interrupção do uso da pirimetamina.	Na ocorrência de neutropenia: • Se < 1.000 neutrófilos/mm^3, aumentar a dose para 20 mg diários. • Se < 500 neutrófilos/mm^3, suspender a pirimetamina até que ocorra a recuperação. Manter por mais uma semana após a interrupção do uso da pirimetamina.
Prednisolona	0,5 mg/kg/dose, 12/12h, por 4 semanas.	Indicado no caso de comprometimento do SNC (proteína > 1 g/dL) e/ou ocular.

Fonte: adaptado de Taketomo, C. K.; Hodding, J. H.; Kraus, D. M. Pediatric Dosage Handbook. Lexi-Comp. 20th ed. Ohio, 2013.

28.4 Citomegalovírus

O citomegalovírus (CMV) pertence à família herpes, vírus classificado como tipo 5. A infecção por este vírus no adulto altera a imunidade celular e a torna persistente ou latente ao longo de toda a vida, após a primoinfecção, sendo frequente a ocorrência de reativações periódicas.[7,8]

A transmissão vertical pode ocorrer intraútero, intraparto e pós-natal precoce. A prevalência de CMV congênito mundial varia de 0,2% a 1%, sendo maior em países em desenvolvimento, devido à alta soroprevalência do vírus nessas populações.

Em gestantes suscetíveis ao CMV, a infecção primária pode ocorrer em 1% a 4%, e apresenta uma taxa de transmissão fetal em cerca de 33%. Em gestantes imunes, a taxa de transmissão é estimada em 1% a 2 % dos fetos. Ambas as formas de transmissão podem causar morbimortalidade significativa em curto e longo prazo.

A infecção congênita pelo CMV constitui importante problema de saúde pública, pelo elevado risco de sequelas tardias tanto em crianças sintomáticas quanto assintomáticas ao nascer.

MANIFESTAÇÕES CLÍNICAS

Apenas 10% a 15% dos RNs infectados são sintomáticos ao nascimento. Podem apresentar quadro semelhante à sepse, com letargia, hepatoesplenomegalia, icterícia colestática progressiva, pneumonite, hidropsia, sufusões hemorrágicas, petéquias e, ainda, crescimento intrauterino restrito e prematuridade.

Os achados laboratoriais mais frequentes são: trombocitopenia em 75% dos casos, hemólise, aplasia medular, neutropenia persistente, linfocitose atípica, aumento de transaminases e da bilirrubina conjugada. O líquor evidencia hiperproteinorraquia e pleocitose de células linforreticulomonocitárias. As alterações mais comuns do SNC são: calcificações periventriculares, retinocoroidite, estrabismo, lisencefalia, hipoplasia cerebelar, ventriculomegalia e microcrania. A letalidade varia de 10% a 20%, porém, 70% a 90% apresentam sequelas neurológicas e ainda 50% a 60% podem evoluir com surdez neurossensorial uni ou bilateral. Embora 90% dos RNs sejam assintomáticos, até 15% destes apresentam sequelas tardias, principalmente a perda auditiva neurossensorial.

DIAGNÓSTICO

O diagnóstico de infecção congênita pelo CMV deve ser feito até as três primeiras semanas de vida. Após este período, pode ser uma infecção perinatal, adquirida no canal de parto, pelo leite materno e/ou por transfusões de hemoderivados.

Recomenda-se realizar sorologia para CMV na mãe e RN, porém, apresentam baixa sensibilidade e especificidade. Assim, sugere-se a realização dos exames de forma seriada no RN.

Também deve-se realizar a detecção do DNA viral pela reação em cadeia da polimerase (PCR) na saliva ou urina de três amostras (rapidez na obtenção do resultado) ou o isolamento viral em cultura de fibroblastos humanos.

Ainda podem ser realizados outros exames como: oftalmológico, ultrassonografia ou tomografia computadorizada de crânio e emissões otoacústicas do tronco cerebral.

TRATAMENTO

O tratamento é controverso, mas atualmente é realizado na infecção congênita em recém-nascidos com infecção confirmada, sintomáticos e com evidências de envolvimento do SNC (calcificações intracranianas, microcefalia, atrofia cortical e LCR anormal), alteração auditiva e/ou coriorretinite ou na infecção perinatal nos casos de infecção sintomática grave.[6,7,8]

O medicamento de escolha para o tratamento da infecção pelo CMV é o ganciclovir, no entanto, esse antiviral apresenta vários eventos adversos, entre eles, a indução de neutropenia, plaquetopenia e insuficiência renal.

A indicação de tratamento com o ganciclovir é baseada nos resultados de fase III de um estudo clínico multicêntrico controlado, realizado nos Estados Unidos. Esse estudo comparou crianças que receberam tratamento com o ganciclovir, 6 mg/kg/dose de 12 em 12 horas, durante 6 semanas, com aquelas que receberam placebo. Observou-se que 84% (21/25) das crianças tratadas apresentaram melhora da audição ou mantiveram audição normal com 6 meses de idade, comparadas com 59% (10/17) das crianças não tratadas. Aos 6 meses de idade, nenhuma das crianças tratadas apresentou piora da audição contra 41% (7/17) dos controles, sendo que, com 1 ano de idade, essa proporção era de 21% para as crianças tratadas e de 68% para as não tratadas.

A dose preconizada de ganciclovir é de 4 a 6 mg/kg/dose, a cada 12 horas, durante 6 semanas. Durante o tratamento, é necessário avaliar a contagem de neutrófilos e plaquetas e, caso sejam observados valores inferiores a 500 células/mm^3 e 50.000 plaquetas/mm^3, reduzir a dose para 2 a 3 mg/kg/dose, a cada 12 horas. Se houver aumento da creatinina sérica (> 2 mg/dL) e persistência por mais de uma semana da neutropenia e da plaquetopenia, o ganciclovir deverá ser suspenso até a normalização dos parâmetros laboratoriais.

Manual de Farmácia Clínica – Assistência Farmacêutica ao Neonato e Lactente

Por se tratar de medicamento mutagênico, o farmacêutico deve orientar a Enfermagem quanto às precauções de segurança na administração e no descarte.

O ganciclovir é eliminado de forma inalterada em aproximadamente 80% a 99% na urina.

■ REFERÊNCIAS BIBLIOGRÁFICAS

1. Brasil. Ministério da Saúde. Protocolo Clínico e Diretrizes Terapêuticas para Prevenção da Transmissão Vertical de HIV, Sífilis e Hepatites virais, 1th Ed., 2015.
2. Brasil. Ministério da Saúde. Protocolo Clínico e Diretrizes Terapêuticas para Manejo da Infecção pelo HIV Crianças e adolescentes. Brasília, 2018.
3. Brasil. Ministério da Saúde. Secretaria de Vigilância em Saúde. Programa Nacional de DST e Aids. Manual de Bolso das Doenças Sexualmente Transmissíveis/Ministério da Saúde, Secretaria de Vigilância em Saúde, Programa Nacional de DST e Aids. Brasília: Ministério da Saúde. 2005.
4. Centers for Disease Control and Prevention.Sexually Transmitted Diseases Treatment Guidelines. MMWR. Recommendations and Reports. 64(3), 2015.
5. São Paulo.Secretaria de Estado da Saude.Centro de Controle de Doenças.Programa Estadual de DST/AIDS.Guia de bolso para o manejo da sífilis em gestantes e sífilis congênita. São Paulo: Secretaria de Estado da Saúde. 2ed. 2016
6. Brasil. Ministério da Saúde. Secretaria de Atenção à Saúde. Departamento de Ações Programáticas e Estratégicas. Atenção à saúde do recém-nascido: guia para os profissionais de saúde/Ministério da Saúde, Secretaria de Atenção à Saúde, Departamento de Ações Programáticas e Estratégicas. Brasília, 2011.
7. Diniz EMA.Infecções congênitas e perinatais.In:Vaz FAC, Diniz EMA, Ceccon MEJR, Krebs VLJ. Neonatologia.1.ed.São Paulo: Manole, p.303-28, 2011.
8. Procianoy,R.S; Leone,C.R.PRORN Programa de Atualização em Neonatologia: Ciclo11.Vol 4. SBP: Artmed/Panamericana Editora, p.113-41, 2014.

capítulo 29

Juliana Bottino Navarro ▪ Sandra Cristina Brassica

Persistência do canal arterial e cardiopatia dependente do canal

O estudo da circulação fetal fisiológica, bem como da transição desta para a circulação neonatal, se faz obrigatório para a correta compreensão e manejo da adaptação cardiorrespiratória neonatal, sobretudo dos prematuros de muito baixo peso (RNMBP), e para o entendimento da necessidade de manter parte desta circulação patente diante do diagnóstico de uma Cardiopatia Congênita Crítica (CCC) dependente do canal arterial.[1,2]

▪ CIRCULAÇÃO FETAL

Características:

1. Circulações em paralelo, com 3 locais de mistura de sangue recém-oxigenado com sangue menos-oxigenado.
2. Enquanto há um feto ligado à placenta (local das trocas gasosas), haverá pequeno fluxo pulmonar (resistência vascular pulmonar alta).
3. Trajeto do sangue oxigenado: placenta – veia umbilical – ducto venoso (DV, 1ª mistura) – átrio direito – forame oval (FO, 2ª mistura) – átrio esquerdo – ventrículo esquerdo – aorta ascendente – circulação sistêmica (baixa resistência) = Pré-ductal (saída antes do canal arterial, ou seja, antes da 3ª mistura, priorizando oxigenação do cérebro e do coração).
4. Trajeto do sangue menos oxigenado: circulação sistêmica – veias cavas superior/inferior – átrio direito – ventrículo direito – tronco pulmonar – canal arterial (CA, 3ª mistura, entra artérias pulmonar e aorta) – artéria aorta descendente – veias umbilicais – placenta = Pós-ductal (saída após o canal arterial, para o restante da circulação sistêmica e troca na placenta).

■ AO NASCIMENTO

Características:
1. Circulações em série e as misturas são cessadas.
2. A ausência da placenta e entrada de ar nos pulmões levam à queda abrupta da resistência pulmonar, e a pressão arterial sistêmica sobe.
3. As diferenças de pressões, agora, permitem o predomínio do fluxo esquerdo-direito, promovendo o fechamento funcional do ducto venoso e forame oval; o fechamento funcional do canal arterial é explicado por aumento da oxigenação e redução dos mediadores inflamatórios (prostaglandinas) no local.
4. Em 50% dos RNT (recém-nascidos a termo), o canal arterial está funcionalmente fechado nas primeiras 24 horas de vida.

Quando o fechamento funcional do canal arterial não ocorre dentro do período fisiológico esperado, tanto para os RN termo como para os prematuros, define-se uma condição clínica patológica chamada de Persistência do Canal Arterial (PCA). Tal condição apresenta repercussões clínicas em curto e longo prazo, bastante distintas, quando comparadas às dos RN a termo e pré-termo dependendo da idade gestacional de nascimento.

Quanto menor a idade gestacional ao nascimento, maior a incidência de PCA, sendo, de fato, um grande desafio para o manejo dos prematuros de MBP, especialmente os menores de 28 semanas e de extremo baixo peso (< 1.000 g).

Classicamente, encontram-se: sopro sistólico em borda esternal esquerda superior, em crescendo, tornando-se panfocal, contínuo; taquicardia; pulsos amplos; ictus hiperativo; pressão de pulso ampla. Mas, quanto mais imaturo é o RN pré-termo, mais sutis podem ser as apresentações clínicas. Como exemplos: necessidade progressiva de mais parâmetros de ventilação mecânica (hiperfluxo pulmonar), diminuição da diurese com piora da função renal, hipoperfusão sistêmica, com instabilidade hemodinâmica (insuficiência cardíaca congestiva) e hipertensão pulmonar.

■ TRATAMENTO DA PCA

O fechamento do canal arterial pode ser feito por meio do manejo clínico, com controle de oferta hídrica, diuréticos e fármacos específicos ou com correção cirúrgica, via de regra, após falha do tratamento clínico.

O tratamento farmacológico apresenta uma eficácia entre 70% e 85%. Os medicamentos mais utilizados para o fechamento são os anti-inflamatórios não esteroidais (AINES), como o ibuprofeno e a indometacina. Há dados da literatura com estudos do paracetamol.

As principais contraindicações para o uso de AINES são: insuficiência renal, trombocitopenia, hemorragia peri-intraventricular, enterocolite necrosante, presença de qualquer sangramento ativo e hiperbilirrubinemia grave.

Os eventos adversos são os mesmos que os contraindicam. O ibuprofeno ainda tem sido associado a um possível risco de hiperbilirrubinemia, devido à sua capacidade de deslocar a bilirrubina da albumina, pois possui uma ligação à proteína plasmática entre 90% e 99%. Sendo assim, deve ser usado com cautela em recém-nascidos.

Inibidores da síntese de prostaglandinas inespecíficos, como a indometacina e o ibuprofeno, são utilizados em recém-nascidos prematuros para o fechamento do canal. Esses fármacos atuam em dois sítios enzimáticos: cicloxigenase (COX) e peroxidase (POX).

Ibuprofeno

Está associado ao risco menor de NEC e insuficiência renal transitória. Sua eficácia está associada ao regime posológico e ao número de ciclos de tratamento empregados.[3]

A posologia preconizada apresenta uma dose inicial de 10 mg/kg, seguida por duas doses adicionais de 5 mg/kg em intervalos de 24 horas.[3]

Capítulo 29 | Persistência do canal arterial e cardiopatia dependente do canal

Foi verificada maior eficácia com a utilização de regimes que empregaram dose de ataque de 20 mg/kg, seguida por duas doses de 10 mg/kg, uma a cada 24 horas.

A literatura também registra relatos de profilaxia com ibuprofeno e há, inclusive, uma revisão da Cochrane que avaliou sete estudos e concluiu que essa modalidade diminui a incidência da PCA e, portanto a necessidade de tratamento. No entanto, seus resultados não demonstraram diferenças significativas na mortalidade, hemorragia intracraniana e displasia broncopulmonar, não sendo, portanto, prática usual em Neonatologia.

Grande parte dos estudos disponíveis foi realizada utilizando-se apresentação injetável, contudo, tal apresentação não é disponível no Brasil. A formulação oral tem sido, então, utilizada na mesma dose da formulação injetável.

O uso da suspensão oral de ibuprofeno baseia-se nas suas propriedades farmacocinéticas, mas também é corroborado pela literatura, que demonstra não haver diferença significativa na eficácia de ambas as apresentações.

Atualmente, têm sido relatados casos de fechamento do canal por meio do paracetamol. A vantagem do emprego desse fármaco é que ele apresenta menores eventos adversos em relação ao ibuprofeno.[3,4,5]

A ocorrência de menores eventos adversos está relacionada ao mecanismo de ação do paracetamol. Esse fármaco inibe a síntese das prostaglandinas G e H pela atuação na peroxidase (POX), não dependendo da concentração do ácido araquidônico, o que talvez também possibilite que seja mais eficaz em situações de hipóxia.

A eficácia desse medicamento para o fechamento do canal também foi confirmada por pequenos estudos. Neles, a dose preconizada foi de 15 mg/kg/dose, a cada 6 horas, por 3 dias, por via intravenosa. Não foram observadas diferenças estatisticamente significativas em relação à eficácia e aos eventos adversos, em comparação com o ibuprofeno.[3,4,5]

No Brasil, há somente a forma farmacêutica oral do paracetamol. Uma apresentação injetável seria muito conveniente, uma vez que nessa população, com frequência, a via oral exibe absorção variável, além do fato de que, sob certas circunstâncias, torna-se impraticável sua utilização.

■ MANEJO DAS CARDIOPATIAS DEPENDENTES DE CANAL

O diagnóstico intraútero das cardiopatias congênitas críticas (CCC), aquelas que requerem cirurgia ou intervenção por cateterismo no primeiro ano de vida, é importante para que o parto seja realizado em serviço terciário, pois o atraso na conduta e o encaminhamento aumentam a morbimortalidade desses neonatos.

Assim, o ideal é que, fora de um centro de referência, todo hospital que interne recém-nascidos tenha uma equipe de neonatologistas/pediatras capacitados para fazer a suspeita diagnóstica de cardiopatias, uma vez que a maioria dos RN é assintomática e pode manter o seu canal arterial pérvio, não havendo deterioração clínica (como hipóxia, acidose metabólica, convulsões, choque cardiogênico, lesões de órgãos-alvo, parada cardíaca).

Observação importante: atualmente, a realização da triagem de cardiopatia congênita é obrigatória entre 24 e 48 horas de vida do RN, antes da alta hospitalar.

Os RN prematuros apresentam duas a três vezes mais chance de nascer com uma CCC, comparados aos RNT.

As CCC CA-dependente são classificadas em:

1. **Com circulação pulmonar dependente do CA:** atresia pulmonar com septo ventricular íntegro, atresia pulmonar com CIV (comunicação interventricular), tetralogia de Fallot com atresia pulmonar, estenose pulmonar crítica, atresia tricúspide com estenose pulmonar crítica.
2. **Com circulação sistêmica dependente do CA:** atresia aórtica, hipoplasia do coração esquerdo, estenose aórtica crítica, coarctação de aorta crítica, interrupção do arco aórtico.
3. **Com circulação em paralelo e dependente de CA:** transposição de grandes artérias (TGA).

Manual de Farmácia Clínica – Assistência Farmacêutica ao Neonato e Lactente

O diagnóstico por ecodopplercardiograma, seja antenatal, seja após o nascimento, permite estabelecer se o caso é de uma CCC dependente de canal arterial. Nesse caso, além do suporte, torna-se necessária a prescrição de prostaglandina E1 em infusão contínua intravenosa imediata para impedir a deterioração clínica.

O uso do alprostadil ou prostaglandina E1 para manter o canal pérvio começou no final da década de 1970 e foi um grande avanço para os cuidados neonatais. Sua ação vasodilatadora na musculatura lisa do canal responde até a quarta semana de vida, havendo redução da resposta farmacológica após este período. A prostaglandina é utilizada para a manutenção temporária da patência do ducto, tanto para melhor estabilização clínica, como para ganho de tempo para confirmação diagnóstica, planejamento do tratamento e, inclusive, para realizar transferência do neonato para um centro de referência, caso seja necessário.

O fármaco é administrado sob a forma de infusão contínua, uma vez que é rapidamente metabolizado por oxidação. O acesso venoso pode ser inicialmente periférico, até que se obtenha, um acesso venoso central, para segurança do tratamento.

A apresentação injetável possui concentração de 500 µg/mL e deve ser diluída a uma concentração entre 10 e 20 µg/mL (*vide* Apêndice 1).

A administração é feita em infusão contínua na velocidade de 0,05 a 0,1 µg/kg/minuto, até que a resposta terapêutica seja obtida, quando a velocidade é reduzida até a obtenção da menor dose eficaz, geralmente 0,01 µg/kg/minuto.[6]

Em pacientes com doença cardíaca congênita acianogênica, o efeito máximo é alcançado entre 1,5 a 3 horas, e naqueles com doença cardíaca congênita cianogênica, aproximadamente 30 minutos.

Os principais efeitos adversos são: apneia (mais frequente), hipotensão, febre, crises convulsivas, inibição da agregação plaquetária, obstrução do esvaziamento gástrico, rubor. A obstrução da saída gástrica é secundária à hiperplasia antral (uso em longo prazo). Esse efeito deve ser monitorado nos pacientes em tratamento por mais de 120 horas.

A frequência de ocorrência da apneia é de cerca de um terço, especialmente nos menores de 2 kg de peso ao nascimento, sendo que esse evento adverso ocorre, usualmente, durante a primeira hora de infusão.

Ao realizar o seguimento desses pacientes, o farmacêutico deve adotar todas as medidas para evitar erros nas várias fases do processo. Deve prover à equipe informações claras sobre o preparo e a administração dos medicamentos e atentar para os possíveis sinais de toxicidade ou ineficácia.

■ REFERÊNCIAS BIBLIOGRÁFICAS

1. Afiune, JY. Cardiopatias Congênitas dependentes da permeabilidade do Canal Arterial: suspeita diagnóstica e manejo. Ciclo 10, volume 2 do Programa de Atualização em Neonatologia (PRORN)/ Sociedade Brasileira de Pediatria. Artmed/Panamericana Editora, 2013.
2. Avery Neonatologia-Fisiopatologia e Tratamento do Recém-Nascido. 6 ed, Editora Guanabara Koogan, 2007.
3. Ohlsson A, Walia R, Shah SS. Ibuprofen for the treatment of patent ductus arteriosus in preterm or low birth weight (or both) infants. Cochrane Database of Systematic Reviews 2015, Issue 2. Art. No.: CD003481. DOI: 10.1002/14651858.CD003481.pub6.
4. Dani, C., Poggi, C. Mosca, F., Schena, F., Lista, G., Ramenghi, L., Romagnoli, C., Salvatori, E., Rosignoli, MT., Lipone, P., Comandini, A. Efficacy and safety of intravenous paracetamol in comparison to ibuprofen for the treatment of patent ductus arteriosus in preterm infants: study protocol for a randomized control trial. HYPERLINK "http://www.ncbi.nlm.nih.gov/pubmed/27038924"Trials. 2016 Apr 2;17(1):182. doi: 10.1186/s13063-016-1294-4.
5. Ohlsson A, et al. Paracetamol (acetaminophen) for patent ductus arteriosus in preterm or low-birth-weight infants. HYPERLINK "https://www.ncbi.nlm.nih.gov/pubmed/26283668"Arch Dis Child Fetal Neonatal Ed. 2016 Mar; 101(2):F127-36. doi: 10.1136/archdischild-2014-307312. Epub 2015 Aug 17.
6. Koda-Kimble, MA; Young, LY; Kradjan, WA; Guglielmo, BJ; Alldredge, BK; Corelli, RL. Applied Therapeutics: The Clinical use of drugs, 18th ed. Philadelphia, Lippincott Williams & Wilkins, 2005.

capítulo 30

Marco Antônio Cianciarullo ▪ Sandra Cristina Brassica

Sepse neonatal precoce e tardia

A sepse no período neonatal ainda é causa de elevada morbidade e mortalidade. Segundo a Organização Mundial de Saúde (OMS), em estimativa de 2013, dos 6,3 milhões de crianças que vão a óbito antes dos 5 anos de idade, 51,8% (3,257 milhões) morrem de causas infecciosas e 44% (2,761 milhões) morrem no período neonatal.[1]

As taxas de incidência de sepse neonatal variam muito e dependem, principalmente, da forma de apresentação (precoce ou tardia), do conceito adotado (clínico ou laboratorial), do local do estudo (berçários de RNs normais ou unidades de terapia intensiva neonatal), da idade gestacional e do peso de nascimento do recém-nascido (RN com peso de nascimento inferior a 1.500 gramas tem maior incidência).

■ CONCEITOS

A definição de sepse depende dos valores de normalidade dos sinais vitais e laboratoriais de cada faixa etária. Por isso, foram propostos seis grupos de faixa etária (Tabela 30.1) com a seguinte classificação dos novos conceitos (Quadro 30.1).[2,3]

192 Manual de Farmácia Clínica – Assistência Farmacêutica ao Neonato e Lactente

Tabela 30.1 Grupo de idade pediátrica para definição de sepse grave.

Recém-nascido	0 dia-1 semana de vida
Neonato	1 semana-1 mês de vida
Lactente	1 mês-1 ano de idade
Pré-escolar	2-5 anos de idade
Escolar	6-12 anos de idade
Adolescentes e adulto jovem	13-< 18 anos de idade

Quadro 30.1 Conceitos.

Bacteremia/Infecção

Processo patológico causado por organismos patogênicos de tecido, fluido ou cavidade normalmente estéril.

Síndrome da resposta inflamatória sistêmica

É definida pela manifestação de pelo menos duas das seguintes condições:
- Hipotermia: (T °C < 36 °C) ou hipertermia (T °C > 37,9 °C).
- Taquicardia: FC média > dois desvios-padrão para a faixa etária (RN e neonato – FC > 180 bpm), na ausência de estímulo externo, drogas de uso crônico, estímulo doloroso ou elevação persistente inexplicável por 30 minutos a 4h.
- Bradicardia: FC média < percentil 10 para a faixa etária (RN e neonato – FC < 100 bpm), na ausência de estímulo vagal externo, drogas betabloqueadoras, cardiopatia congênita ou depressão persistente inexplicável por 30 minutos.
- Taquipneia: FR média superior em duas vezes o desvio-padrão para a idade (FR > 40 irpm) ou em ventilação mecânica e processos agudos não relacionados à doença neuromuscular ou submetidos à anestesia geral.
- Anormalidades dos leucócitos no hemograma: contagem de leucócitos elevada ou diminuída para a idade (não secundária à quimioterapia) ou superior a 10% de neutrófilos imaturos.
  1. Leucocitose:
     Recém-nascido (0 dia-1 semana de vida):   Leucócitos > 34.000/mm³
     Neonato (1 semana-1 mês de vida):   Leucócitos > 19.500/mm³
  2. Leucopenia:
     Recém-nascido (0 dia-1 semana de vida):   Leucócitos 5.000/mm³
     Neonato (1 semana-1 mês de vida):   Leucócitos < 4.000/mm³
  3. Índice neutrofílico: IN > 0,2.
  4. Plaquetopenia: Plaquetas < 100.000/mm³

Sepse

Definida como SIRS na presença de infecção ou como resultado de infecção provável ou suspeita.

Sepse grave

É a sepse associada à disfunção cardiovascular ou à disfunção respiratória, ou duas ou mais disfunções de outros órgãos.

(continua)

Quadro 30.1 Conceitos. *(continuação)*

Choque séptico

Sepse e disfunção cardiovascular caracterizada por:
- Taquicardia: FC > 180 bpm em associação a sinais de má perfusão periférica:
  a. Tempo de enchimento capilar > 3 segundos
  b. Hipotensão < dois desvio-padrão abaixo para a idade
  c. Requerendo reposição volêmica e suporte vasopressor

Síndrome da disfunção de múltiplos órgãos

Presença de falência múltipla de órgãos, a despeito do tratamento de suporte:
- Disfunção cardiovascular
- Respiratória
- Neurológica
- Hematológica
- Renal
- Hepática

Fonte: Goldstein *et al.* (2005).[3]

Categorias de infecção

A cultura de sangue é considerada como exame padrão-ouro. Entretanto, a positividade da hemocultura em coletas simples não tem boa apreciação, principalmente em RN.[4,5] Fisher e colaboradores,[6] em 2003, estimaram que 1 mL de sangue enviado para cultura possui sensibilidade ao redor de 30% a 40%, e que se eleva para 70% a 80%, quando a amostra é de 3 mL. Culturas seriadas não melhoram a sensibilidade do teste.

As categorias de infecção com base nos sinais e sintomas clínicos de infecção e exames laboratoriais são apresentadas no Quadro 30.2.

Quadro 30.2 Categorias de infecção na corrente sanguínea em recém-nascidos.

- **Infecção comprovada:** Hemocultura positiva ou reação em cadeia de polimerase positiva na presença de sinais e sintomas clínicos de infecção.
- **Infecção provável:** Presença de sinais e sintomas clínicos de infecção e pelo menos dois exames laboratoriais alterados (hemograma e proteína C reativa), quando a hemocultura é negativa.
- **Infecção possível:** Presença de sinais e sintomas clínicos, aumento da proteína C reativa ou aumento dos níveis de interleucinas – IL-6 e IL-8, quando a hemocultura é negativa.
- **Ausência de infecção:** Ausência de sinais e sintomas clínicos e exames laboratoriais alterados.

■ CLASSIFICAÇÃO DA SEPSE NEONATAL

A sepse neonatal pode ser classificada de acordo com o tempo de início da sintomatologia e os microrganismos envolvidos.

Sepse neonatal muito precoce

Quando o acometimento é prévio ao nascimento. O feto apresenta Síndrome da Resposta Inflamatória Fetal com comprometimento multissistêmico decorrente da corioamnionite e/ou extensão hematogênica da infecção materna. Acomete principalmente recém-nascido pré-termo com acometimento sistêmico (por vezes até com leucomalácia). Quadro clínico fulminante e com evolução rápida nas primeiras 12 a 24 horas com insuficiência respiratória grave, déficit de perfusão periférica, taquicardia e choque. Invariavelmente vão a óbito em 30 horas.

Sepse neonatal precoce

Seus sintomas se manifestam nas primeiras 72 horas de vida e a infecção multissistêmica é adquirida por transmissão vertical da mãe, correspondendo à infecção ascendente do canal de parto (corioamnionite) ou à extensão hematogênica da infecção materna. Os microrganismos responsáveis são aqueles do canal de parto.

Sepse neonatal tardia

Nesse tipo de sepse, os sintomas se manifestam a partir do quarto dia até os três meses de vida. Pode estar associada a complicações obstétricas, porém, com intensidade bem menor em relação ao início precoce. Os microrganismos, ainda que possam ser adquiridos no canal do parto, na maioria são procedentes de contaminação pós-natal no berçário, por meio da equipe de saúde, dos equipamentos ou procedimentos invasivos.

Sepse neonatal muito tardia

É a sepse que ocorre quando os sintomas aparecem após três meses de vida em recém-nascidos de muito baixo peso, que se encontram internados em UTINs. Os microrganismos mais frequentes são *Candida sp* e os organismos comensais, como o *Staphylococcus coagulase* negativo. Essas infecções são usualmente associadas a equipamentos, tais como cateteres intravasculares, drenos e cânulas endotraqueais.

▪ MICROBIOLOGIA DA SEPSE NEONATAL

Organismos associados à sepse neonatal precoce

O *Streptococcus* do Grupo B (SGB, *Streptococcus agalactae*) é uma bactéria gram-positiva encapsulada e permanece como principal causa de sepse neonatal e meningite nos EUA. No entanto, a *Escherichia coli* tem sido o maior patógeno de sepse neonatal em recém-nascidos pré--termos e a segunda maior causa de sepse neonatal em recém-nascidos a termo. A *E. coli* é frequentemente associada à infecção grave e meningite, sendo a maior causa de mortalidade entre recém-nascidos pré-termos (24,5%).

SGB e *E. coli*, juntos, acometem cerca de 70% dos casos de sepse neonatal precoce no período neonatal. Outros agentes menos comuns são *Listeria monocytogenes, Staphylococcus aureus* e *Staphylococcus epidermidis*.

Organismos associados à sepse neonatal tardia

Com a sobrevivência cada vez maior de recém-nascidos prematuros, a sepse neonatal tardia torna-se importante causa de morbidade e mortalidade entre recém-nascidos com muito baixo peso de nascimento (peso inferior a 1.500 g).

A sepse neonatal tardia é associada principalmente aos microrganismos adquiridos do ambiente após o nascimento. Cerca de 70% dos primeiros episódios de sepse neonatal tardia são causados por bactérias gram-positivas. O *Staphylococcus* coagulase-negativo está presente em 48% dessas infecções. Outros microrganismos envolvidos são: *Staphylococcus aureus; Staphylococcus epidermidis*; enterococos, enterobactérias (*Klebsiella* sp; *Enterobacter* sp; *Pseudômonas* sp; *Serratia marcencens*) e fungos (*Candida albicans; Candida tropicalis; Candida parapsilosis; Candida lusitanea e Candida glabrata*)

▪ QUADRO CLÍNICO

Gerdes, em 2004, exemplificou a sintomatologia da sepse neonatal, sobretudo a precoce: "qualquer coisa pode ser sinal de alguma coisa", dada a sutileza do quadro clínico.[2] Porém, mais de 90% dos RNs com sepse neonatal têm um sintoma e a maioria apresenta três ou mais sintomas, que estão presentes nas primeiras 24 horas a 48 horas de vida. Portanto, uma observação cautelosa dos sintomas nas primeiras 48 horas de vida é o fator-chave para a estratégia diagnóstica da sepse neonatal precoce.

Os sinais clínicos mais frequentemente encontrados são:

- dificuldade respiratória, como taquipneia acompanhada de cianose;
- instabilidade térmica, como hipotermia e hipertermia;
- apneias;
- distensão abdominal, com resíduos gástricos e vômitos;
- taquicardia;
- déficit de perfusão, hipotensão e choque;
- hipotonia e letargia.

Dentro da sepse neonatal, existe a sepse muito precoce, com quadro clínico fulminante e evolução rápida nas primeiras 12 a 24 horas, com insuficiência respiratória grave, déficit de perfusão periférica, taquicardia, hipotensão e choque. Seu êxito letal ocorre em 24 a 27 horas.

▉ QUADRO LABORATORIAL

Testes laboratoriais de diagnóstico específico e definitivo

Hemocultura

É considerado como exame padrão-ouro, entretanto, sua positividade em 1 mL de coleta de sangue mostra sensibilidade de 30% a 40%, que se eleva para 70% a 80% quando a amostra é de 3 mL. Culturas seriadas não melhoram a sensibilidade.

Reação em cadeia de polimerase

Também é considerado exame padrão-ouro, entretanto, tem baixa sensibilidade (50%), baixo valor preditivo positivo (38%), mas com boa especificidade (93%), e adequado valor preditivo negativo (96%), mostrando ser útil no diagnóstico da sepse neonatal.

Cultura de LCR

Colher ou não colher LCR em recém-nascido com hipótese de sepse neonatal precoce é uma questão não muito fácil de ser respondida. A meningite na sepse neonatal precoce é um evento raro, ocorrendo não mais que em 0,25/1.000 nascidos-vivos, por isso o questionamento. Um terço dos recém-nascidos com sepse tardia pode apresentar meningite e, pela incidência, é imperativa a sua coleta.

Testes de *screening* e diagnóstico inespecífico

Hemograma completo

Exame que se avalia o número de leucócitos circulantes, a porcentagem de formas jovens na periferia, o índice neutrofílico (relação de neutrófilos imaturos/número total de neutrófilos), o número de neutrófilos e as plaquetas.

Os valores sugestivos de infecção que adotamos são os critérios de Manroe e colaboradores (1979),[7] apresentados na Tabela 30.2.

Optamos pelos critérios de Manroe (1979), em detrimento dos critérios de Goldstein (2005), por não concordar com este último sobre a leucocitose (leucócitos acima de 34.000/mm³) persistente até o sétimo dia de vida. Esse exame, como auxiliar no diagnóstico de sepse, tem validade se colhido de forma seriada e em associação à proteína C reativa. Somente uma única situação confirma o diagnóstico, com sensibilidade de 100% e valor preditivo de 100%, quando o recém-nascido apresenta leucopenia (leucócitos inferiores a 5.000/mm³) e índice neutrofílico superior ou igual a 0,2 e proteína C reativa superior a 10g/dL.

Tabela 30.2 Valores alterados do hemograma completo, segundo os critérios de Manroe.

Leucocitose	Leucócitos > 20.000/mm³
Leucopenia	Leucócitos < 5.000/mm³
Neutropenia	Neutrófilos < 1.750/mm³
Índice neutrofílico	Índice neutrofílico > 0,2
Plaquetopenia	Plaquetas < 150.000/mm³

Fonte: Manroe *et al.* (1979).[7]

Proteína C Reativa

É uma proteína da fase aguda, sintetizada pelo fígado, em resposta à inflamação. Tem sido utilizada como marcador de infecção no período neonatal, quando mensurado de forma seriada por pelo menos duas medidas com intervalos de 24 horas. Possui meia-vida de 19 horas.

Na sepse precoce, onde a coleta ocorre dentro das primeiras 24 horas, apresenta sensibilidade de 62%. Após 24 a 48 horas, esta sensibilidade eleva-se para 82% e 84%, respectivamente.

A persistência de PCR em níveis negativos em pacientes com choque séptico deve ser interpretada como de mau prognóstico e ser consequência de insuficiência hepática ou supressão pelo uso de esteroides ou comprometimento do sistema imune. Porém, na melhora clínica destes pacientes, sobrevém a elevação da PCR.

Outros marcadores de sepse

A sepse, como resposta inflamatória sistêmica à infecção, induz a elevação do nível sérico de vários marcadores, como, por exemplo, interleucinas e procalcitonina. Mesmo os marcadores de superfície celular de neutrófilos, como CD11β e CD64, têm sido investigados. No entanto, não fazem parte da prática diária.[8]

■ TRATAMENTO

Medidas gerais

1. Manutenção do estado de termoneutralidade; manter balanço hídrico adequado; adequar oxigenação para manter paO$_2$ entre 50 mmHg a 70 mmHg.
2. Suporte nutricional com aleitamento precoce. Há dados na literatura com redução de até 22% de sepse neonatal tardia em recém-nascidos com aleitamento precoce.
3. Controle da curva glicêmica.
4. Correção dos distúrbios eletrolíticos e acidobásicos.

Uso de antimicrobianos

Na sepse neonatal precoce, o tratamento deve incluir cobertura para gram-positivo e gram-negativo (70% dos agentes etiológicos estão entre SGB e *E. coli*). Portanto, os antibióticos de escolha são penicilina (penicilina cristalina ou ampicilina) e aminoglicosídeo (amicacina ou gentamicina). Nos recém-nascidos pré-termos com peso inferior a 1.000 gramas, lembrar da imaturidade renal própria da idade e do risco de hiperpotassemia, devido ao uso de penicilina potássica.

Na sepse neonatal tardia, o tratamento deve ser realizado levando-se em consideração os agentes microbianos mais frequentes do hospital, bem como sua sensibilidade. Na suspeita de infecção por *Staphylococcus* sp, deve-se iniciar a administração de oxacilina e, no casos de *Staphylococcus* sp intra-hospitalar, a vancomicina. Nas infecções por gram-negativos, deve-se iniciar com aminoglicosídeo ou cefalosporina de terceira geração (cefotaxima).

Capítulo 30 | Sepse neonatal precoce e tardia

Os bacilos gram-negativos (BGN) importantes na sepse neonatal tardia são: *E. coli, Enterobacter* sp*, Klebsiella* sp, *Serratia* sp, *Pseudomonas* sp e *Acinetobacter* sp. São bacilos que podem desenvolver resistência antimicrobiana por meio de mutação cromossômica ou por transpósons, com capacidade de transmitir a sua resistência por plasmídeos, disseminando a resistência aos antibióticos. Estes BGNs desenvolvem resistência bacteriana por inativação enzimática do antibiótico por meio das betalactamases, mesmo quando são inicialmente sensíveis, podendo tornar-se resistente aos antibióticos betalactâmicos durante o tratamento.[8,9,11]

Mais recentemente, alguns BGNs têm apresentado betalactamases de espectro expandido (ESBL), o que configura a eles resistência a todos os betalactâmicos, aminoglicosídeos e quinolonas. A opção, nestes casos, é o uso de antibióticos inibidores de betalactamases, como a piperacilina-tazobactan ou cefalosporina, com menor poder indutor de betalactamase, como a cefepima, que apresenta maior estabilidade diante da hidrólise mediada pelas betalactamases transmitidas por plasmídeos ou cromossomo. Os principais antibióticos utilizados na sepse bacteriana estão mostrados nas Tabelas 30.3.e 30.4.

Tabela 30.3 Antibióticos de uso em sepse neonatal bacteriana.

Medicamento	Idade gestacional	Idade pós-natal	Dose (mg/kg/dose)	Intervalo (horas)
Amicacina	≤ 29 semana	0-7 dias	18	48
		8-28 dias	15	36
		≥ 29 dias	15	24
	30-34 semanas	0-7 dias	18	36
		≥ 8 dias	15	24
	≥ 35 semana	Todos	15	24
Ampicilina	≤ 29 semana	0-28 dias	25-50 SGB – bacteremia 150-200 mg/kg/dia	12
		> 28 dias		8
	30-36 semanas	0-14 dias		12
		> 14 dias		8
	37-44 semanas	0-7 dias		12
		> 7 dias		8
	≥ 45 semana	Todos		6
Cefazolina	≤ 29 semana	0-28 dias	25	12
		> 28 dias		8
	30 a 36 semanas	0-14 dias		12
		> 14 dias		8
	37 a 44 semanas	0-7 dias		12
		> 7 dias		8
	≥ 45 semana	Todos		6
Cefepima	Todos	≤ 28 dias	30	12
		> 28 dias	50	12

(continua)

198 Manual de Farmácia Clínica – Assistência Farmacêutica ao Neonato e Lactente

Tabela 30.3 Antibióticos de uso em sepse neonatal bacteriana. *(continuação)*

Medicamento	Idade gestacional	Idade pós-natal	Dose (mg/kg/dose)	Intervalo (horas)
Cefotaxima	≤ 29 semana	0-28 dias	50	12
		> 28 dias		8
	30-36 semanas	0-14 dias		12
		> 14 dias		8
	37-44 semanas	0-7 dias		12
		> 7 dias		8
	≥ 45 semanas	Todos		6

Fonte: Neofax (2011).[12]

Tabela 30.4 Antibióticos de uso em sepse neonatal bacteriana.

Medicamento	Idade gestacional	Idade pós-natal	Dose (mg/kg/dose)	Intervalo (horas)
Ceftazidima	≤ 29 sem	0-28 dias	30	12
		> 28 dias		8
	30-36 sem	0-14 dias		12
		> 14 dias		8
	37-44 sem	0-7 dias		12
		> 7 dias		8
	≥ 45 sem	Todos		8
Gentamicina	≤ 29 sem	0-7 dias	5	48
		8-28 dias	4	36
		> 28 dias	4	24
	30-34 sem	0 a 7 dias	4,5	36
		≥ 8 dias	4	24
	≥ 35 sem	Todos	4	24
Merpenem	< 32 sem	≤ 14 dias	20	12
		> 14 dias		8
	> 32 sem	≤ 7dias		12
		> 7 dias		8
Metronidazol	Dose de ataque: 15 mg/kg		7,5	
	≤ 29 sem	0 a 28 dias		48
		> 28 dias		24
	30-36 sem	0 a 14 dias		24
		> 14 dias		12
	37-44 sem	0 a 7 dias		24
		> 7 dias		12
	≥ 45 sem	Todos		8

(continua)

Capítulo 30 | Sepse neonatal precoce e tardia

Tabela 30.4 Antibióticos de uso em sepse neonatal bacteriana.   *(continuação)*

Medicamento	Idade gestacional	Idade pós-natal	Dose (mg/kg/dose)	Intervalo (horas)
Oxacilina	≤ 29 sem	0-28 dias	25	12
		> 28 dias		8
	30-36 sem	0-14 dias		12
		> 14 dias		8
	37-44 sem	0-7 dias		12
		> 7 dias		8
	≥ 45 sem	Todos		6
Penicilina Cristalina G	≤ 29 sem	0-28 dias	25.000 UI A 50.000 UI SGB 200.000 UI/kg/dia	12
		> 28 dias		8
	30-36 sem	0-14 dias		12
		> 14 dias		8
	37-44 sem	0-7 dias		12
		> 7 dias		8
	≥ 45 sem	Todos		6
Piperacilina-Tazobactan	≤ 29 sem	0-28 dias	50 a 100 mg/kg/dose como piperacilina	12
		> 28 dias		8
	30-36 sem	0-14 dias		12
		> 14 dias		8
	37-44 sem	0-7 dias		12
		> 7 dias		8
	≥ 45 sem	Todos		8
Vancomicina	≤ 29 sem	0-14 dias	Meningite: 15 mg/kg/dose Bacteremia: 10 mg/kg/dose	18
		> 14 dias		12
	30-36 sem	0-14 dias		12
		> 14 dias		8
	37-44 sem	0-7 dias		12
		> 7 dias		8
	≥ 45 sem	Todos		6

Fonte: Neofax (2011).[12]

■ REFERÊNCIAS BIBLIOGRÁFICAS

1. Cianciarullo, MA. Infecções bacterianas e fúngicas. In Pediatria geral: neonatologia, pediatria clinica, terapia intensiva. Hospital Universitario da Universidade de São Paulo /editores Giglio, A.E; Escobar, A.M.U; Grisi, S.Ed Atheneu. 703-14, 2011.

2. Gerdes, J.S. Diagnosis and management of bacterial infections in the neonate. Pediatr Clin North Am. 51: 939-59, 2004.

3. Goldstein, B.; Giroir, B.; Randolph, A. The Members of the International Consensus Conference on Pediatric Sepsis.Definition for sepsis and organ dysfuntion in pediatrics. Pediatr Crit Care Med. 6(1): 2-8, 2005.

4. Hossain, B.; Webwe, M.W.; Hamer, D.H et al. Classification of Blood Culture Isolates into Contaminants and Pathogens on the Basis of Clinical and Laboratory Data. Pediatr Infect Dis J. 35: S52-S54, 2016.
5. Wiswell, J.E.; Hachey, J. Multiple site blood cultures in the initial evaluation for neonatal sepsis during the first week of life. Pediatr Infect Dis. 10: 365-9, 1991.
6. Fisher JE, Seifarth FG, Baenziger O, Fanconi S, Nadal D. Hindsight judgment on ambiguous episodes of suspected infection in critically ill children. Eur J Pediatr. 2003: 162: 840-3.
7. Manroe, B.L.; Weinbwerg, A.G.; Resenfeld, C.R.; Browne,R. The Neonatal blood count in health and disease. Reference values for neutrophilic cells. J Pediatr, 1979, 75: 89-98.
8. Ng, PC. Disgnostic markers of infection in neonates. Arch Dis Child Fetal neonatal., 89(3): F229--F235, 2004.
9. Liu, L; Oza, S.; Hogan, D et al. Global, regional, and national causes of child mortality in 2000-13, with projections to inform post 2015 priorities: an updated systematic analysis. Lancet. 385: 430-40, 2015.
10. Shah, B.A.; Padbury, J. Neonatal Sepsis An old problem with new insights. Virulence. 5(1): 170-78, 2014.
11. Shane, A.L.; Stoll, B.J. Recent Developments and Current Issues in the Epidemiology, Diagnosis, and Management of Bacterial and fungal Neonatal Sepsis. Am J Perinatol. 30:131-42, 2013.
12. Young TE, Magnun B, editors. Neofax(R) 2011. A manual of drugs used in neonatal care. 24th ed. New York: Thomson Reuters Clinical Efditorial Staff, 2011.

capítulo 31

Marco Antônio Cianciarullo

Síndrome do desconforto respiratório (SDR)

A Síndrome do Desconforto Respiratório (SDR) foi inicialmente denominada doença da membrana hialina, após a sua descrição, em 1903, por Hochhein, da presença de material hialino revestindo as vias aéreas terminais dos pulmões de recém-nascidos que evoluíram a óbito pela doença. A membrana hialina é uma resposta inespecífica do pulmão a várias agressões, não sendo necessária para o diagnóstico pelo patologista e, por isso, o termo está em desuso.[1,2,3]

A SDR é uma condição clínica de insuficiência respiratória que, em seu curso natural, tem início ao nascimento, aumentando a gravidade nos primeiros dois dias de vida. Clinicamente, manifesta-se por desconforto respiratório precoce, envolvendo taquipneia, gemido expiratório, batimento de asa nasal, retrações intercostais e de xifoide e cianose central.[3]

Na progressão da doença, nas horas subsequentes, há piora do desconforto respiratório, atingindo o pico em 36 a 48 horas e melhora a partir de 72 horas. Nos casos de má evolução, os sinais clínicos se acentuam com crises de apneia, deterioração do estado hemodinâmico e metabólico. E se não houver tratamento, ocorre morte por hipóxia e falência respiratória.[3]

A SDR é decorrente da deficiência de surfactante alveolar associada à imaturidade estrutural dos pulmões. O surfactante pulmonar é uma mistura complexa de lipídios (90%) e proteínas (10%) que tem como função primária diminuir a tensão superficial na interface ar-líquido alveolar e nos bronquíolos terminais distais, promovendo a expansão pulmonar durante a inspiração e prevenindo o colapso alveolar no final da expiração. Além disso, tem importante papel imunológico no pulmão.[1,2,3]

A incidência e gravidade da SDR estão diretamente relacionadas com o grau de prematuridade. Quanto mais tenra a idade gestacional, maior a incidência e gravidade da doença. Os números da Euroneonet para 2010 mostraram uma incidência de 92% em idade gestacional de 24 a 25 semanas; 88%, em 26 a 27 semanas; 76%, entre 28 e 29 semanas e 57% entre 30 a 31 semanas.[3,4]

A administração de corticosteroides pré-natais a mulheres com expectativa de parto pré-termo diminui o risco de SDR, hemorragia intraventricular, enterocolite necrosante e morte neonatal. O uso de um curso único de corticosteroide nestas gestantes não está associado a qualquer efeito fetal e materno adverso significativo. A terapia com corticosteroide pré-natal é recomendada a todas as gestantes com ameaça de parto prematuro com idade gestacional inferior a 34 semanas. O intervalo ideal desta medicação até o parto é de mais de 24 horas. No entanto, seus benefícios diminuem após 14 dias da administração. Os corticosteroides mais comumente utilizados são:[5,6]

- betametasona – 12 mg IM 2 ×, 24/24h;
- dexametasona – 6 mg IM 4 ×, 12/2h.

Com relação ao tratamento, recomenda-se estratégias que protejam o pulmão desde o início da respiração, e a preferência é pelo suporte respiratório não invasivo. Este tipo de suporte pode ser definido como qualquer forma de suporte ventilatório que não seja proporcionado por meio do uso de cânula endotraqueal. Inclui: CPAP nasal, por meio de pronges nasais e/ou máscaras nasais; VPPIN (ventilação com pressão positiva intermitente nasal); cânulas nasais de alto fluxo, com oxigênio umidificado.[6]

Essas estratégias ventilatórias estão substituindo a ventilação mecânica em recém-nascidos com SDR porque são menos prejudiciais ao pulmão do recém-nascido. Lembrando que: o pulmão do recém-nascido não nasce lesado, a maioria dos recém-nascidos não apresenta apneia ao nascimento e o uso rotineiro de pressão positiva, dada pela ventilação mecânica, não é adequado.

Com essa estratégia de suporte ventilatório não invasivo, houve redução da necessidade de ventilação mecânica e redução, inclusive, da necessidade de tratamento com surfactante.

O tratamento com surfactante revolucionou os cuidados respiratórios neonatais. Independentemente da forma de administração profilática (administrada na sala de parto, dentro dos primeiros 15 minutos de vida ou de resgate), a administração precoce na UTI neonatal, após a estabilização do paciente no CPAP, em recém-nascidos com ou em risco de SDR, reduz o risco de pneumotórax e morte neonatal.[1,2,4,5]

As preparações de surfactante estão citadas na Tabela 31.1.

Tabela 31.1 Preparações de surfactantes no Brasil.

Nome genérico	Alfaporactanto	Beractanto
Nome comercial	Curosurf®	Survanta®
Fonte	Suíno	Bovino
Fabricante	Chiesi (Itália)	Abbvie (EUA)
Dose (mg/kg)	100-200 mg/kg	100 mg/kg
Dose (mL/kg)	1,25-2,5 mL/kg	4 mL/kg
Apresentação	Líquido	Líquido
Via de administração	Endotraqueal	Endotraqueal

Com relação às diretrizes do Consenso Europeu sobre o manejo da SDR, temos as seguintes recomendações: em recém-nascidos pré-termos extremos (peso de nascimento < 1.000 gramas), cujas mães não receberam corticosteroide antenatal ou que necessitaram de ventilação para a estabilização, deverão receber surfactante de forma profilática na sala de parto.[6]

Sugere-se o protocolo de administração de surfactante de resgate logo ao início da doença:

- RN com IG < 26 semanas com necessidade de FiO_2 > 0,30 ou
- RN com IG > 26 semanas com necessidade de FiO_2 > 0,40 que embora a tendência atual é de uso de parâmetros de FiO_2 > 0,30.

A dose inicial de 200 mg/kg de alfaporactanto é melhor que 100 mg/kg de alfaporactanto ou beractanto para o tratamento de SDR, pois diminui a necessidade de uma segunda dose de surfactante, tem meia-vida maior, maior intervalo entre primeira e a segunda dose, quando necessário, e melhor oxigenação.

Se houver evidência de SDR, com necessidade persistente de oxigênio e/ou ventilação mecânica, podem ser necessárias doses de surfactante subsequentes. Nestes casos, as doses são de 100 mg/kg de surfactante, com intervalos de 12 horas, com número máximo de duas doses até 48 horas após a primeira dose, mesmo porque, após 72 horas, o recém-nascido tende a melhorar.

■ REFERÊNCIAS BIBLIOGRÁFICAS

1. Ardell S, Pfiser RH, Soll R. Animal derived surfactant extract versus protein free synthetic surfactant for the prevention and treatment of respiratory distress syndrome. Cochrane Database Syst Rev. 2015 May 26; Issue 5: doi: 10.1002/14651858. CD000144.pub2. Review.
2. Nanavati R. Replacement Therapy Beyond Respiratory Distress Syndrome in Neonates. Indian Pediatr. 8; 53(3):229-34, 2016.
3. Koda-Kimble, MA; Young, LY; Kradjan, WA; Guglielmo, BJ; Alldredge, BK; Corelli, RL. Applied Therapeutics: The Clinical use of drugs, 18th ed. Philadelphia, Lippincott Williams & Wilkins, 2005.
4. Ramanatham, R et al. A randomized, Multicenter Masked Comparison Trial of Poractant Alfa (Curosurf) versus Beractant (Survanta) in treatment of Respiratory Distress Syndrome in Preterm Infants. Journal of Perinatology. 21(3): 109-19, 2004.
5. Seger N, Soll R. Animal derived surfactant extract for treatment of respiratory distress syndrome. Cochrane Database Syst Rev. 2009; 15;(2): doi: 10.1002/14651858.CD007836.
6. Sweet, G.A. et al. European Consensus Guidelines on the Management of Neonatal Respiratory Distress Syndrome in Preterm Infants – Update. Neonatology. 103: 353-368, 2013.

apêndice A

Altamir Benedito de Sousa ▪ Sandra Cristina Brassica

Protocolo de preparo e administração de medicamentos injetáveis

Este protocolo foi desenvolvido para prover informações a fim de garantir a qualidade no preparo e a segurança na administração de medicamentos parenterais nas unidades de internação neonatais. Nele, são encontrados:

- apresentação dos medicamentos mais utilizados;
- solução e volume empregados para a reconstituição, bem como concentração da solução reconstituída;
- solução e volume recomendados para a diluição;
- necessidade de fotoproteção;
- tempo de infusão;
- observações em caso de restrição hídrica, compatibilidade em "y" com outros medicamentos e nutrição parenteral (NP), osmolaridade, presença de álcool no veículo e quantidade de sódio ou potássio.

As informações deste protocolo foram obtidas de literatura atualizada e dos fabricantes e servem de subsídio para as tomadas de decisões. No entanto, devem ser empregadas com cautela e de forma sempre crítica, ou seja, não substituem o julgamento profissional. Em caso de dúvidas, o farmacêutico deverá ser consultado.

■ INSTRUÇÕES GERAIS

Segundo a Resolução da Diretoria Colegiada da ANVISA nº 45, de 12 de março de 2003, publicada no D.O.U. de 13/03/2003, que dispõe sobre o Regulamento Técnico de Boas Práticas de Utilização das Soluções Parenterais (SP) em Serviços de Saúde, capítulo 3, itens 3.1.2 e 3.1.3, deve haver procedimentos escritos que orientem o preparo das SP nos serviços de saúde, e o farmacêutico é o responsável pelo estabelecimento de tais procedimentos, no que se refere às etapas de fracionamento, diluição ou adição de outros medicamentos.

Quanto à administração de Nutrição Parenteral (NP), é necessário ressaltar que, conforme o capítulo 5, item 5.6.5 da Portaria 272/98 do Ministério da Saúde, de 08 de abril de 1998, publicada no D.O.U. em 23/04/98, que fixa os requisitos mínimos exigidos para a Terapia de Nutrição Parenteral, a NP deve ser administrada por via exclusiva. No entanto, sabe-se que em algumas situações tal prática não é possível, recomendando-se, nesses casos, que a relação risco *versus* benefício da administração em "y" seja avaliada, levando-se em consideração as informações contidas neste manual e a discussão com o farmacêutico.

Enfatizamos que em virtude das concentrações dos componentes das NP para neonatos serem variáveis e personalizadas, não é possível determinar com exatidão possíveis interações entre medicamentos e nutrientes. Deste modo, salientamos que, mesmo a administração em "y" de medicamentos considerados compatíveis pela literatura oferece riscos de incompatibilidades, por causa das variadas concentrações dos diversos componentes.

Lembramos ainda que a marca do produto, devido aos seus aditivos, concentrações, recipientes, ordem de mistura, pH, entre outros fatores, podem afetar a solubilidade e a compatibilidade. Assim, as informações disponíveis nesse protocolo referem-se às especialidades farmacêuticas constantes apenas. Elas foram escolhidas por serem as disponíveis na Divisão de Farmácia no momento da preparação deste protocolo.

Orientamos, ainda, que diluentes diferentes dos recomendados não deverão ser indicados. Diluentes bacteriostáticos que contêm álcool benzílico podem provocar em recém-nascidos uma síndrome tóxica fatal, cujos sinais e sintomas incluem depressão do SNC, hipotensão arterial, hemorragia intracraniana, acidose metabólica, insuficiência renal e convulsão.

Fármaco	Nome comercial/ apresentação	Reconstituição		Concentração Sol. Reconstituída	Diluição Sol.	Diluir cada 1 mL da solução reconstituída com	Necessidade de proteção para a administração	Tempo de infusão	Cuidados
		Sol.	Vol.						
Acetilcisteína	Acetilcisteína (genérico) Solução injetável 100 mg/1 mL Ampola 3 mL	NA	NA	NA	SG 5%, AD	1,6 mL-19 mL (para [ ] de administração de 37,5-5 mg/mL.)[2]	Não	Variável. A dose de ataque pode ser administrada em 60 min.[2]	**MA solução injetável é hiperosmolar** (2.600 mOsm/L); **NÃO ADMINISTRAR SEM DILUIÇÃO.** Não há informações sobre a compatibilidade para infusão em "Y" com NP; **EVITAR**.[2]
Aciclovir	Zynvir® Pó liofilizado para reconstituição FA 250 mg	AD	10 mL	24,75 mg/mL (expansão para volume de 10,1 mL)	SF	4 mL	Não	Maior ou igual a 1 h.[3]	Em caso de **restrição hídrica,** diluir cada 1 mL da solução reconstituída com **1,5 mL.**[2] Em caso de turvação ou precipitação, a solução deverá ser descartada. ☞ **Incompatível para infusão em "Y" com NP com ou sem lipídeos (precipitação).**[1]
Adrenalina (epinefrina)	Adren® Solução injetável 1 mg/1 mL Ampola 1 mL	NA	NA	NA	SF[2]	9 mL p/*push* 15 mL p/IC	Sim[2]	NA	☞ **Incompatível com soluções alcalinas.**[2] [ ] 1:10.000 = 0,1 mg/mL **Soluções com tonalidade violeta ou marrom (oxidação) devem ser descartadas.**[2]
Albumina	Albumina humana (Baxter) Solução injetável 200 mg/mL FA 50 mL	NA	NA	NA	SG 5%, SF[2]	3 mL	Não	A velocidade máxima de infusão é de 2 mL/min.	☞ **Não usar água destilada para diluição.**[2] Observar as instruções dispensadas pela farmácia e que podem variar em função da marca de albumina disponível. Contém: 100-130 mmol/L de sódio.

(continua)

Fármaco	Nome comercial/ apresentação	Reconstituição		Concentração Sol. Reconstituída	Diluição Sol.	Diluir cada 1 mL da solução reconstituída com	Necessidade de proteção para a administração	Tempo de infusão	Cuidados
		Sol.	Vol.						
Alprostadila	Alprostadil Solução injetável 500 µg/mL F.A. 1 mL	NA	NA	NA	SG 5%, SF[2]	24 mL	Não	24h	**Armazenar entre 2 e 8 °C. Concentração máxima de infusão: 20 µg/mL.**[2] 💣**Soluções concentradas podem causar necrose tecidual no caso de extravasamento.**[2] **ME**vite contato da solução não diluída com as paredes da bureta, pois há interação com o plástico.[2]
Amicacina	Amicilon® Solução injetável 50 mg/1 mL Ampola 2 mL	NA	NA	NA	SG 5%, SF[2]	4 mL	Não	1-2 h[1]	Pode ser administrado por via intramuscular, sem diluição. Por via endovenosa, administrar ao menos **1 hora longe** de **penicilinas/ cefalosporinas.**[2] Não usar concentrações maiores que 10 mg/mL por via endovenosa. J Fisicamente compatível para infusão em "**Y**" com NP.[1]
Aminofilina	Aminofilina (genérico) Solução injetável 24 mg/1mL Ampola 10 mL	NA	NA	NA	SG 5%, SF[2]	23 mL	Não	30 min. ou infusão contínua[2]	Observar que para **doses com volumes** correspondentes **menores que 0,1 mL**, a farmácia do HU enviará etiqueta instruindo sobre a necessidade de **dupla diluição**. 👆A **solubilidade** é dependente de **pH alcalino**, assim, meios mais ácidos, como a **NP neonatal,** podem **afetar a solubilidade** do fármaco.[1] A **solução diluída** é **estável** por **24 h**, mas **não utilizar** se houver formação de **cristais ou descoloração** da solução.[1] Atenção: **vesicante.**[2]

Ampicilina	Cilinon® Pó liofilizado para reconstituição FA 1 G	AD	5 mL	200 mg/mL	SG 5%, SF[2]	5,7 mL	Não	Intermitente 15-30 min.	Pode ser administrado por via intramuscular sem diluição. Administrar em até **1 hora** após a reconstituição.[1] 💣 **Solução concentrada incompatível para infusão em "Y" com NP com ou sem lipídeos (precipitação).**[1] Solução 40mg/mL compatível com NP com lipídeo.[8]
Ampicilina + sulbactam	Ampicilina + sulbactam (genérico) Pó liofilizado para reconstituição FA 1 G + 0,5 G	AD	3,2 mL	250 + 125 mg/mL	AD, SF	7,3 mL	Não	Intermitente 15-30 min.	Cada 1,5 g de ampicilina + sulbactam possuem 115 mg de sódio. Pode ser administrado por via intramuscular sem diluição. Administrar em até **1 hora** a reconstituição.[1] As soluções diluídas têm estabilidade de **8 h** à TA. 💣 **Solução concentrada incompatível para infusão em "Y" com NP com ou sem lipídeos (precipitação).**[1]
Anfotericina B	Anforicin B® Pó liofilizado para reconstituição FA 50 mg	AD	10 mL	5 mg/mL	SG 5%	49 mL Em caso de restrição hídrica 9 mL[2]	Não	2-6 h	Não usar **SF para reconstituição ou diluição**, pois causa **precipitação**.[1,2] Em caso de restrição **hídrica, infundir a 0,5 mg/mL** (adição de 9 mL para cada 1 mL) por **acesso central exclusivamente**.[2,7] 💣 **Incompatível para infusão em "Y" com NP com lipídeos (floculação).**[1]
Anfotericina B lipossomal	AmBisome® Pó liofilizado para reconstituição FA 50 mg	AD	12 mL[2]	4 mg/mL[2]	SG 5%[2]	7 mL[2] Em caso de restrição hídrica 1 mL[2]	Não	2 h	**Medicamento não padronizado no HU.** **Não usar SF para reconstituição ou diluição causa precipitação.** **Em caso de restrição hídrica, infundir a 2 mg/mL por acesso central, exclusivamente.** **Sempre usar o filtro de 5 μ para retirar a dose do FA.** 💣 **Incompatível para infusão em "Y" com NP com ou sem lipídeos.**[1,8]

(continua)

Fármaco	Nome comercial/ apresentação	Reconstituição		Concentração Sol. Reconstituída	Diluição Sol.	Diluir cada 1 mL da solução reconstituída com	Necessidade de proteção para a administração	Tempo de infusão	Cuidados
		Sol.	Vol.						
Atropina	Hytropin® Solução injetável 0,25 mg/mL Ampola 1 mL	NA	NA	NA	NA	NA	Não	Infusão rápida[2]	**A infusão lenta pode resultar em bradicardia paradoxal.**[2]
Benzil penicilina benzatina	Benzetacil® Suspensão injetável 300.000 UI/mL Frasco 4 mL	NA	NA	NA	NA	NA	NA	NA	USO INTRAMUSCULAR EXCLUSIVO
Benzil penicilina potássica	Aricilina® Pó liofilizado para reconstituição FA 1 milhão UI	AD	4,6 mL	200 mil UI/ mL	SG 5%, SF	3 mL[2]	Não	Infusão por 30-60 min[1,2]	☛**Incompatível com aminoglicosídeos. Inativada em soluções ácidas ou alcalinas.**[1] ☺ Fisicamente compatível para infusão em "Y" com NP na concentração de 40 mil UI/mL.[1,4,8] Cada 1 milhão de unidades desse medicamento contém 1 mEq de potássio.
Bicarbonato de sódio	bicarbonato de sódio 8,4% (1 mL = 84 mg; 1 mL = 1 mEq/ mL) ampola 10 mL	NA	NA	NA	SG 5%	1 mL[2]	Não	2 h (velocidade máxima de 1 mEq/kg/h)	☛**Incompatível com sais de cálcio, catecolaminas e atropina.**[2] ☛**Incompatível para infusão em "Y" com NP com lipídeos.**[4]
Cafeína	Peyona® citrato de cafeína 20 mg/mL (correspondente à cafeína base **10 mg/mL**), Ampola 1 mL	NA	NA	NA	SG 5%[2]	Não há necessidade de diluição	Não	Ataque: 30 min. Manutenção: 10-15 min.[2]	☛**Incompatível para infusão em "Y" com NP com lipídeos.**[4]

Cefalotina sódica	cefalotina sódica (genérico) Pó liofilizado para reconstituição FA 1.000 mg	AD	10 mL	93 mg/mL	SG 5%, SF	9,3 mL	Não	30 min.	A solução reconstituída pode sofrer alteração de cor (de incolor a amarelo claro), sem alteração nas características físico-químicas. Ocorre expansão do volume para 10,7 mL após a reconstituição. ☙ **Incompatível para infusão em "Y" com aminoglicosídeos.** Cada 1 g contém 2,8 mEq de sódio.
Cefazolina sódica	cefazolina sódica (genérico) Pó liofilizado para reconstituição FA 1.000 mg	AD	10 mL	94 mg/mL	SG 5%, SF	9,4 mL	Não	30 - 60 min.	Ocorre expansão do volume para 10,6 mL após a reconstituição. ☺ Fisicamente compatível para infusão em **"Y"** com NPP com ou sem lipídeo.[1,4,8] ☙ **Incompatível para infusão em "Y" com aminoglicosídeos e betalactâmicos.** Cada 1 g contém 48,3 mg de sódio.
Cefepima	cefepima (genérico) Pó liofilizado para reconstituição FA 1.000 mg	AD	10 mL	90 mg/mL	SG 5%, SF[4]	1,25 mL,[4] o que resulta em uma concentração máxima de 40 mg/mL	Não	IV em bólus por 3-5 min. ou infusão por 30 min.[4]	Após reconstituição sofre **expansão do volume de 10 mL para 11,4 mL.** Pode causar flebite.[4] Pode ser administrado por via IM reconstituído com 3 mL de AD o que resulta em uma concentração de 230 mg/mL. ☙ **Incompatível com aminoglicosídeos, metronidazol, vancomicina.** ☺ Fisicamente compatível para infusão em **"Y"** com NP.[1,4,8]

(continua)

(continuação)

Fármaco	Nome comercial/ apresentação	Reconstituição Sol.	Reconstituição Vol.	Concentração Sol. Reconstituída	Diluição Sol.	Diluir cada 1 mL da solução reconstituída com	Necessidade de proteção para a administração	Tempo de infusão	Cuidados
Cefotaxima	Cetazima® Pó liofilizado para reconstituição FA 1.000 mg	AD	4 mL	250 mg/mL	AD, SG 5%, SF	1,9 mL em SG 5% 2,4 mL em SF 0,9% 0,7 mL em AD[3]	Não	15-30 min.[2]	Em caso de **restrição hídrica, infundir a 150 mg/mL por tempo > 1 minuto.** Obs.: Tempo < 1 minuto pode ocasionar arritmias. Pode ser administrado por via IM reconstituído com 2 mL de AD, o que resulta em uma concentração de 500 mg/mL. ☺ Fisicamente compatível para infusão em "Y" com NPP na concentração de 20 mg/mL.[1] Cada 1 g contém 2,2 mEq de sódio.[3]
Ceftazidima	Cefazima® Pó liofilizado para reconstituição FA 1.000 mg	AD	10 mL	90 mg/mL	SG 5%, SF	1,25 mL	Não	15-30 min.	**Incompatível com NaHCO$_3$ (bicarbonato de sódio), aminoglicosídeos e vancomicina.** Após a reconstituição, ocorre desprendimento de CO_2 e presença de pressão positiva. Observar a formação de bolhas de CO_2 e eliminá-las antes da administração. Devido ao desprendimento de CO_2, a concentração após a reconstituição é de aproximadamente **90 mg/mL.** ☺ Fisicamente compatível para infusão em "Y" com NPP.[1]

Cefoxitina	Kefox® Pó liofilizado para reconstituição FA 1.000 mg	AD	10 mL	95 mg/mL	SG 5%, SF[1]	1,4 mL[2,3]	Não	10-30 min.[2]	Pode ser feito *push* sem diluição em cateter venoso central. Para *push* em acesso periférico, usar diluição de 1 mL da solução reconstituída com 1 mL de SG 5% ou SF.[3] ☺ Fisicamente compatível para infusão em "**Y**" com NPP.[1,4,8] Cada **1 G** contém **2,3 mEq** de sódio.[3]
Ceftriaxona	Keftron® Pó liofilizado para reconstituição FA 1.000 mg	AD	10 mL	90 mg/mL	SG 5%, SF	1,4 mL	Não	30 min.	Ocorre **expansão de 1 mL** após a reconstituição. **Incompatível** para infusão em "**Y**" com **cálcio**. FDA, ANVISA e fabricante recomendam que as soluções de cálcio somente sejam utilizadas após 48 h da administração da ceftriaxona. 💧 **Incompatível para infusão em "Y" com NPP com ou sem lipídeos contendo cálcio.**[1,4,8] Cada **1 g** contém **3,6 mEq** sódio.[3]
Cefuroxima	Keroxime® Pó liofilizado para reconstituição FA 750 mg	AD	7,5 mL	100 mg/mL	SG 5%, SF[3]	2,3 mL[3]	Não	15-60 min.[3]	☺ Fisicamente compatível para infusão em "**Y**" com NPP.[1] Pode causar flebite.[3] Cada **1 g** contém **2,4 mEq** sódio.[3]
Cetamina	Ketamin® Solução injetável **50 mg/mL** Ampola 2 mL	NA	NA	NA	SG 5%, SF[1]	1,5 mL[2]	Não	*Push* (um minuto) ou infusão contínua.[3]	☹ **Não há estudos que avaliem a compatibilidade com NPP.**[1] Evitar infusão por tempo inferior a 1 minuto, **velocidade máxima de infusão 0,5 mg/kg/min.**[2,3]
Cetorolaco de trometamol	Toragesic® Solução injetável 30 mg/mL Ampola 1 mL	NA	NA	NA	SG 5%, SF[3]	1-3 mL[2]	Não	1-5 min.[2,3]	A administração IM deve ser profunda. ☹ Não há estudos que avaliem a compatibilidade com NPP.

(*continua*)

Manual de Farmácia Clínica – Assistência Farmacêutica ao Neonato e Lactente

(continuação)

Fármaco	Nome comercial/ apresentação	Reconstituição Sol.	Reconstituição Vol.	Concentração Sol. Reconstituída	Diluição Sol.	Diluir cada 1 mL da solução reconstituída com	Necessidade de proteção para a administração	Tempo de infusão	Cuidados
Ciprofloxacina	Ciprobacter® Solução injetável 2 mg/1 mL Bolsa 100 mL	NA	NA	NA	SG 5%, SF[3]	3 mL[3]	Não	60 min.	**A infusão rápida pode ocasionar irritação no local de administração.[2]** ⊗ **Compatibilidade para infusão em "Y" com NPP é controversa.[1]**
Cisatracúrio	Nimbium® Solução injetável 2 mg/1 mL 5 mL	NA	NA	NA	SG 5%, SF	4 ou 19 mL	Não	Infusão rápida em 5-10 s,[2] sem diluição ou diluído a 0,1-0,4 mg/mL para infusão contínua.[2]	**Alta Vigilância** ● **Incompatível com soluções alcalinas e Ringer lactato.[2]** ⊗ **Não há estudos que avaliem a compatibilidade com NPP.**
Claritromicina	Klaricid® Pó liofilizado FA 500 mg	AD	10 mL	50 mg/mL	SG 5%, SF	24 mL	Não	60 min.	**Importante:** utilizar somente AD para reconstituição, pois outros diluentes podem causar precipitação. A administração EV deve ser limitada a 2-5 dias. ⊗ **Não há estudos que avaliem a compatibilidade com NPP.[1]**
Clindamicina	clindamicina (genérico) Solução injetável 150 mg /1 mL Ampola 4 mL	NA	NA	NA	SG 5%, SF	7,4 mL[1] (para [ ] máxima de 18 mg/mL)	Não	10-60 min.[1]	**Não administrar sem diluição prévia.** ☺ Fisicamente compatível para infusão em "Y" com NPP[1] na concentração de 12 mg/mL.[1,4,8]
Dexametasona	Corticoidex® Solução injetável 4 mg/1 mL Ampola 2,5 mL	NA	NA	NA	SG 5%, SF	Dose < 10mg = 5 mL[2,3]	Não	1-5 min.[2]	☺ Fisicamente compatível para infusão em "Y" com NPP.[1]
Dexmedetomidina	Precedex® Solução injetável 100 µg/1 mL FA 2 mL	NA	2 mL	NA	SF[3]	23 mL[3]	Não	Infusão contínua[3]	☺ Fisicamente compatível para infusão em "Y" com fentanila e midazolam. ⊗ **Não há estudos que avaliem a compatibilidade com NPP.[1,8]**

Diazepam	Compaz® Solução injetável 5 mg/1 mL Ampola 2 mL	NA	NA	NA	SG 5%, SF	NA	Não	Variável. Depende da dose.	A infusão de **solução diluída não é recomendável** devido ao **risco de precipitação.** 💣 **Incompatível com PVC.** **A administração deve ser direta, em uma velocidade que não exceda 1 kg/h.**[3] ☹ Não há estudos que avaliem a compatibilidade com NPP.
Difenidramina	Difenidrin® Solução injetável 50 mg/mL Ampola 1 mL	NA	NA	NA	SG 5%, SF[3]	NA	Não	Bólus em 5 min. ou infusão em 15 min.[3]	**Não exceder velocidade de infusão de 25 mg/min.**[3] ☺ Fisicamente compatível com NPP.[1,8]
Dipirona	dipirona (genérico) Solução injetável 1.000 mg/2 mL	NA	NA	NA	SG 5%, SF	Não há dados em população neonatal.	Não	Não há dados em população neonatal.	Este medicamento é **contraindicado na faixa etária inferior a 11 meses.**[5] Caso a administração parenteral seja considerada, deve-se utilizar **apenas a via INTRAMUSCULAR.**[5] ☹ **Não há estudos que avaliem a compatibilidade com NPP.** Veículo: não alcoólico.
Dobutamina	Dobutrex® Solução injetável 12,5 mg/mL Ampola 10 mL	NA	NA	NA	SG 5%, SF	1,5 mL	Não	Infusão contínua	**Alta Vigilância** 💣 **Incompatível com soluções alcalinas.**[2] **Administrar por vaso de grande calibre.** ☺ Fisicamente compatível com NPP.[1]
Dopamina	Dopacris® Solução injetável 5 mg/mL Ampola 10 mL	NA	NA	NA	SG 5%, SF[2,3]	1 mL	Não	Infusão contínua	**Alta vigilância** 💣 **Incompatível com soluções alcalinas ou sais de ferro.**[2] **Não administrar sem diluição.** Em caso de **restrição hídrica concentração máxima de 3,2 mg/ mL** sendo a solução infundida por **veia de grande calibre.**[2]

(continua)

Fármaco	Nome comercial/ apresentação	Reconstituição Sol.	Vol.	Concentração Sol. Reconstituída	Diluição Sol.	Diluir cada 1 mL da solução reconstituída com	Necessidade de proteção para a administração	Tempo de infusão	Cuidados
Enoxaparina	Clexane® Solução injetável 60 mg/0,6 mL	NA	NA	NA	SG 5%, SF	**32,3 mL** (para [ ] máxima de 3 mg/mL)	Não	Não há informação	⊗ **Não há estudos que avaliem a compatibilidade com NPP.** **1 mg** protamina neutraliza **1 mg** de enoxaparina.
Fenitoína	Fenital® Solução injetável 50 mg/1 mL Ampola 1 mL	NA	NA	NA	SF	7,5 mL[3]	Não	Variável. Depende da dose.	**Velocidade máxima de infusão 0,5 mg/kg/minuto.**[2] 💧 Risco de **precipitação** com diluição e variação do pH. Após a administração lavar a linha de infusão com SF.[1,2] 💧 **Incompatível para infusão em "Y" com NPP com ou sem lipídeos (preciptação).**[1]
Fenobarbital	Fenobarbital® Solução injetável 50 mg/5 mL	NA	NA	NA	SF	Pode ser diluído com igual volume (1:1) de diluente.[3]	Não	Variável. Depende da dose.	**Velocidade máxima de infusão 1 mg/kg/minuto.**[2] Não é estável em solução aquosa. **Não misturar com soluções ácidas, risco de precipitação.**[1,2] Observar a **formação de cristais** durante o período de infusão e **interromper** a mesma caso esta ocorra. 💧 **Incompatível para infusão em "Y" com NPP com lipídeos (separação da emulsão).**[1]
Fentanila	Fentanest® Solução injetável 50 µg/1 mL Ampola 5 mL	NA	NA	NA	SG 5%, SF	Variável	Não	*Push*: 5-10 min. ou infusão contínua.	A administração rápida pode ocasionar rigidez torácica.[2] ☺ Fisicamente compatível para infusão em "Y" com NPP.[1,8]

Filgrastima	Granulokine® Solução injetável 300 μg /1 mL FA 1 mL	NA	NA	NA	SG 5%	19 mL	Não	15 - 60 min.[2]	**Recomenda-se a administração subcutânea.** **Para administração endovenosa não utilizar soluções de NaCl** como diluente pois pode ocorrer **precipitação**. Concentrações menores que 15 μg/mL requerem a adição de albumina (2 mg/mL) para a estabilização da solução. A albumina deve ser adicionada antes da filgrastima à solução.[1,2,6] ☹ **Não há estudos que avaliem a compatibilidade com NPP.**
Fitomenadiona	Kanakion® MM Solução injetável 1 mg /0,1 mL Ampola 2 mL	NA	NA	NA	NA	NA	Não	Bólus	Pode ser injetado na parte inferior do equipo de infusão. Evitar diluir este medicamento. ☹ **Não há estudos que avaliem a compatibilidade com NPP.**
Fluconazol	Fluconazol (genérico|) Solução injetável 2 mg/1 mL Bolsa 100 mL	NA	NA	NA	SG 5%[2,3]	NA	Não	2 h[2,3]	☺ Fisicamente compatível para infusão em "**Y**" com NPP.[1,8]
Flumazenila	Flumazil® Solução injetável 5 μg /15 mL Ampola 5 mL	NA	NA	NA	SG 5%, SF[2]	0,1 mg/mL[2]	Não	15-30 s[2]	Não exceder 0,2 mg/minuto.[2] ☹ Não há estudos que avaliem a compatibilidade com NPP.
Furosemida	Furosantisa® Solução injetável 10 mg/1 mL Ampola 2 mL	NA	NA	NA	SG 5%, SF[2,3]	4 ou 9 mL[2]	Não	10-15 min.[2]	Concentração máxima 2 mg/mL.[2] ☹ **Compatibilidade para infusão em "Y" com NPP é controversa;**[1] **solubilidade afetada por alteração do pH.**

(continua)

Fármaco	Nome comercial/ apresentação	Reconstituição		Concentração Sol. Reconstituída	Diluição Sol.	Diluir cada 1 mL da solução reconstituída com	Necessidade de proteção para a administração	Tempo de infusão	Cuidados
		Sol.	Vol.						
Ganciclovir	Cymevir® Solução injetável 1 mg/1 mL Bolsa 100 mL	NA	NA	NA	SG 5%, SF[2]	NA	NA	> 1 hora	Medicamento **CITOTÓXICO**. Utilizar **precauções adequadas** para a correta **administração e descarte**. 🔴**Incompatível para infusão em "Y" com NPP com ou sem lipídeos (preciptação).**[1,8]
Gentamicina	Gentamisan® Solução injetável 80 mg /2 mL	NA	NA	NA	SG 5%, SF[2]	3 mL	Não	30-60 min.	☺ Fisicamente compatível para infusão em "Y" com NPP.[1] **Betalactâmicos** devem ser administrados ao menos **1 hora antes ou após** da gentamicina.
Glicose	Solução de glicose 25% ou 50%	NA	NA	NA	AD, SF[2]	Via periférica: ≤12,5% de glicose. Em caso de dúvida procurar o farmacêutico.[1-3]	Não	4,5-15 mg/kg/min.[3]	**Alta Vigilância** 🔴**Atenção:** as soluções de glicose **> 10%** não deverão ser infundidas em acessos **periféricos**. 🔴**Atenção:** nas infusões em **RNPT** e **RNPTE,** NÃO fazer administração rápida. **Acesso periférico – osmolaridade** permitida de até **900 mOsm/L** Osmolaridade da glicose 25%: **1.388 mOsm/L** Osmolaridade da glicose 50%: **2.775 mOsm/L**
Gluconato de cálcio	Gluconato de cálcio Solução injetável Ampola 100 mg/ mL 10 mL	NA	NA	NA	SG 5%, SF[2]	NA	Não	5-10 min.[3]	**Alta Vigilância** Incompatível com soluções básicas (bicarbonato de sódio – $NaHCO_3$). 🔴Atenção principalmente na coadministração com emulsões contendo fósforo inorgânico. Risco de precipitação.

Heparina	Hemofol® Solução injetável 5.000 UI/mL Ampola 5 mL	NA	NA	NA	SG 5%, SF[2]	Pela necessidade de grande diluição, recomenda-se conversar com o farmacêutico. Concentração máxima de 0,5-1 UI /mL para "*lock* de cateter"	Não	NA	**Alta Vigilância** Na infusão contínua agitar a bolsa a cada 6 h. Cada 1 mL de protamina inativa 1.000 UI de heparina.
Hidrocortisona (succinato)	Hidrocortisona (genérico) Pó liofilizado para reconstituição FA 100 mg	AD	2 mL	50 mg/mL	SG 5%, SF[2]	9 mL[2,3]	Não	20-30 min.[2,3]	☺ Fisicamente compatível para infusão em "**Y**" com NPP.[1] Cada 1 mg contém 2,066 mEq de Na.
Ibuprofeno	NeoProfen® Solução injetável 10 mg/mL FA 2 mL	NA	NA	NA	SG 5%, SF[3]	2,5 mL	Não	15 min.[20]	**NÃO É PADRONIZADO NO HU-USP MEDICAMENTO IMPORTADO E SEM REGISTRO PELA ANVISA. Evitar o extravasamento. ☛ Incompatível para infusão em "Y" com NPP com ou sem lipídeos.**[2]
Imipenem + cilastina	Imipenem e cilastina (genérico) Pó liofilizado para reconstituição FA 500 mg	SG 5%, SF[2]	10 mL	50 mg/mL	SG 5%, SF[2]	9 mL (concentração máxima de 5 mg/mL)	Não	15-30 min.[2]	☺ Fisicamente compatível para infusão em "**Y**" com NPP[1,8] na concentração de 10 mg/mL. Cada 100 mg contém: 0,375 mEq de Na.

(continua)

Fármaco	Nome comercial/ apresentação	Reconstituição Sol.	Vol.	Concentração Sol. Reconstituída	Diluição Sol.	Diluir cada 1 mL da solução reconstituída com	Necessidade de proteção para a administração	Tempo de infusão	Cuidados
Imunoglobulina	Sandoglobulina® Pó liofilizado para reconstituição FA 6 g	SF	200 mL	30 mg/mL	NA	NA	Não	Solução a 3%: • 0,5-1 mL/ min nos primeiros 15 min. • 1-1,5 mL/ min nos próximos 15 min. • 2-2,5 mL/ min até o final.	Não administrar em "Y" com qualquer outro medicamento. Em caso de dúvida, consultar o farmacêutico.
Indometacina	Indocin® IV Pó liofilizado para reconstituição FA 1 mg	Diluente próprio	1 mL	1 mg/mL	SF 0,9%[2]	0,5-1 mg/mL[2]	Não[2]	20-30 min.[2]	NÃO É PADRONIZADO NO HU-USP. MEDICAMENTO IMPORTADO. Evitar o extravasamento. 🖐 **Incompatível para infusão em "Y" com NPP com ou sem lipídeos.**[2]
Levofloxacina	Levotac® Solução injetável 5 mg/mL Bolsa com 100 mL	NA	NA	NA	NA	NA	Não, desde que infundido em até 3 h, conforme texto de bula.	60-90 min.[2]	☹ Não há estudos que avaliem a compatibilidade com NPP.
Linezolida	Zyvox® Solução injetável 2mg/1 mL Bolsa 300 mL	NA	NA	NA	NA	NA	Sim	30-120 min.	🖐 Incompatível para infusão em "Y" com NP com lipídeos.[1]
Meropenem	Zylpen® Pó liofilizado para reconstituição FA 500 mg	AD	10 mL	50 mg/mL	SF[2]	19 mL	Não	15-30 min.[2]	Pode ser administrado sem diluição. ☺ Fisicamente compatível para infusão em "Y" com NPP,[1] na concentração de 20 mg/mL, ou 50 mg/mL.[8]

Metadona	Mytedom® Solução injetável 10 mg/mL Ampola 1 mL	NA	NA	NA	SF[3]	9 mL[4]	NA A solução concentrada é fotossenssível; a diluída, não.[4]	Não há dados da velocidade de infusão em neonatologia.	☹ **Não há estudos que avaliem a compatibilidade com NPP.**[3]
Metilprednisolona (succinato)	Solu-Medrol® Pó liofilizado para reconstituição FA 125 e 500 mgl	AD	10 mL	12,5 mg/mL e 50 mg/mL	SG 5%, SF[2,3]	NA	Não[2]	Dependente da dose a ser administrada[2] Dose: < 125 mg – 3-15 min.; 250 mg – 15-30 min.; ≥ 500 mg- ≥ 30 min. ≥ 1G- ≥ 1 h.[2]	☺ Fisicamente compatível para infusão em "Y" com NP na concentração de 5 mg/mL.[8]
Metoclopramida	Noprosil® Solução injetável Ampola 5 mg/mL Ampola 2 mL	NA	NA	NA	SG 5%, SF[2]	2 ou 49 mL (5 ou 0,2 mg/mL)[2]	Não	15-30 min.[2]	☹ **Compatibilidade para infusão em "Y" com NPP é controversa.**[1] É compatível para infusão em "Y" com NP na concentração de 5 mg/mL.[8] **Contraindicado** em crianças < de **1 ano.**
Metronidazol	metronidazol (genérico) Solução injetável 5 mg/1 mL Bolsa 100 mL	NA	NA	NA	NA	NA	Não	30-60 min.[2]	☹ Não há estudos que avaliem a compatibilidade com NPP.
Micafungina	Mycamine® Pó liofilizado para reconstituição 50 mg	SF	5 mL	10 mg/mL	SF ou SG 5%[4]	**Via central: 1,5 mL-5,6 mL Via periférica: 6 mL-19 mL**[4]	Sim	60 min.	A bolsa de diluição deve ser levemente invertida para dispersar a solução, mas não deve ser agitada. ☹ **Não há estudos que avaliem a compatibilidade com NPP com lipídeos.**

(continua)

Fármaco	Nome comercial/ apresentação	Reconstituição Sol.	Vol.	Concentração Sol. Reconstituída	Diluição Sol.	Diluir cada 1 mL da solução reconstituída com	Necessidade de proteção para a administração	Tempo de infusão	Cuidados
Midazolam	Dormire® Solução injetável ampola 5 mg/1 mL Ampola 3 mL	NA	NA	NA	SG 5%, SF[2]	9 mL ou 49 mL (concentração de 0,5 ou 0,1 mg/mL)	Não	*Push*: 2-5 min.[2]	**Incompatível para infusão em "Y" com soluções alcalinas.**[1] 💣 **Incompatível para infusão em "Y" com NPP com ou sem lipídeos (preciptação /separação de fases).**[1]
Milrinona	Pricacor® IV Solução injetável 1 mg/mL	NA	NA	NA	SG 5%, SF[2]	4 mL	Não	Infusão contínua	💣 **Incompatível com furosemida.**[2] ☺ Fisicamente compatível para infusão em **"Y"** com NPP sem lipídeos.[1] Compatível para infusão em **"Y"** com NP na concentração de 5 mg/mL.[8]
Morfina	Dimorf® Solução injetável 1 mg/1 mL Ampola 2 mL	NA	NA	NA	SG 5%, SF[2]	1 mL[2,3]	Não	15-30 min.[2,3]	**Alta Vigilância** ☹ **Compatibilidade variável em "Y" com NPP com lipídeos.**[1]
Nalbufina	Nubain® Solução injetável 10 mg/1 mL Ampola 1 mL	NA	NA	NA	SF	SI	Não	10-15 min.[2]	💣 **Incompatível para infusão em "Y" com NPP com lipídeos (precipitação /separação de fases).**[1]
Naloxona	Narcan® Solução injetável 0,4 mg/1 mL Ampola 1 mL	NA	NA	NA	SG 5%, SF[2]	9 mL (concentração de 0,04 mg/mL) ou Sem diluição para *push*[2]	Não	*Push*: 30 s	💣 **Incompatível** para infusão em "Y" com soluções **alcalinas.**[2] ☹ Não há estudos que avaliem a compatibilidade com NPP.

Noradrenalina (norepinefrina)	Hyponor® Solução injetável 1 mg/1 mL Ampola 4 mL (norepinefrina base)	NA	NA	NA	SG 5%[2]	62,5- 250 mL[2] (concentração de 10 ou 16 µg /mL)	Sim[1]	NA	**Alta Vigilância** ♦ **Atenção:** no caso de extravasamento pode ocorrer **isquemia e necrose. Evitar acesso periférico. Não usar SF 0,9**% para diluição.[2] ♦ Não utilizar se a solução tiver cor marrom ou acastanhada.[2] ♦ **Incompatível** para infusão em **"Y"** com soluções **alcalinas.**[2] ☹ Fisicamente compatível para infusão em **"Y"** com NPP.
Omeprazol	Oprazon® Pó liofilizado para reconstituição FA 40 mg	Diluente próprio	10 mL	4 mg/mL	NA	NA	Não	Bólus	**Esta marca não pode ser diluída e administrada IV lento.** ☹ Não há estudos que avaliem a compatibilidade com NPP.
Ondansentrona	Ondasentron (genérico) Solução injetável 2 mg/1 mL	NA	NA	NA	SG 5%, SF[2]	1 ou 49 mL (concentração de 1 ou 0,04 mg/mL)[2]	Não	Bólus: 2-5 min. ou infusão da solução diluída em 5-30 min.[2]	☹ Compatibilidade para infusão em "Y" com NPP é controversa.[1]
Oxacilina	Oxanon® Pó liofilizado para reconstituição FA 500 mg	AD	5 mL	100 mg/mL	SG 5%, SF[1,2]	3 mL (concentração de 20 mg/mL, mas pode ser feita sem diluição em pelo menos 10 min.)[2]	Não	60 min.[2]	A infusão rápida < 10 min. pode causar crises convulsivas. ☺ **Fisicamente compatível para infusão em "Y" com NPP.**[1]
Palivizumabe	Synagis® FA 50 mg FA 100 mg	AD	0,6 e 1 mL rep. para os frascos de 50 e 100 mg	100 mg/mL	NA	NA	NA	NA	Adicionar o diluente lentamente ao frasco (gota a gota). Homogeneizar a solução lentamente evitando a formação de espuma. Deixar a solução reconstituída em repouso por no mínimo 20 minutos antes de retirar a dose. A estabilidade da solução reconstituída é de 6 h.

(continua)

Fármaco	Nome comercial/ apresentação	Reconstituição Sol.	Vol.	Concentração Sol. Reconstituída	Diluição Sol.	Diluir cada 1 mL da solução reconstituída com	Necessidade de proteção para a administração	Tempo de infusão	Cuidados
Pancurônio	Pancurônio® Solução injetável 1 mg/1 mL Ampola 2 mL	NA	NA	NA	SG 5%, SF[2]	No mínimo 0,3 mL[2]	Não	*Push* ou infusão contínua na concentração de 0,01- 0,8 mg/mL	☹ Não há estudos que avaliem a compatibilidade com NPP.
Piperacilina + tazobactam	piperacilina + tazobactam (genérico) Pó liofilizado para reconstituição FA 2.000 mg + 2.500 mg	AD	10 mL	± 217 mg/mL (ocorre expansão para 11,5 mL)	SG 5%, SF[1]	10 mL[2] (concentração máxima de 20 mg/mL)	Não	Infusão: 30 min.[2]	Concentração máxima de infusão 200 mg/mL.[2] ☺ **Fisicamente compatível para infusão em "Y" com NPP.**[1] Contém **2,35 mEq** ou **54 mg** de sódio por **1G** de piperacilina.
Polimixina B	Polimixina B genérico Eurofarma Pó liofilizado para reconstituição FA 500.000 UI	SF	10 mL	50.000 UI/ mL ou 5 mg/mL (base)	SG 5%[2]	29 mL[1] Concentração para uso EV exclusivo.	Não	60 - 90 min.[1]	☺ **Fisicamente compatível para infusão em "Y" com NPP 2-1.**[1]
Potássio (cloreto)	Solução cloreto de potássio 19,1% Ampola 10 mL	NA	NA	NA	SG 5%, SF[1,3]	31 mL[2] Concentração máxima de 80 mEq/L por acesso periférico. 16 mL[2] Concentração máxima de 150 mEq/L por acesso central.	Não	**Variável** ACM. A infusão rápida é contraindicada. Velocidade máxima de infusão **0,5-1 mEq/kg/h.**[3]	**Alta Vigilância** Cada mL contém **0,191 g de KCl** e **2,559 mEq/mL de K⁺.** **Vesicante em concentrações maiores que 0,1 mEq/mL.**[2]

Potássio (fosfato)	Solução fosfato de potássio 2 mEq/mL Ampola 10 mL	NA	NA	NA	SG 5%, SF[1,3]	49 mL[3]	Não	**Variável** ACM. A infusão rápida é contraindicada.	Cada 1 mL contém 156,7 mg de fosfato de potássio dibásico e 30 mg de potássio monobásico; 2 mEq/mL de fosfato; 2 mEq/mL de potássio, 1,1 mmol/mL de fósforo. Concentrações maiores que 40 mEq/L ou 0,04 mEq/mL causam flebite.[3] ☹ **Compatibilidade variável em "Y" com NPP com lipídeos.**[1]
Propofol	Lipuro 1% (10 mg/mL) Emulsão injetável Ampola 20 mL	NA	NA	NA	SG 5%[4]	1-4 mL	Não	Bólus lento até resposta ou de 20-30 s.	**Alta Vigilância Deve ser diluído em SG 5% em bolsa de infusão de PVC ou frasco de vidro (bula). Essa mistura tem estabilidade físico-química de 6 h.** Caso o equipo de infusão possua filtro, este deve ser maior que 5 µ.[3] ☛ **Incompatível para infusão em "Y" com NPP com lipídeos.**[4]
Ranitidina	Ranitidina (genérico) Solução injetável 25 mg/mL Ampola 2 mL	NA	NA	NA	SG 5%, SF[1,2]	9 mL	Não	15-30 min.	☺ Fisicamente compatível para infusão em "Y" com NPP.[1] ☹ Compatibilidade para administração em "Y" com NP variável dependente da concentração.[8]
Rocurônio	Rocurônio (genérico) Solução injetável 10 mg/mL FA 5 mL	NA	NA	NA	SG 5%, SF[1]	9 ou 19 mL Para concentração de infusão de 0,5-1 mg/mL.[2]	Não	Sem diluição em bólus e diluído em infusão contínua.	**Alta Vigilância** ☹ **Não há estudos que avaliem a compatibilidade com NPP.** Incompatível com **soluções alcalinas.**[3]
Salbutamol	Salbutamol genérico Solução injetável 0,5 mg/mL 1 mL Ampola 1 mL	NA	NA	NA	SG 5%, SF	49 mL	Não	Infusão contínua	Não deve ser administração sem prévia diluição. ☹ **Não há estudos que avaliem a compatibilidade com NPP.**

(continua)

Fármaco	Nome comercial/ apresentação	Reconstituição Sol.	Vol.	Concentração Sol. Reconstituída	Diluição Sol.	Diluir cada 1 mL da solução reconstituída com	Necessidade de proteção para a administração	Tempo de infusão	Cuidados
Sódio	Cloreto de sódio Solução injetável 20% Ampola 10 mL	NA	NA	NA	SG 5%, SF[1,3]	31 mL[2] Concentração máxima de **80 mEq/L** por acesso periférico. 16 mL[2] Concentração máxima de **150 mEq/L** por acesso central.	Não	**Variável** ACM. A infusão rápida é contraindicada. Velocidade máxima de infusão **0,5-1 mEq/kg/h**.[3]	**Alta Vigilância** Cada mL contém **200 mg de NaCl**; **3,4 mEq/mL de Na⁺ e 3,4 mEq/mL de CL⁻.** Osmolaridade **3.422 mOsm/L**; **Vesicante** em concentrações **maiores que 1% ou 10 mg/mL.**[2]
Sulfametoxazol + trimetropina	Bac-Sulfitrin® Solução injetável 80/16 mg/mL Ampola 5 mL	NA	NA	NA	SG 5%[1]	24 mL[2] Para restrição hídrica 14 mL[2]	Não	60-90 min.[2]	Não deve ser administrado sem prévia diluição. ☺ Fisicamente compatível para infusão em "**Y**" com NPP.
Sulfato de magnésio 10%	Solução de sulfato de magnésio 10% 100 mg/mL Ampola 10 mL	NA	NA	NA	SF, SG 5%[2,3]	EV: 7,3 mL IM: não precisa diluir	Não	2-4 h	**Alta Vigilância** ☺ Fisicamente compatível com NPP em concentrações abaixo de 100 mg/mL **Para IM, administrar no máximo 0,5 mL.**
Sulfato de magnésio 50%	Solução de sulfato de magnésio 50% 500 mg/mL	NA	NA	NA	SF, SG 5%[2,3]	IM: pelo menos 1,5mL	Não	NA	**Alta Vigilância** ☺ Fisicamente compatível com NPP em concentrações abaixo de 100 mg/mL **Para IM, administrar no máximo 0.5mL**

Teicoplanina	Bactomax® Pó liofilizado para reconstituição 400 mg	AD	3 mL	133,3 mg/mL	SF, SG 5% e ringer[5]	SF e ringer – 65,7 mL SG 5% – 12,3 mL	Não	30 min.	Ao reconstituir, adicione lentamente todo o solvente da ampola no frasco-ampola e role-o lentamente entre as mãos, até que o pó esteja completamente dissolvido, tomando o cuidado de evitar a formação de espuma. ☺ Compatível para infusão em "Y" com NP na concentração de 0,2 mg/mL.[8]
Tramadol	Tramadon Solução injetável 50 mg/mL 1 mL Ampola 1 mL	NA	NA	NA	SG 5%, SF[1]	12 mL[1]	Não	Bólus - 2-3 min. ou infusão[1]	☹ Não há estudos que avaliem a compatibilidade com NPP.
Valproato de sódio	Depacon® Solução injetável 100 mg/mL FA 5 mL	NA	NA	NA	SG 5%, SF[1-3]	1 ou 2 mL (para concentração de infusão de 25-50 mg/mL)[1-3]	Não	1-5 min.[1-3]	☹ **Não há estudos que avaliem a compatibilidade com NPP.[4] Incompatível** para infusão em **"y"** com vancomicina.[4]
Vancomicina	Vancomicina (genérico) Pó liofilizado para reconstituição FA 500 mg	AD	10 mL	±49 mg/mL (ocorre expansão para 10,2 mL)	SG 5%, SF[1,2]	9 mL (concentração máxima de 5 mg/mL)	Não	60 min.[1-3]	Extremamente irritante, seu extravasamento pode causar necrose. A infusão por tempo menor pode resultar em hipotensão, choque e *rash*. ☺ **Fisicamente compatível para infusão em "Y" com NPP.[1]**

Bulas

Acetilcisteína. BULA DE MEDICAMENTO. Farm. Resp. Dr. Florentino de Jesus Krenkas. União Química Farmacêutica Nacional. Embu-Guaçu.

Aciclovir. BULA DE MEDICAMENTO. Farm. Resp. Walter F. da Silva Junior. Novafarma. Anápolis.

Adrenalina. BULA DE MEDICAMENTO. Farm. Resp. Dr. Renato Silva. Hipolabor. Sabará.

Albumina. BULA DE MEDICAMENTO. Farm. Resp. Dra. Jônia Gurgel Moraes. Baxter. São Paulo.

Alprostadil. BULA DE MEDICAMENTO. Farm. Resp. Dr. Marcelo Martins. Flukka Farmácia de Manipulação. São Bernardo do Campo.

Amicacina. BULA DE MEDICAMENTO. Farm. Resp. Dr. Satoro Tabuchi. Blau Farmacêutica AS. São Paulo.

Aminofilina. BULA DE MEDICAMENTO. Farm. Resp. Dra. Andreia Cavalcante Silvai. Teuto. Anápolis.

Ampicilina. BULA DE MEDICAMENTO. Farm. Resp. Dr. Jose Claudio Brumerad. Pfizer. Itapevi.

Ampicilina e sulbactam. BULA DE MEDICAMENTO. Farm. Resp. Dr. Walter F. da Silva Junior. Novafarma. Anápolis.

Anfotericina B. BULA DE MEDICAMENTO. Farm. Resp. Dr. José Carlos Módolo. Cristália. São Paulo.

Anfotericina B lipossomal. BULA DE MEDICAMENTO. Farm. Resp. Dr. Ademir Tesser. Fabricado por Gilead Sciences. Importado por United Medical. São Paulo.

Atropina. BULA DE MEDICAMENTO. Farm. Resp. Dra. Sinara P A Lopes. Hypofarma. Ribeiro das Neves.

Benzil penicilina Potássica. BULA DE MEDICAMENTO. Farm. Resp.: Satoro Tabuchi. Blau. São Paulo.

Bicarbonato de sódio. BULA DE MEDICAMENTO. Farm. Resp.: Dra. Sinara P. A. Lopes. Hypofarma. Ribeirão das Neves.

Cafeína. BULA DE MEDICAMENTO. Farmacêutica Responsável: Dr. C.M.H.Nakazaki. Chiesi. Santana de Parnaíba.

Cefalotina. BULA DE MEDICAMENTO. Farmacêutico responsável: Dr. Sidnei Bianchini Junior. Cosmopolis.

Cefazolina. BULA DE MEDICAMENTO. Farmacêutico responsável: Dr. Sidnei Bianchini Junior. Cosmopolis.

Cefepima. BULA DE MEDICAMENTO. Farm. Resp. Dr. Rafael Nunes Princesval. BioChimico. Cordovil.

Cefotaxima. BULA DE MEDICAMENTO. Farm. Resp. Paulo Fernando Bertachini. Aurobindo Pharma. Anápolis.

Cefatazidima. BULA DE MEDICAMENTO. Farm. Resp. Paulo Fernando Bertachini. Aurobindo Pharma. Anápolis.

Cefoxitina. BULA DE MEDICAMENTO. Farm Resp.Sidnei Bianchini Junior. ABL. Cosmópolis.

Cefoxitina. BULA DE MEDICAMENTO. Farm. Resp. Paulo Fernando Bertachini. Aurobindo Pharma. Anápolis.

Ceftriaxona. BULA DE MEDICAMENTO. Farm. Resp. Dr. Sidnei Bianchini Junior. ABL. Cosmópolis.

Cefuroxima. BULA DE MEDICAMENTO. Farm. Resp. Paulo Fernando Bertachini. Aurobindo Pharma. Anápolis.

Ciprofloxacina. BULA DE MEDICAMENTO. Farm. Resp. Dra. Kerusa Gurgel Tamiarana. Isofarma. Precabura.

Cisatracúrio. BULA DE MEDICAMENTO. Farm. Resp. Dr. Edmilson da Silva Oliveira. GlaxoSmithKline. Rio de Janeiro.

Claritromicina. BULA DE MEDICAMENTO. Farm. Resp. Dra. Ana Paula Antunes Azevedo. Abbott. São Paulo.

Clindamicina. BULA DE MEDICAMENTO. Farm. Resp. Dr. Renato Silva. Hipolabor. Sabará

Apêndice A | Protocolo de preparo e administração de medicamentos injetáveis

Dexametasona (fosfato). BULA DE MEDICAMENTO. Farm. Resp. Dra. Lucimeide E. de Jesus. Novafarma. Anápolis.

Dexmedetomedina. BULA DE MEDICAMENTO. Farm. Resp. Dra. Alba Santos. Hospira. São Paulo.

Diazepam. BULA DE MEDICAMENTO. Farm. Resp. Dr. José Carlos Módolo. Cristália. São Paulo.

Difenidramina. BULA DE MEDICAMENTO. Farm. Resp. Dr. José Carlos Módolo. Cristália. São Paulo.

Dipirona. BULA DE MEDICAMENTO. Farm. Resp. Dr. Andreia Cavalcante Silva. Teuto. Anápolis.

Dobutamina. BULA DE MEDICAMENTO. Farm Resp. Sidnei Bianchini Junior. ABL. Cosmópolis.

Dopamina. BULA DE MEDICAMENTO. Farm. Resp. Dr. José Carlos Módolo. Cristália. São Paulo.

Enoxaparina. BULA DE MEDICAMENTO. Farm. Resp. Dra. Silvia Regina Brollo. Sanofi–Aventis. São Paulo.

Fenitoína. BULA DE MEDICAMENTO. Farm. Resp. Dr. José Carlos Módolo. Cristália. São Paulo.

Fenobarbital. BULA DE MEDICAMENTO. Farm. Resp. Dr. José Carlos Módolo. Cristália. São Paulo.

Fentanila. BULA DE MEDICAMENTO. Farm. Resp. Dr. José Carlos Módolo. Cristália. São Paulo.

Filgrastima. BULA DE MEDICAMENTO. Farm. Resp. Dr. Guilherme N Ferreira. Roche. Rio de Janeiro.

Fitomenadiona. BULA DE MEDICAMENTO. Farm. Resp. Guilherme N. Ferreira. Roche. Rio de Janeiro.

Fluconazol. BULA DE MEDICAMENTO. Farm. Resp. Dr. Rafael Mauricio Reis Teixeira. Sanobiol. Pouso Alegre.

Flumazenil. BULA DE MEDICAMENTO. Farm. Resp. Dr. José Carlos Módolo. Cristália. São Paulo.

Furosemida. BULA DE MEDICAMENTO. Farm. Resp. Dra. Amanda Bermejo Oba. Santisa. Bauru.

Ganciclovir. BULA DE MEDICAMENTO. Farm. Resp. Dr. Viviane Desideri. HalexIstar. Goiania.

Gentamicina. BULA DE MEDICAMENTO. Farm. Resp. Dra. Amanda Bermejo Oba. Santisa. Bauru.

Glicose. BULA DE MEDICAMENTO. Farm. Resp. Dr. A F Sandes. Farmace. Barbalha.

Gluconato de cálcio. BULA DE MEDICAMENTO. Farm, Resp. Kerusa Gurgel Tamiarana. Isofarma. Ceará

Heparina. BULA DE MEDICAMENTO. Farm. Resp. Dr. José Carlos Módolo. Cristália. São Paulo.

Hidrocortisona (succinato). BULA DE MEDICAMENTO. Farm. Resp. Dra. Lucimeide E. de Jesus. Novafarma. Anápolis.

Ibuprofeno. BULA DE MEDICAMENTO. Lundbeck Inc., Deerfield..

Indometacina. BULA DE MEDICAMENTO. Merck & Co., Inc., Deerfield.

Imunoglobulina humana. BULA DE MEDICAMENTO. Farm. Resp. Ulisses Soares de Jesus. CSL Behring. São Paulo.

Imipenem e cilastina. BULA DE MEDICAMENTO. Farm. Resp. Dr. Sidnei Bianchini Junior. ABL. Cosmópolis.

Levofloxacino. BULA DE MEDICAMENTO. Farm. Resp. Dr. José Carlos Módolo. Cristália. São Paulo.

Zyvox® Linezolida. BULA DE MEDICAMENTO. Farm Resp Jose Cláudio Bumerad. São Paulo.

Metadona. BULA DE MEDICAMENTO. Farm. Resp. Dr. José Carlos Módolo. Cristália. São Paulo.

Metilprednisolona (succinato). BULA DE MEDICAMENTO. Farm. Resp. Dr. José Claudio Bumerad. Pfizer. Guarulhos.

Metoclopramida. BULA DE MEDICAMENTO. Farm. Resp. Dra. Kerusa Gurgel Tamiarana. Isofarma. Eusébio.

Metronidazol. BULA DE MEDICAMENTO. Farm. Resp. Dra. Kerusa Gurgel Tamiarana. Isofarma. Eusébio.

Micafungina. BULA DE MEDICAMENTO. Farm Resp. Sandra Winarski. Astellas farma Brasil. São Paulo

Midazolam. BULA DE MEDICAMENTO. Farm. Resp. Dr. Jose Carlos Módolo. Cristália. São Paulo.

Morfina. BULA DE MEDICAMENTO. Farm. Resp. Dr. Jose Carlos Módolo. Cristália. São Paulo.

Naloxona. BULA DE MEDICAMENTO. Farm. Resp. Dr. Jose Carlos Módolo. Cristália. São Paulo.

Nalbufina. BULA DE MEDICAMENTO. Farm. Resp. Dr. Jose Carlos Módolo. Cristália. São Paulo.

Norepinefrina. BULA DE MEDICAMENTO. Farm. Resp. Dra. Sinara P A Lopes. Hypofarma. Ribeiro das Neves.

Omeprazol. BULA DE MEDICAMENTO. Farm. Resp. Satoro Tabuchi. Blau Farmacêutica. São Paulo.

Ondansetron. BULA DE MEDICAMENTO. Farm. Resp. Dr. Viviane Desideri. HalexIstar. Goiânia.

Oxacilina. BULA DE MEDICAMENTO. Farm. Resp. Satoro Tabuchi. Blau Farmacêutica. São Paulo.

Palivizumabe. BULA DE MEDICAMENTO. Farm. Resp. Dra. Ana Paula Antunes Azevedo. Abbvie. São Palo.

Piperacilina e tazobactam. BULA DE MEDICAMENTO. Farm. Resp. Paulo Fernando Bertachini. Aurobindo Pharma. Anápolis.

Propofol. BULA DE MEDICAMENTO. Farm. Resp. Dra. Neide M. S. Kawabata. B. Braun. Jequitibá.

Polimixina B. BULA DE MEDICAMENTO. Farm. Resp. Dra. Sonia Albano Badaró. Eurofarma. São Paulo.

Potássio (cloreto). BULA DE MEDICAMENTO. Farm. Resp. Dr. A F Sandes. Farmace. Barbalha.

Potássio (fosfato). BULA DE MEDICAMENTO. Farm, Resp. Kerusa Gurgel Tamiarana. Isofarma. Ceará

Ranitidina. BULA DE MEDICAMENTO. Farm. Resp. Dra. Andrea Cavalcante da Silva. Teuto. Anápolis.

Rocurônio. BULA DE MEDICAMENTO. Farm. Resp. Dra. Sonia Albano Badaró. Eurofarma. São Paulo.

Salbutamol. BULA DE MEDICAMENTO. Farm. Resp. Renato Silva. Hipolabor. Sabará.

Sulfametoxazol e trimetoprima. BULA DE MEDICAMENTO. Farm. Resp. Marco Aurélio Limirio G. Filho. NeoQuimica. Anápolis.

Sulfato de Magnésio, 10 e 50%. BULA DE MEDICAMENTO. Farm, Resp. Kerusa Gurgel Tamiarana. Isofarma. Ceará

Sodio (cloreto). BULA DE MEDICAMENTO. Farm. Resp. Dr. A F Sandes. Farmace. Barbalha.

Teicoplanina. BULA DE MEDICAMENTO. Farm. Resp. Dr. Jose Carlos Módolo. Cristália. São Paulo.

Valproato de sódio. BULA DE MEDICAMENTO. Farm. Resp. Dra. Ana Paula Antunes Azevedo. Abbott. Rio de Janeiro.

Vancomicina. BULA DE MEDICAMENTO. Farm. Resp. Dr. Sidnei Bianchini Junior. ABL. Cosmópolis.

■ REFERÊNCIAS BIBLIOGRÁFICAS

1. Trissel, L. A. Handbook on Injectable Drugs. American Society of Health-System Pharmacists. 13th ed. Maryland, 2005.

2. Taketomo, C. K.; Hodding, J. H.; Kraus, D. M. Pediatric Dosage Handbook. Lexi-Comp. 20th ed. Ohio, 2013.

3. Phelps, S. J.; Hak, E. B.; Crill, C. M. Pediatric Injectable Drugs. The Teddy Bear Book. American Society of Health-System Pharmacists 9th ed., Maryland, 2010.

4. Micromedex® Healthcare Series [Internet database]. Greenwood Village, Colo: Thomson Healthcare. Updated periodically. Disponível: http://www.thomsonhc.com/hcs/Librarian.

5. BMJ Group. BNF for children 2009.

6. Newton, D. W. Drug Incompatibility Chemistry. Am J Health-System Pharmacy. vol. 66, n. 4, p. 348-357, 2009.

7. Gahart, BL., Nazarenao, AR. Medicamentos intravenosos. 26 ed. Elsevier, Rio de Janeiro, 2011.

8. Miranda, TMM, Ferraresi, AA. Compatibilidade: medicamentos e nutrição parenteral, Einstein 2016; 14(1): 52-5

apêndice B

Eliane Ribeiro ▪ Sandra Cristina Brassica

Websites recomendados

American Academy of Pediatrics (AAP): deriva da American Medical Association (AMA). É uma organização que tem por objetivo a promoção de saúde e a proteção da criança por meio de ações que envolvem pesquisas clínicas ou laboratoriais, em parceria com organizações governamentais ou não e com a comunidade.

No *website* da APP é possível encontrar diretrizes, artigos científicos e o jornal *NeoReviwes*, que aborda relatos de casos em Neonatologia, além de algumas revisões. Também são oferecidos cursos na modalidade EaD sobre diversos temas relevantes para essa população.

https://www.aap.org

BMJ Clinical Evidence: base de dados do *British Medical Journal* que contém revisões.

www.clinicalevidence.bmj.com

American Society of Health-System Pharmacists (ASHP): organização que promove ações de desenvolvimento profissional por meio de educação continuada e pesquisas. A ASHP publica diretrizes para a prática clínica farmacêutica. Possui uma revista científica e oferece vários cursos na modalidade EaD gratuitos.

http://www.ashp.org/

Canadian Institutes of Health Research: agência canadense de pesquisa em Saúde que fomenta a realização de estudos para a melhoria do Sistema de Saúde no Canadá, no que se refere a serviços de saúde e produtos. Possui o

Canadian Neonatal Network, que é constituído de uma equipe multidisciplinar de 30 UTINs canadenses. Essa equipe conduz pesquisas voltadas para a criação e inovação de políticas e práticas para a melhoria da assistência dessa população e a manutenção de uma base de dados nacional. http://www.cihr-irsc.gc.ca

Centro de Referência e Treinamento em DST/AIDS: unidade de referência do Programa Estadual para Prevenção, Controle, Diagnóstico e Tratamento de Doenças Sexualmente Transmissíveis (DST) e da Síndrome da Imunodeficiência Adquirida (AIDS) no Estado de São Paulo. Tem por finalidade elaborar e implantar normas relativas às DST/AIDS, propostas de prevenção. Também presta assistência a pacientes com DST/AIDS e desenvolve programas de formação, treinamento e aperfeiçoamento, além de pesquisa científica em seu campo de atuação. Em seu *website* é possível encontrar vários materiais para pesquisa, como revistas, artigos, guias etc. http://www.saude.sp.gov.br/centro-de-referencia-e-treinamento-dstaids-sp/

Centro de Vigilância Epidemiológica: órgão estadual que tem por escopo coordenar e normatizar o Sistema de Vigilância Epidemiológica (SVE-SP). Também realiza ações de planejamento, execução e monitoramento das ações de prevenção e controle de doenças e agravos. Desenvolve capacitação e pesquisas de interesse. Em seu *website*, podem-se encontrar boletins, guias, legislação sanitária, manuais técnicos, entre outros materiais de interesse. http://www.cve.saude.sp.gov.br/

Clinical Evidency: base de dados do *Britisth Medical Journal* (BMJ). Permite a consulta a revisões sistemáticas e protocolos a respeito dos principais temas clínicos. Fornece, também, uma ferramenta para o aprendizado e o ensino da Medicina baseada em evidências. http://clinicalevidence.bmj.com/

Cochrane Library: rede independente de pesquisadores, profissionais, pacientes e indivíduos interessados em Saúde. Possui 37 mil colaboradores em mais de 130 países que trabalham em conjunto para produzir evidências científicas de alto nível, isentas de conflitos de interesses ou de interesses comerciais. http://www.cochranelibrary.com/

Cochrane Neonatal: é um dos grupos de revisores que prepara e dissemina revisões sistemáticas e metanálises sobre a terapia em neonatos e a medicina perinatal. http://neonatal.cochrane.org/welcome

DST-AIDS e Hepatites Virais: portal sobre AIDS, doenças sexualmente transmissíveis e hepatites virais. Disponibiliza cartilhas, protocolos clínicos e diretrizes terapêuticas do Ministério da Saúde, estatísticas e legislação. www.aids.gov.br

Global Research in Pediatrics (GRiP): projeto financiado pela União Europeia que objetiva facilitar o uso seguro de medicamentos em crianças. Em seu *website*, é possível encontrar *links* para documentos de várias organizações sobre o desenvolvimento de estudos clínicos em crianças e neonatos e formulações apropriadas. http://www.grip-network.org/

Health Technology Assessment International (HTAi): sociedade científica internacional para discussão de experiências e informações. Possui membros em 65 países. Reúne fabricantes, pesquisadores agências regulatórias, provedores de serviços de saúde e consumidores. http://www.htai.org/

Institute for Safe Medication Practices: organização sem fins lucrativos que busca prevenir erros de medicação e promover práticas de uso seguro de medicamentos. Seu *website* disponibiliza vários materiais educativos gratuitos e recomendações.
http://www.ismp.org/

International Network of Agencies for Health Technology Assessment (INAHTA): rede que conecta agências reguladoras, promovendo a troca de informações e experiências sobre tecnologias em Saúde.
http://www.inahta.org/

Mother to Baby: serviço da *Organization of Teratology Information Specialists* (OTIS) que provê informações atualizadas sobre os riscos de medicamentos, substâncias químicas, fitoterápicos, drogas de abuso e doenças durante a gravidez e amamentação.
http://mothertobaby.org/

National Institute for Health and Care Excellence (NICE), Reino Unido: provê informação com o objetivo de otimizar e uniformizar o atendimento à saúde.
https://www.nice.org.uk/guidance/population-groups/infants-and-neonates

National Health Service (NHS) Centre for Reviews and Dissemination – University of York: provê acesso a evidências clínicas.
(https://www.york.ac.uk/crd/)

Organização Mundial de Saúde (OMS): a OMS coordena as ações mundiais de Saúde. No *website* da OMS há estatísticas de Saúde, jornais, a Farmacopeia Internacional e muitos boletins interessantes na área da Neonatologia, como, por exemplo, o *Maternal, newborn, child and adolescent health*, e cursos como o Essential newborn care course, que inclui material em PDF, entre outros.
http://www.who.int/

Oxford Centre for Evidence-Based Medicine: provê acesso às evidências clínicas.
http://www.cebm.net/

Portal SEB, **Ministério da Saúde:** nesse portal, é possível acessar os conteúdos disponíveis a profissionais e estudantes da área da Saúde. No caso dos profissionais, o acesso é definido pelo vínculo os profissionais de saúde ao seu respectivo conselho profissional.
http://www.psbe.ufrn.br/

Perinatology: *website* privado que traz informações para a prescrição de medicamentos durante a amamentação, uma lista com os fármacos seguros durante a amamentação, *links* para outros *sites* de interesse que abordam a exposição de medicamentos durante a gravidez e a amamentação.
http://perinatology.com/

Portal da Capes: abriga periódicos, bases de dados e livros. Possui também um aplicativo para *smartphones* ou *tablets*, facilitando a pesquisa.
http://www.periodicos.capes.gov.br/

Proqualis: portal vinculado ao ICICT/Fiocruz e financiado pelo Ministério da Saúde, por meio da Secretaria de Atenção à Saúde. Produz e dissemina informações e tecnologias em qualidade e segurança do paciente. Também apresenta aulas, entrevistas, vídeos, resenhas, notícias, entre outros.
http://proqualis.net/

Rede Brasileira de Avaliação de Tecnologias em Saúde (Rebrats): busca estabelecer a ponte entre pesquisa, política e gestão, fornecendo subsídios para decisões de incorporação, monitoramento e abandono de tecnologias.
http://rebrats.saude.gov.br/

Residência Farmacêutica: *website* foi criado pela Farmacêutica Caroline GRC Molino, como parte de seu Trabalho de Conclusão de Residência para o programa de Farmácia Clínica e Atenção Farmacêutica da USP. Possui um ambiente de fácil navegação e contém informações importantes para usuários do SUS e profissionais de saúde. Entre as informações disponíveis, estão: Componentes da Assistência Farmacêutica, Programas como Farmácia Popular e Dose Certa, Medicamentos Disponíveis no SUS, Medicamentos, amamentação e gravidez, entre outras atualizações.
https://sites.google.com/site/medicamentosnosus/

Sociedade Brasileira de Pediatria: é uma instituição sem fins lucrativos, filiada à Associação Médica Brasileira (AMB), que atua na defesa de médicos, crianças e adolescentes. Seu *website* fornece recomendações, cartilhas, informes etc.
https://www.sbp.com.br/

Treating for Two: este *website* é uma iniciativa do Centers for Disease Control and Prevention (CDC), que busca aumentar a informação sobre a exposição a fármacos durante a gravidez. Traz artigos científicos, estatísticas, recomendações, entre outros materiais.
http://www.cdc.gov/pregnancy/meds/treatingfortwo/

Turning Research into Practice (Trip Database): ferramenta para a pesquisa de evidência na prática clínica.
https://www.tripdatabase.com/

Unicef UK Baby Friendly Initiative: este website é uma iniciativa da Unicef e contém uma vasta gama de materiais sobre a exposição a medicamentos durante a gravidez e amamentação, além de cursos, vídeos e conferências.
http://www.unicef.org.uk/BabyFriendly/

US Food and Drug Administration (FDA): *website* do órgão regulatório americano de medicamentos e alimentos. Apresenta uma vasta fonte de informação sobre regulação, práticas clinicas, medicamentos, entre outros.
http://www.fda.gov/

US National Library of Medicine: possui diversas bases de dados para pesquisa de trabalhos científicos e dá acesso ao LactMed˙, uma base de dados da TOXNET, por meio da qual é possível fazer pesquisas pelo nome do fármaco.
https://www.nlm.nih.gov/

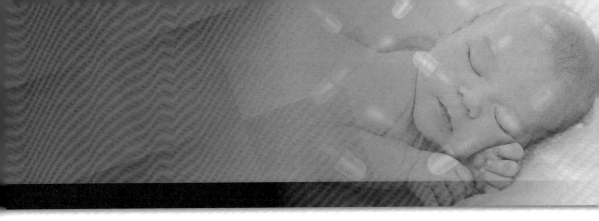

Índice Remissivo

Obs.: números em **negrito** indicam tabelas e quadros; números em *itálico* indicam figuras.

5-Fluocitosina, 173

A

Abreviaturas, XIX-XXIV
  capazes de induzir a erro, **58**
Absorção de medicamentos
  pela via intramuscular, 41
  percutânea, 41
  por via inalatória, 41
Abstinência
  em recém-nascidos e lactentes hospitalizados, 89
  sintomas, 89
Acidose metabólica, 43
Adenosina, 167
Adrenalina, 128
Adult Children, consulta no Medline utilizando o protocolo Mesh, 15
Agentes inotrópicos positivos, 127
Amamentação, medicamentos contraindicados na, **30**
Aminas simpatomiméticas, 127
Aminoácidos, 76
  soluções empregadas em neonatos, composição, **77**
Aminofilina na apneia da prematuridade, 122
Amiodarona, efeitos adversos, **30**
Analgesia, 88
Anfotericina B
  deoxicolato, 172
  formulações lipídicas da, 172

Anomalia fetal não diagnosticada, **33**
Antibióticos de uso em sepse neonatal bacteriana, **197-199**
Antifúngicos de uso sistêmico em recém-nascidos, **172-174**
Antineoplásicos, efeitos adversos, **30**
Antioxidantes, 144
Apneia, 85
  central, 122
  da prematuridade, 121
    medidas não farmacológicas, 122
    terapia farmacológica, 122
  mista, 122
  obstrutiva, 122
  recorrente, 160
Arco palatino elevado, 180
Articulação de Clutton, 180
Asfixia
  neonatal, 8
  perinatal, 160
Assistência à saúde, qualidade na, 34
AZT
  injetável, posologia, **178**
  no RN, esquema posológico por via oral, **178**
  orientação para a profilaxia de recém-nascidos com, *179*

B

Bacteremia, **192**
Base de dados primária, 12
BCG, 94

Biblioteca Virtual de Saúde, 13
  consulta ao descritor, *13*
  pelo índice permutado, *14*
  resultado da consulta ao descritor Criança
    Adulta pelo índice permutado, *15*
Bolsa
  de EVA, 66
  de PVC, 66
Bomba de infusão, 67
  triplo canal, *68*
Broncodilatadores, 145
Bulas, 228-230

■ C

Cafeína na apneia da prematuridade, 122
Cálcio
  deficiência no pré-termo, fisiopatologia
    da, 155
  homeostase metabólica do, *154*
Cálculo para a conferência de doses, 113
Candida
  albicans, 169
  glabrata, 169
  lusitaniae, 169
  parapsilosis, 169
  tropicalis, 169
Candidemia, 169
Cardiopatias
  congênitas críticas, 189
  dependentes de canal, manejo, 189
Caspofungina, 174
Cateter
  central
    de curta permanência, 69
    de longa permanência, 69
  periférico, 69
    central de inserção periférica, *70*
    do tipo "butterfly", *70*
    flexíveis, *101*
    tipo "por-fora-da-agulha", *71*
  venoso, 69
Cateterismo venoso central, 69
Causas que levam à internação em, 8
Ceftriaxona em neonatos prematuros até 28
  dias de vida, contraindicação, 81
Ceratite intersticial, 180
Cetamina, 89
Choque
  no período neonatal, 125
    etiologia, 126

  exames complementares, 127
  fisiopatologia, 126
  quadro clínico, 126
  tratamento, 127
  séptico, **193**
Circulação fetal, características, 187
Citomegalovírus, 184
  diagnóstico, 185
  manifestações clínicas, 185
  tratamento, 185
Clearance
  de creatinina, 46
  renal, 44
Cocaína, exposição fetal à, 160
Colapso agudo hemodinâmico, 126
Concentração
  de eletrólitos, **114**
  de glicose, cálculo, 114
Convulsão(ões)
  neonatal, 131
  no período neonatal, medicamentos
    utilizados no tratamento das, **133**
Corioamnionite, 194
Corticosteroides, 128, 145
Creatinina, aumento da, **63**
Crise(s) convulsiva(s), 131
  abordagem diagnóstica da etiologia
    das, 132
  no período neonatal, algoritmo de
    tratamento, *133*
Critério
  de Goldstein, 195
  de Manroe, 195
Cultura
  de LCR, 195
  de segurança, 35
*Cumulative Index to Nursing and Allied
Health Literature* (CINHAL), 13

■ D

Deficiência de G6PD, 135
  exposição a medicamentos, 136
  impresso utilizado para a orientação de
    lactantes mães de recém-nascidos
    com, *137*
Densitometria óssea, 156
Dente(s)
  de Hutchinson, 180
  molares em "amora", 180
Desconforto respiratório, 38

Desenvolvimento pulmonar, estágios, *141*
Dexmedetomidina, 89
Dificuldade de aprendizado, 180
Disfunção miocárdica, 126
Displasia broncopulmonar, 139
    classificação quanto à gravidade, 141
    definição, **142**
    diagnóstico, 141
    etiopatogenia, 142, *143*
    incidência, 139, *140*
    posologia das medicações
        utilizadas na, **145-146**
    tratamentos adjuvantes, 144
Distribuição
    de um medicamento, alterações no
        processo de, 41
    hídrica nos compartimentos corporais, **42**
Diuréticos, 144
Doadores de NO, 167
Dobutamina, 128
Doença
    da membrana hialina, 8
    hemorrágica do recém-nascido, 149
        profilaxia, 150, *151*
        tratamento, 151
    metabólica óssea, 153
        diagnóstico por imagem, 156
        quadro clínico e laboratorial, 154
        terapêutica, 156
Dopamina, 127, 165
Dose(s)
    cálculos para a conferência e exercícios,
        113, 116
    relativa no lactente, 29
Doxapram na apneia da prematuridade, 123

■ E

Eficácia, problema relacionado ao
    medicamento
    definição e ação, **50**
Eletrólitos, 79
    oferta no período pós-natal, **79**
Eliminação de fármacos, alterações no
    processo de, 75
Embalagens plásticas, compatibilidade de
    medicamentos com, 66
EMBASE, 13
Emulsões lipídicas, 75, 78
    com óleo de peixe, **79**
    composição com TCM/TCL, **78**

Endotelina, 166
Ensaio clínico randomizado controlado,
    ferramentas para avaliar qualidade, **19**
Enterocolite necrosante, 159-161
    estratégias para prevenção, 161
Entrevista materna, 21
    modelo para realização de, **23-24**
Enzima
    atividade no período neonatal, **44**
    CYP2C19, fármaco substrato e
        desenvolvimento, **44**
    CYP2C9, fármaco substrato e
        desenvolvimento, **44**
    CYP2D6, fármaco substrato e
        desenvolvimento, **44**
    CYP3A4, fármaco substrato e
        desenvolvimento, **44**
    CYPA2, fármaco substrato e
        desenvolvimento, **44**
    glucoronosiltransferase (UGT), fármaco
        substrato e desenvolvimento, **44**
    N-acetiltransferase-2 (NAT2), fármaco
        substrato e desenvolvimento, **44**
    sulfotransferase, fármaco substrato e
        desenvolvimento, **44**
Equinocandinas, 174
Equipos, 67
Erro(s)
    de administração do leite materno, **33**
    de dose, 56
    de medicação, **33**
    fatores que podem predispor
        à ocorrência de, 55
        neonatos em UTIN a, **56**
        na população neonatal, 56
        papel do farmacêutico na prevenção
            de, 57
    no processo farmacoterapêutico, **56**
Estabilidade físico-química, 74
Estrutura
    PICO, formulação da pergunta utilizando
        a, **12**
    SPICE, formulação da pergunta utilizando
        a, **12**
Estudos observacionais, ferramentas para
    avaliar qualidade, **19**
Evidence-based Dentistry (EDB), 13
Evidências
    hierarquia dos níveis de, *10*
    Saúde Baseada em, 9, *10*
Excipiente

reconhecidamente tóxicos para neonatos, crianças e lactentes, **52-53, 82**
segurança para neonatos e, 52
Exsanguineotransfusão, 160
Extubação acidental, **33**

F

Farmacêutico
ética e o profissional, 3
exercício conforme os ditames éticos, 4
na prevenção de erros de medicação, papel do, 57
papel em relação ao emprego de NP em neonaatos, 81
segundo o Conselho Federal de Farmácia, 4
Farmácia clínica voltada ao neonato e lactente, 7
Fármaco(s)
biotransformação dos, 43
comprovadamente teratogênicos, **27-28**
concentração no leite, 29
efeito sobre o feto, 27
lipofílicos, 41
que exigem cautela no uso durante a gestação, **28**
transferência para a aplacenta, 27
Fenobarbital, 132
Fentanila, 88
Ferramentas para avaliar qualidade dos estudos, **19**
Filtração glomerular, ritmo de, 45
após o nascimento, **45**
Fluconazol, 173
Fluidos, sistema para administração de, 65
Fluidoterapia, 144
Formulações extemporâneas, uso de, 51
Fósforo
deficiência no pré-termo, fisiopatologia da, 155
homeostase metabólica do, *154*
Fração Inspirada de Oxigênio, 86
Frequência respiratória, 87
Fronte "olímpica", 180
Função(ões)
fisiológicas, diferenças entre neonatos e lactentes, **40**
glomerular, 45
renal em crianças, 45

G

G6PD, deficiência de, **135**
medicamentos associados à hemólise em pacientes com, **136**
Gestante com sífilis, algoritmo para condutas, *181*
Glicose, 76
Glucoronosiltransferase (UGT), **44**
Grau de recomendação segundo a classificação de Oxford Centre for Evidence-based Medicine, **11**
Gravidez, categorias de risco na, **26**
Guanilato-ciclase, estimuladores e ativadores da, 167

H

Hemocultura, 195
Hemograma completo, 195
valores alterados segundo os critérios de Monroe, **196**
Hemólise, sintomas da, 136
Heparina, 80
Hepatite B, vacina contra, 94
Higienização das mãos, 34
Hipercalcemia, **63**
Hipercalemia, **63**
Hiperglicemia, **63**
Hipernatremia, **63**
Hipertensão pulmonar, 163
persistente neonatal, 163
perspectivas terapêuticas, 166
quadro clínico, 164
tratamento, 164
Hipocalemia, **63**
Hipocloridria, 40
Hiponatremia, **63**
Hipovolemia absoluta, 126
HIV, transmissão
de mãe para filho, taxa, 177
vertical, profilaxia da, 177

I

Identificação incorreta do paciente, **33**
Imunossupressores, efeitos adversos, **30**
Infecção(ões)
fúngica(s)
invasiva, classes de antifúngicos para o tratamento, **171**
neonatais, 169

profilaxia antifúngica, 171
sítios de envolvimento e respectivas
    manifestações, **170**
multissistêmica, 194
na corrente sanguínea em recém-
    nascidos, categorias, **193**
perinatais, 177
relacionada à assistência à saúde, **33**
sistêmica, tratamento da, 171
Infiltração de cateter, **33**
Infrações éticas, 5
Inibidores
    da Rho-kinase, 166
    do receptor de endotelina, 166
Insuficiência respiratória, 85
Interleucinas, 196
Iodo, efeitos adversos, **30**
Itraconazol, 173

■ L

Lactente(s)
    alta hospitalar, orientação aos pais e
        cuidadores na ocasião da, 105
    farmácia clínica voltada ao, 7
    seguimento farmacoterapêutico, 93
L-citrulina, 167
Leite materno, 29
Lesão pulmonar
    em recém-nascidos pré-termo extremos,
        estratégia para minimizar, **143**
    fatores desencadeantes e tipos, *141*
    no prematuro extremo, estratégias para
        minimizar a, 142
Liderança, 35
LILACS (Sistema de Literatura Latino-
    americana e do Caribe de Informações em
    Ciências da Saúde), 13
Lipídios, 78

■ M

Malassezia furfur, 169
Mandíbula curta, 180
Más-formações congênitas, 38
Medicamento(s)
    alterações no processo de absorção, 39
    contraindicados na amamentação, **302**
    dispositivos utilizados para a
        administração de, 65
    em neonatos e lactentes
    problemas relacionados aos, 49

excipientes e sua segurança para
    neonatos, 52
uso de formulações extemporâneas, 51
em Unidades de Terapia Intensiva
    Neonatais
concentrações padronizadas para
    infusão, **59**
empregados para neonatos e não
    possuem apresentação oral líquida
    disponível no Brasil, **51**
injetáveis, protocolo de preparo e
    administração de, 205-227
lipofóbicos, 26
na gravidez, 25
na lactação, 25
processo
    de absorção, alterações no, 39
    de distribuição, alterações no, 41
    de eliminação, alterações no, 44
    de metabolismo, alterações no, 43
que não possuem apresentação oral
    líquida disponível no Brasil, **51**
uso durante a amamentação, 29
uso na gravidez, 26
utilizados no tratamento das convulsões
    no período neonatal, **133**
MEDLINE (*Medical Literataure Analysis and
    Retrieval System Online*), 12
página do, *18*
resultado da busca para a pergunta
    estruturada em PICO, **17-18**
Meta de segurança do paciente, **35**
Metabolismo, alterações no processo de, 43
Método canguru, 34
Micafungina, 175
Milrinona, 128, 166
Modelo do queijo suíço, *32*
Modo ventilatório, 87
Morfina, 88
Morte, **33**

■ N

N-acetiltransferase-2 (NAT2), **44**
Nariz "em sela", 180
Necessidade, problema relacionado ao
    medicamento, definição e ação, **50**
Neonato(s)
    características que influenciam a terapia
        mendicamentosa dos, 39
    farmácia clínica voltada ao, 7

nutrição parenteral em/para
  planilha para prescrição de, *112*
  práticas seguras em relação à, 81
  seguimento farmacoterapêutico, 93
Neonatologia
  eventos adversos em, **33**
  segurança
    do paciente em, 31
    e qualidade em, 32
Nível
  de evidência
  hierarquia dos, *40*
  segundo a classificação de Oxford Centre
    for Evidence-based Medicine, **11**
Normas sanitárias que abordam a assistência
  em, 7
Nutrição
  enteral com fórmula láctea artificial, 160
  parenteral
    em neonatos, práticas seguras em
      relação à, 81
    manipulação das, ofertas de nutrientes
      e produtos utilizados na, 76
NVP no RN, esquema posológico por via
  oral, **178**

■ O

Oferta
  de eletrólitos, cálculo, 114
  hídrica, cálculo, 113
Oligoelementos, 80
Operadores booleanos, **16**
Opioides na UTIN, 88
"Órfãos terapêuticos", 49
Organismos associados à sepse neonatal
  precoce, 194
  tardia, 194
Orientação
  aos pais e cuidadores na ocasião da alta
    hospitalar do lactente, 105
  de alta
  de beclometasona *spray* oral, modelo, *109*
  impresso destinado a pais ou cuidadores
    não alfabetizados, *110*
  modelo de impresso para, 108
Ouvir, habilidade de, 22
Óxido nítrico, 165

■ P

Palivizumabe, 96

PEDro (*Physiotherapy Evidence Database*), 13
Penicilina, 182
Pergunta
  diagnóstica, estudos de pesquisa
    apropriados para, **12**
  estudos de pesquisa apropriados por tipo
    de, **12**
  etiológica, estudos de pesquisa
    apropriados
  para, **12**
  prognóstico, estudos de pesquisa
    apropriados para, **12**
  terapêutica, estudos de pesquisa
    apropriados para, **12**
Persistência do canal arterial, 160
tratamento, 188
PICO, estratégia de busca para o, **16**
Polímeros, 66
  plásticos utilizados nas soluções
    parenterais, comparativo entre as
    características dos, **67**
Polivitamínicos, 80
Posoconazole, 173
Prematuridade, 8
Prematuro extremo, 74
Pressão
  inspiratória, 87
  positiva expiratória final, 87
Prime de acordo com volume, **68**
Problemas relacionados aos
  medicamentos, 49
  exemplos de acordo com a classificação, **50**
Procalcitoninas, 196
Processo farmacoterapêutico, tipos de erros
  administração, **56**
  dispensação, **56**
  monitoramento, **56**
  prescrição, **56**
  transcrição, **56**
Profilaxia antifúngica, 171
Profissão farmacêutica, exercício da, 3
Programa Nacional de Segurança do
  Paciente, 34
Propofol, 89
Prostaciclinas, 166
Proteína(s)
  C reativa, 196
  plasmáticas, concentração das, 43
Protocolo de preparo e administração de
  medicamentos injetáveis, 205-227
Punção intraóssea, 69

R

Radiografia de ossos longos, 156
Rágades periorais, 180
Rastreador(es)
  antídotos
    para busca ativa de eventos adversos
      a medicamentos em Unidades
      de Terapia Intensiva e Cuidados
      Intermediários Neonatais, **63**
    aumento da pressão arterial, evento
      adverso, **62**
    aumento da creatinina, efeito adverso, **63**
    clínicos para a busca de eventos adversos
      a medicamentos em Unidades de
      Terapia Intensiva e de Cuidados
      Intermediários Neonatais, **62-63**
    estímulo mecânico para evacuação
      com haste flexível de algodão, evento
      adverso, **62**
    hipercalcemia, efeito adverso, **63**
    hipercalemia, efeito adverso, **63**
    hiperglicemia, efeito adverso, **63**
    hipernatremia, efeito adverso, **63**
    hipocalemia, efeito adverso, **63**
    hiponatremia, efeito adverso, **63**
    laboratoriais para busca ativa de eventos
      adversos a medicamentos em Unidades
      de Terapia Intensiva e Cuidados
      Intermediários Neonatais, **63**
    prescrição de
      flumazenil, evento adverso, **63**
      lorazepam, evento adverso, **63**
      metadona, evento adverso, **63**
      naloxona, evento adverso, **63**
    suspensão de medicamento, evento
      adverso, **62**
    vômitos, evento adverso, **62**
Ravuconazol, 173
Reação em cadeia de polimerase, 195
Recém-nascido(s)
  antifúngicos de uso sistêmico em, **172**
  com AZT, orientação para a
    profilaxia de, *179*
  hospitalizados, uso de rastreadores para
    busca ativa de eventos adversos a
    medicamentos em, 61
  internados, vacinas para, **96**
  necessidades hídricas no primeiro mês de
    vida, 76
  prematuro, 73

suporte nutricional em, 74
sistema imune dos, 93
Retinoides, efeitos adversos, **30**
Revisão sistemática, ferramentas para avaliar
  qualidade, **19**
Rho-kinase, 166
Rotavírus, vacina para, 95

S

Sala de cirurgia, retorno não planejado à, **33**
Sanções disciplinares, 5
Saúde baseada em evidências, 9, *10*
  caso clínico, 16
Sedação, 88
Seguimento farmacoterapêutico
  etapa de
    elaboração do plano
      farmacoterapêutico, 100
    identificação de PRM, 100
    informação, 99
    seleção, 99
  registro estruturado, exemplo, **102-103**
Segurança
  do paciente,
    fluxograma de, *134*
    metas de, 35
  em neonatologia
  importância da cultura de, 35
  magnitude do problema de segurança do
    paciente em, 31
  estratégias e ações relacionadas à, 34
Sepse, 8, **192**
  conceitos, 191, **192-193**
  grave, grupo de idade pediátrica para
    definição de, **192**
  neonatal
    bacteriana, antibióticos de uso em,
      197-199
    classificação, 193
    microbiologia da, 194
    muito precoce, 193
    muito tardia, 194
    precoce, 191, 194
    tardia, 191, 194
Sífilis
  congênita, 179
  algoritmo para condutas, *181*
  manifestações clínicas, **180**
  precoce, 179
  tardia, 180

242 Manual de Farmácia Clínica – Assistência Farmacêutica ao Neonato e Lactente

Sildenafil, 165
Símbolos, XIX-XXIV
Síndrome
 da disfunção de múltiplos órgãos, **193**
 do desconforto respiratório, 160, 201-203
Sistema
 da resposta inflamatória sistêmica, **192**
 imune dos recém-nascidos, 93
Solução(ões)
 de aminoácidos empregadas em neonatos,
  composição, **77**
 de fósforo, composição, **157**
 de multivitaminas, composição da, **80**
 de oligoelementos, composição da, **81**
 isotônicas, 127
 parenterais, administração de, 65
Sulfotransferase, **44**
Superóxido dismutase, 167
Surdez neurológica, 180
Surfactantes, preparações no Brasil, **202**

■ T

Talidomida, tragédia da, 25
Tempo inspiratório, 87
Teofilina na apneia da prematuridade, 122
 Terapia medicamentosa dos neonatos,
  características que influenciam a
  alterações no processo de
  absorção, 39
 distribuição, 41
 eliminação, 44
 metabolismo, 43
Teste de *screening,* 195
Tíbia em "lâmina de sabre", 180
To Err is Human, 31
Tônus vascular pulmonar, mecanismos no
 controle do, *167*
Toxoplasma gondii, 177
Toxoplasmose congênita
 diagnóstico, 183
 manifestações clínicas, 183

no primeiro ano de vida, esquema de
 tratamento, **184**
 tratamento, 183
Transfusão com concentrados de hemácias,
 160
Treponema pallidum, 177
Triazólicos, 173

■ U

Unidade de Terapia Intensiva Neonatal, 7

■ V

Vacina(s)
 até seis meses de idade, **94**
 BCG, 94
 contra a hepatite B, 94
 hexavalente, 95
 inativada para poliomielite, 95
 meningocócica tipo C, 95
 para recém-nascidos internados, **96**
 para rotavírus, 95
 pentavalente, 94
 pneumocócica 10 valente, 95
Vacinação do neonato e do lactente, 93
Vasopressina, 128
Velocidade de infusão de glicose
cálculo, 114
Ventilação mecânica, 85
 assistida, 87
 espontânea, 87
 mandatória, 87
Vírus sincicial respiratório, profilaxia para
 o, 96
Vitamina, 80
 K, 150
Volume-corrente, 86
Voriconazol, 173

■ W

Websites recomendados, 231-234